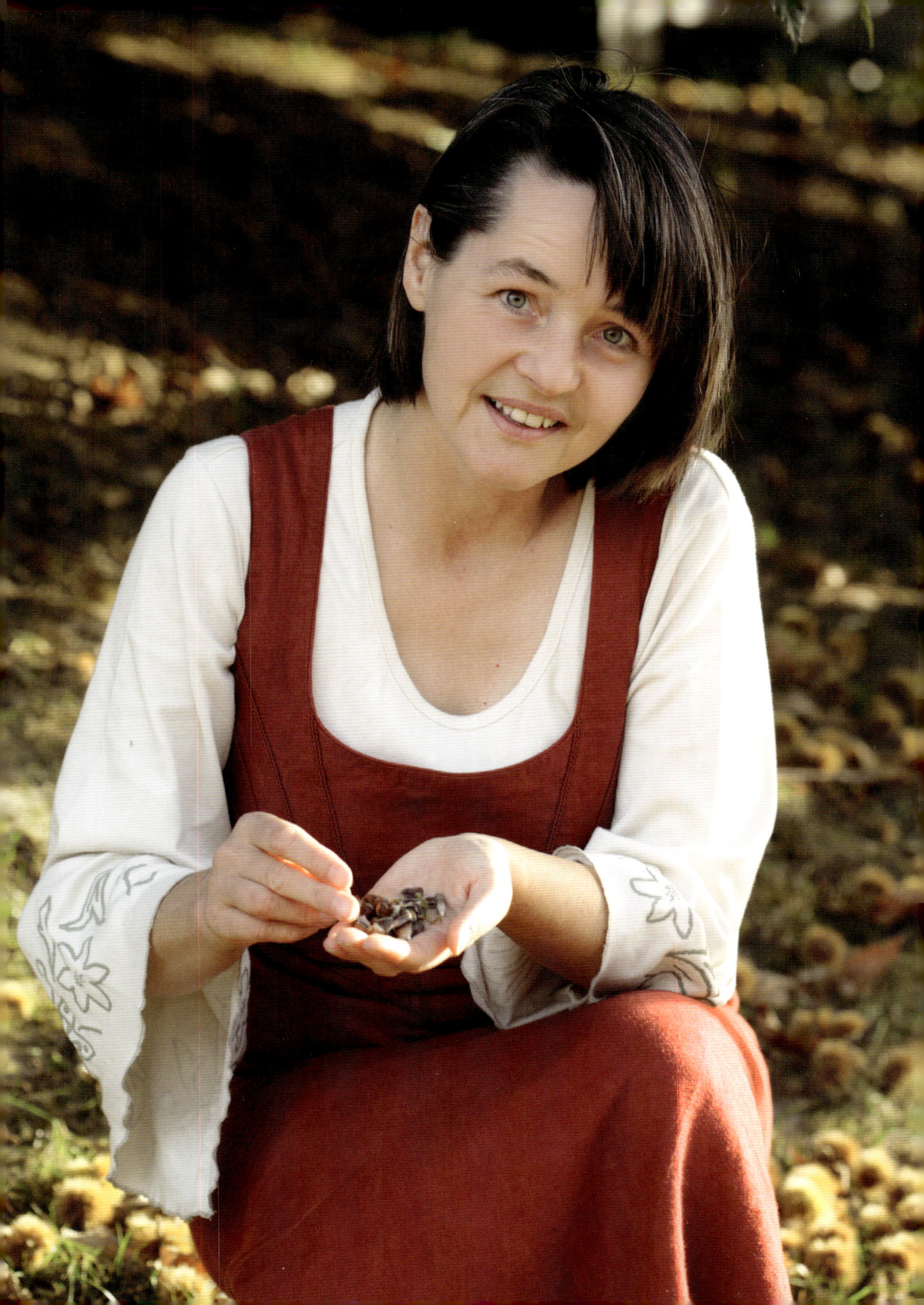

Grit Nitzsche

Meine köstliche Baumküche

Überraschende Rezepte der »Kräuterhexe«

BuchVerlag für die Frau

ISBN 978-3-89798-491-2

Fotos: Uwe Bender (Cover, S. 2, 6, 13, 15, 16, 18/19, 21, 22, 23, 25, 26, 27, 31, 39, 41, 43, 48, 49, 50, 53, 57, 63, 65, 67, 69, 72, 75, 79, 80, 82, 84, 86, 87, 89, 91, 94, 99, 102, 105, 108, 111, 117, 118, 121, 124, 127, 131, 133, 135, 137, 138, 142, 143, 145, 147, 149, 152),
Grit Nitzsche (S. 9 u. l., 20, 28, 46, 58, 59, 68, 77, 83, 106, 107, 122, 123),
fotolia.com (S. 5: smallredgirl, S. 8: Michael Drak, S. 10: AVTG, S. 33: parntawan1987, S. 37: kelifamily, S. 113: Igor Tarasov, S. 116: caymia, S. 146: alisseja)
Colourbox.de (S. 12, 17, 45, 55, 60, 64, 90, 92, 97, 101 – sowie S. 9 u. r.: Carsten Medom Madsden, S. 11: Neirfy, S. 44: S. 112: shihina, S. 128: Mikhail Pogosov)
Covergestaltung und Layout: makena Plangrafik, Leipzig
Zeichnungen und Vignetten: makena Plangrafik, Leipzig
Druck und Bindung: COULEURS Print & More GmbH
Printed in Slovenia

www.buchverlag-fuer-die-frau.de

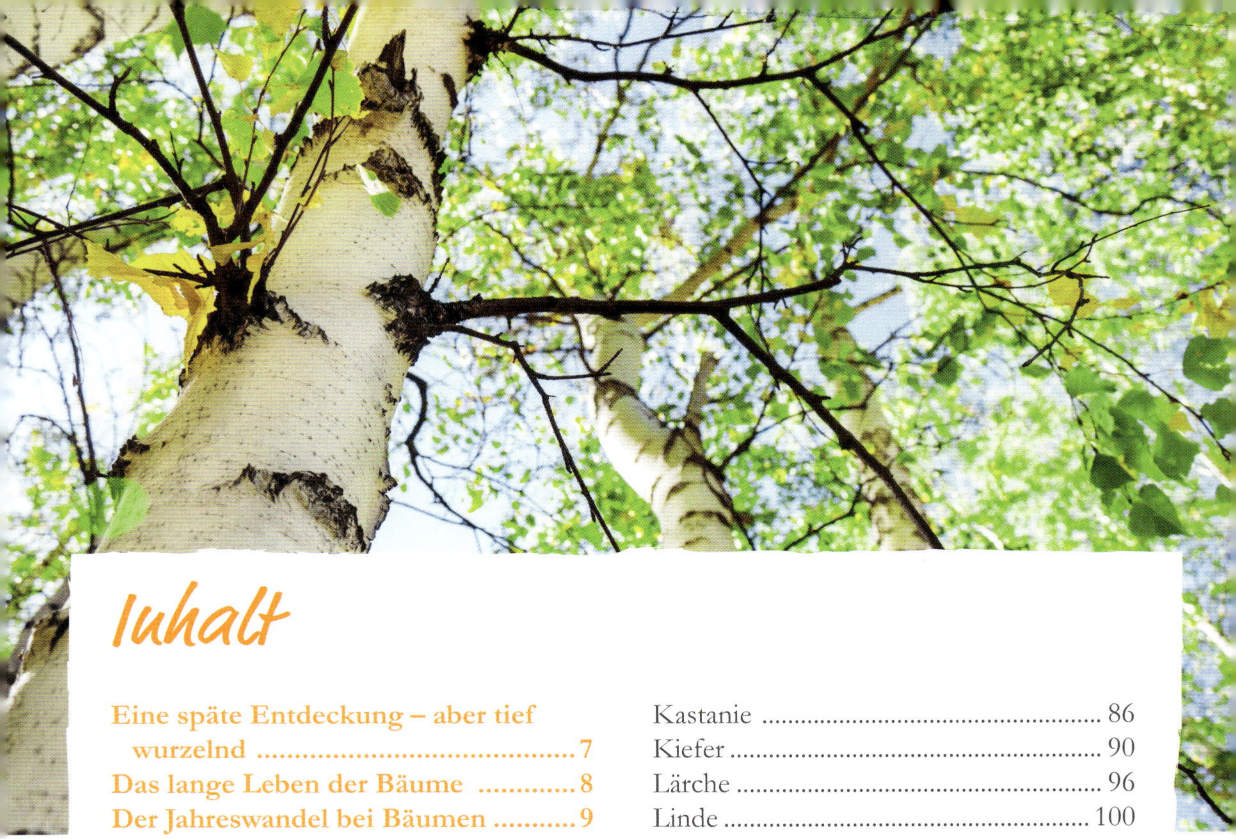

Inhalt

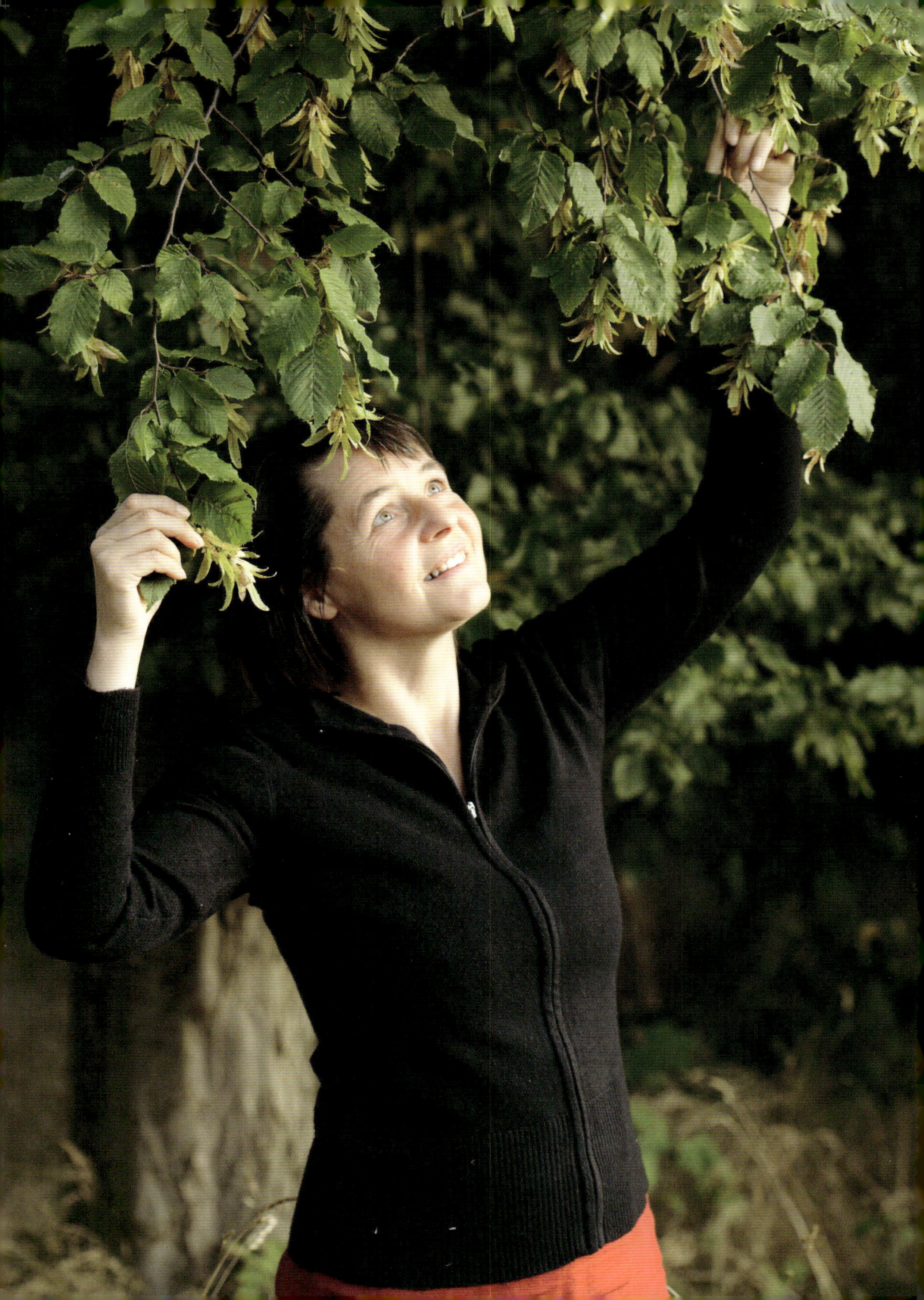

Eine späte Entdeckung, aber tief wurzelnd

»Essbare Bäume« – das klingt vielleicht erst einmal sehr merkwürdig. Während wir als Kinder große Wiesensträuße pflückten und viele Blumen, Blüten und Grünes von der Wiese einfach kosteten, blieben Baumzutaten (bis auf Obst) außen vor. Eine Ausnahme machte der Lindenblütentee, ansonsten schienen mir Bäume lange Zeit … nun ja … hölzern.

Vor einigen Jahren begann ich aber, unter dem Motto »Essbare Bäume« Führungen in einer Baumschule anzubieten, nachdem ich mit deren Inhaberin einige Zeit über mögliche Geschäftsbeziehungen nachgedacht hatte. Einige Baumzutaten gehörten schon damals ganz selbstverständlich in mein Repertoire, andere habe ich erst danach für mich entdeckt – zum Teil mit dem gleichen verblüfften Erstaunen, das sonst meine Kunden und Gäste zeigen. Zunächst kommen einem bei diesem Thema Äpfel in den Sinn – die kleinen Zieräpfel seltsamerweise schon nicht mehr, obwohl es auch Äpfel sind. Dann vielleicht noch Birnen und Pflaumen. Aber selbst wenn ich bei meinen Gästen hartnäckig nachfrage, gehen bei »Baumspeisen« die Gedanken meist nicht über das Obst hinaus. Die Auswahl an (wildem) Obst ist nun wiederum so groß, dass es schließlich in diesem Buch keinen Platz mehr fand – das wird auf später verschoben. Nein, Ziel dieses Buches ist es, Ihren kulinarischen Blick nicht nur auf das Obst, sondern eher auf das weniger Bekannte zu richten!

Baumzutaten – und eben nicht nur Obst – werden seit Jahrtausenden vom Menschen gegessen, inzwischen aber leider völlig vergessen. Schade, denn Linde, Ahorn, Essigbaum oder Birke können unseren Speisezettel enorm bereichern.

In den letzten Jahren hat das Interesse an wilden Kräutern enorm zugenommen – aber damit auch die Probleme beim Sammeln, die durch ungenügende Artenkenntnis oder die schwierige Suche nach Sammelorten abseits von Hundestrecken entstehen. All das muss bei Bäumen weniger beachtet werden. Sie sind zumeist recht einfach zu bestimmen – und einmal erkannt, warten sie auch geduldig am selben Fleck auf die nächstjährige Ernte. Hinzu kommt: In aller Regel kann man beim Ernten auch keinen Schaden anrichten, man erreicht ohnehin nur die unteren Äste, und die Ernte ist bei einem Überangebot in Nasenhöhe auch schnell zu realisieren! Das Beste aber ist: Neben allen herben und derben Geschmacksnoten, die man von dunkelgrünem Laub erwarten darf, warten vor allem im Frühling und Herbst auch ungewöhnliche, charaktervolle, milde oder duftige geschmackliche Erlebnisse mit Baumzutaten auf Sie, die Sie sich nicht entgehen lassen sollten!

Eine Menge gute Gründe also für mich, dieses Buch zu schreiben. Und jede Menge Gründe für Sie, in diesem Buch zu schmökern und mithilfe meiner Rezepte unter den hölzernen Zeitgenossen neue Freunde zu finden. Dabei wünsche ich Muße und lange Arme, Gelingen und guten Appetit.

Ihre Kräuterhexe Grit Nitzsche

Das lange Leben der Bäume

Bäume sind zweifellos besondere Pflanzen. Sie überleben uns Menschen zum großen Teil deutlich und überragen uns natürlich auch um ein Vielfaches. Damit erreicht ein Baum Welten, von denen wir uns zwar vage Vorstellungen zu machen versuchen, die unseren reellen Erfahrungen aber für immer verschlossen bleiben.

Ein großer stolzer Baum verbindet die Welt der Ahnen mit der unsrigen und wird auch noch am selben Fleck stehen und grünen, wenn wir schon lange nicht mehr sind. Schon manches Mal habe ich mir, an einen dicken Stamm gelehnt, beim Blick in die Krone oder in die Landschaft gewünscht, wie der Baum die Zeit und das Leben vorbeifließen zu sehen, dem Dichter oder Landstreicher zu begegnen, der auch schon hier saß, und auch zu erleben, was werden wird. Ein großer alter Baum verbindet aber auch die Welt zu unsern Füßen, die *Unterwelt*, die *Mutter Erde*, mit der *hiesigen Welt*, unserem Lebensraum, dem Mittelpunkt unseres Erfahrungsschatzes, sowie mit dem Raum über uns, der unerreichbaren Weite, dem *Himmel*. Kein Wunder, dass diese hölzernen Geschöpfe den Menschen schon immer interessierten und beeindruckten, dass Bäume vergöttert und vergöttlicht wurden, Symbole und heilige Orte waren, umtanzt und besungen wurden.

Faszinierend ist aber, dass Bäume bei allen Metaphern und Bedeutungsvollem auch Individuen sind, das zeigen sie uns deutlicher als die meisten anderen Pflanzen. Jeder Baum ist eigen, bildet seinen Charakter aus, wird geformt vom Standort, von Lebensbedingungen und Ereignissen. Vom Sturm gekrümmte Kiefern am Meer oder der Naturbonsai auf einem Sandsteinfelsen erinnern mich gelegentlich an Menschen, die durch ihre Biographie und ihren Platz im Leben geprägt wurden. Narben von Blitzeinschlägen sind Zeichen vom Leben mit Schicksalsschlägen. Bäume werden also nicht nur vergöttlicht, sondern auch vermenschlicht – und sie haben sich mit uns verbündet: Sie sind es, die einen Großteil des Sauerstoffs liefern, den unsere Lungen atmen, sie liefern seit eh und je Brennstoff, Baustoff, Werkstoff für Handwerk und Kunst, die Grundlagen für Papier, Transportmittel, erste Maschinen, Instrumente und vieles mehr – sowie Nahrung und Heilmittel.

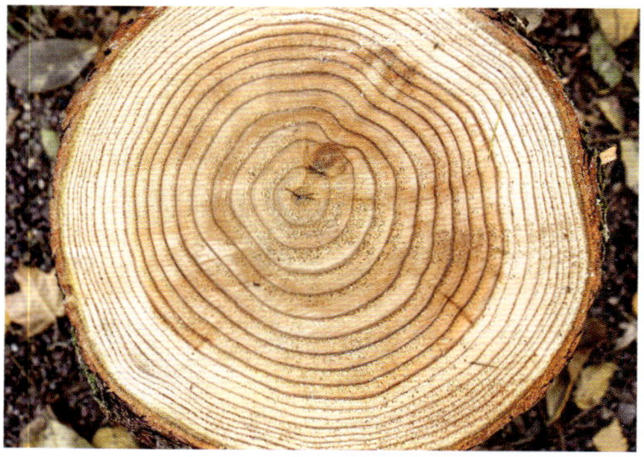

Daran sollten wir gelegentlich denken, wenn wieder einige von ihnen einem Straßenbauprojekt im Wege sind oder der Nachbar über zu viel Laub klagt …

Der Jahreswandel bei Bäumen

Kaum etwas hält uns urbanisierten Heutigen den Wechsel der Jahreszeiten so klar vor Augen wie ein Baum.

Wer sonst Laub trägt, steht im **Winter** mit kahlen Ästen da, zumeist in trübes Grau gehüllt. Und alle, die mit sehr schmalen Nadeln oder besonders ledrigen Blättern der Wintersonne keine Verdunstungsfläche bieten und ihr Grün behalten, werden von uns in der lichtärmsten Zeit in die Stuben geholt und mit »O Tannenbaum« als Hoffnungsschimmer gefeiert, dass auch der Rest wieder ergrünen möge. Draußen heißt es *überleben*. Junge Eichen und Buchen haben ihr Laub behalten, um den noch zarten Stamm zu beschatten, der könnte sonst bei zu großem Temperaturunterschied zwischen warmer Wintersonnenseite und kalter Schattenrückseite aufreißen. Und aus dem gleichen Grund hat der Gärtner die Rinde des frisch gesetzten Apfelbäumchens blendend weiß gekalkt, um sie zu schützen. Das Dickenwachstum im Stamm ist fast eingestellt, nur ganz kleine dichte Zellen entstehen noch: der dunkle Jahresring.

Erst wenn die Tageslänge, die Temperaturen und frei verfügbares Wasser im aufgetauten Boden das nahe **Frühjahr** ankündigen, werden die Energiedepots des Vorjahres mobilisiert, eingelagerte Speicherstoffe wandeln sich in Zucker. Osmose sorgt dafür, dass in die zuckrigen Wurzeln Wasser eindringt, um die Konzentration anzugleichen, dadurch entsteht Überdruck, der süße Saft steigt die Leitungsbahnen empor. Vor allem bei Ahorn und Birken ist dieser Effekt unglaublich groß und kann sogar beerntet werden. Wer aber Bäume zu spät schneidet, riskiert aus dem gleichen Grund, dass der Baum stark »blutet«. Zur gleichen Zeit zeigen erste Vorboten, dass das Leben von Neuem beginnt: Die Schwänzchen an den Haselnüssen strecken sich und werden gelb, Blattknospen schwellen an und sind doch noch klebrig schützend umhüllt, bis schließlich ein paar warme Sonnentage das Frühlingsgrün hervorlocken. Die Bäume

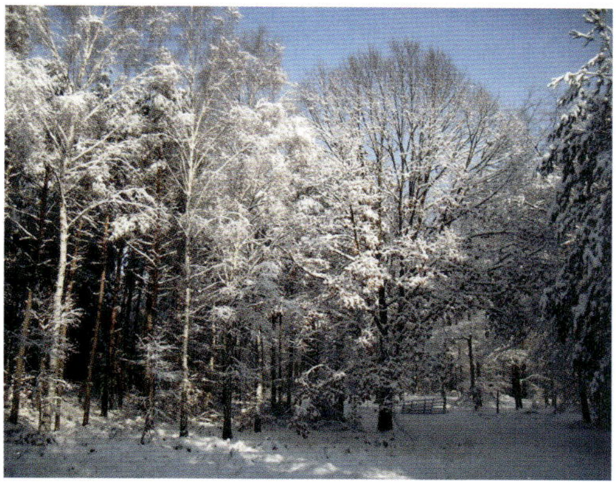

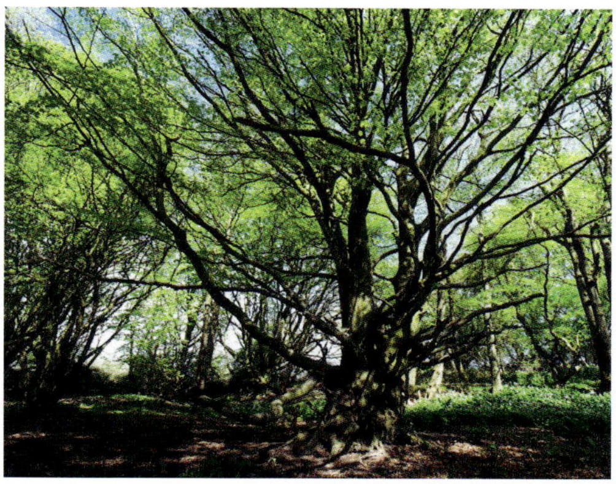

beginnen zu blühen, viele von ihnen noch bevor sie ihr Laub überhaupt entfalten. Damit bekommen Insekten den ersten reich gedeckten Tisch in Weide, Ahorn & Co., und auch der Wind hat viel zu tun, damit alle Samen früh genug ans Reifen gehen können. Nach und nach entfaltet sich das zarte, noch durchscheinend hellgrüne Laub, der Frühling ist da!

Sollte doch mal ein später Frost über das zarte Maigrün hergefallen sein oder, in den letzten Jahren viel häufiger zu beobachten, Insekten die zarten Spitzen komplett verspeist haben, dann weckt der Baum schlafende Knospen und schlägt ein zweites Mal aus – der *Johannistrieb*, der früher wohl erst um den 24. Juni, inzwischen aber schon Ende Mai hervorkommt. Es gibt dann keine Blütenknospen mehr für Früchte, die das Reifen nicht mehr schaffen könnten, denn die Natur verschwendet nichts. Aber wieder voll belaubt kann der Baum Sonne tanken fürs nächste Jahr. Die Sonne ist es, die dank Photosynthese die Energie fürs Wachstum liefert, und um möglichst viel davon einzufangen, sind die oberen äußeren Blätter auch am kleinsten. Sie erhalten ohnehin viel Licht und lassen noch genügend nach innen durch. Je schattiger der Standort oder je weiter innen und unten sich die Blätter befinden, desto größer und dunkelgrüner werden sie, um immer noch genügend Restlicht einzusammeln.

Der **Sommer** ist da und zwischen den Zweigen reifen nach und nach erste Samen und Früchte. Den Reigen eröffnen die Pappeln und Weiden, die schon im Juni zarten Flaum durch die Lüfte tanzen lassen und an windstillen Stellen die Reste dieser Kissenschlacht auftürmen. Da sind auch schon erste Kirschen zu sehen und die Ahornnasen entwickeln sich gut. Kaum haben die Linden geblüht, schrauben sich die Samenkügelchen mit ihren Flugblatthubschraubern abwärts, und die im Vorjahr schon angesetzten Zapfen von Kiefer und Fichte fallen als Minibäumchen zu Boden, meist erst, nachdem sich der Wind, die Vögel und kleine Nager an den ersten fettreichen Nüssen des Jahres gütlich getan haben. Die rot werdenden Essigbaumzapfen lösen die letzten Blüten an den Ziergehölzen

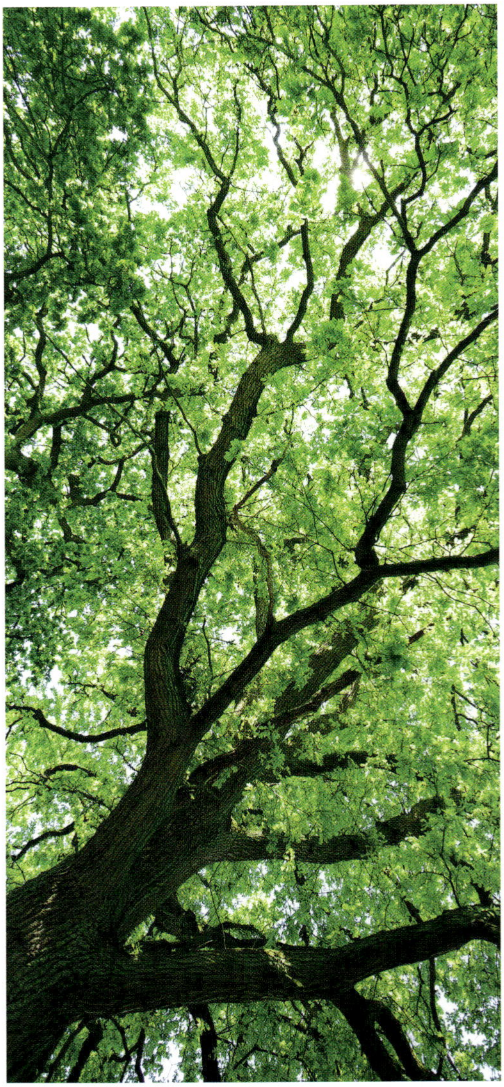

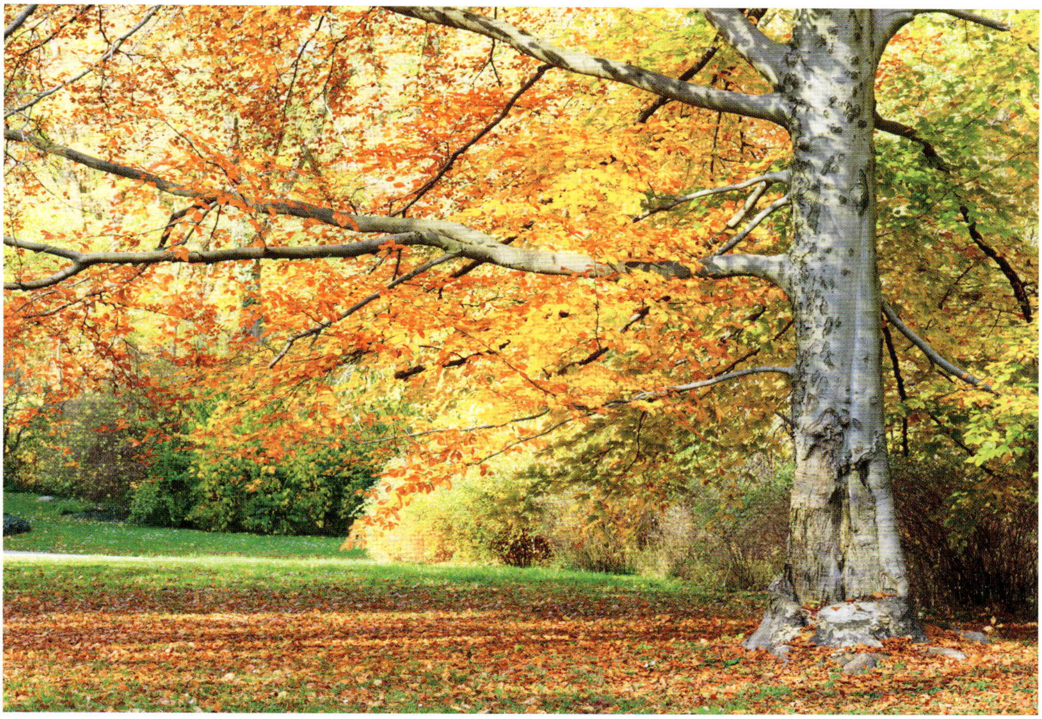

als Farbtupfer an den Vorgartenbäumen ab, und nach so manchem trockenen Sommer der letzten Jahre herbstelt die Blattfärbung schon ein wenig, noch bevor das große Füllhorn der Natur uns jede Woche andere Früchte zur Ernte anbietet – oder gar alles gleichzeitig verarbeitet werden will. Erst nach den meisten Früchten, deren rote Wangen noch die Sonne der letzten warmen Tage eingefangen haben, bringen auch die Waldbäume alle Nüsse, Eicheln, Kastanien, Eckern und anderen Früchte zum Vorschein, die das Jahr hat gedeihen lassen. Als Kraftpakete voll von fettem Öl und stärkereichen Stoffen sind sie wirklich Leckerbissen für ihre Liebhaber und so zahlreich, dass trotz der vielen gefiederten, vier- oder zweibeinigen Kostgänger noch genügend übrig bleiben, um für die nächste Waldgeneration zu sorgen.

Und dann zieht der **Herbst** mit Macht übers Land. Die Nüsse, die sich noch nicht lösen wollten, werden jetzt von Windböen im weiten Umkreis verstreut, und die Baumkronen, ihrer Last nun ledig, legen zum Jahresabschied nochmal Sonntagsstaat an.

Einen ganzen Farbtopf voller Erinnerungen an bunte Blüten, strahlende Sonnentage und reifende Früchte bietet das Blätterdach noch wenige Tage, bis sich die Leuchtschöpfe immer mühsamer aus dem Morgennebeltrübsal erheben und täglich etwas lichter werden. Eine richtige Frostnacht nur und dann stehen alle kahl, Blätter wirbeln ein letztes Mal vor den Gummistiefelspitzen der Kinder und damit schließt sich der Jahreskreis voller Leben.

Baumcharaktere

Bäume sind doch irgendwie die »Menschen der Pflanzen«. Während am Sportplatz eine Reihe schlanker uniform(iert)er Pappelsoldaten bei keiner Wendung des Fußballspiels eine Regung zeigen, spüre ich unter einer alten Trauerweide am Wasser sehr deutlich ihre Melancholie.

Doch nicht Trauer umfängt mich zwischen ihren langen Rockfalten, sondern eher die wehmütige Vorstellung einer gebückten alten Frau, die mit jugendlichem Hellgrün und zartem Schwingen der Zweige an ihre verflossene Jugend erinnert.

Und während in einem Hain junger Birken das Lachen, Tanzen und Singen junger Mädchen zu Hause ist, bietet der Eichengroßvater alles, was einen Opa so ausmacht: den festen Punkt im Leben und ganz viele verschiedene Facetten davon. Er ist trotz knorriger Arme und Finger voller Leben, hat immer ein gezwitschertes Lied zwischen seinen Zweigen, bietet reichlich Früchte zur Einkehr, und Geschichten aus anderen Welten schießen als Pilze aus dem Boden um ihn herum.

Der Ahorn mag eher ein großer Bruder sein mit einer vertrauten Selbstverständlichkeit, über die man nicht nachdenkt und mit der er zum Klettern und zu Nasenreiterspielen einlädt; im hier angebauten Fichtenforst fühle ich mich dagegen fast wie in einer chinesischen Großstadt – von Uniformität umringt! Und es gibt kaum Gewächse und Orte in der Natur, die mir mütterlicher vorkommen als eine große, frei gewachsene Linde, die uns mit ihrer Herzform einlädt, in ihrem Schatten wie in einem Schoß Geborgenheit zu finden.

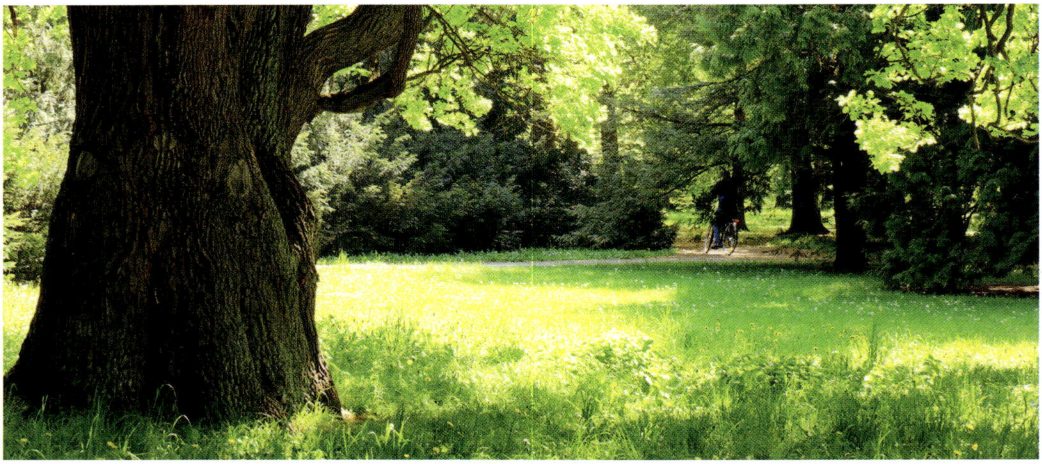

Hausbäume

In früheren Jahrhunderten hatte nicht nur jedes Dorf seinen Baum auf dem Dorfplatz oder am Brunnen, sondern auch jedes Gehöft oder Anwesen hatte seinen Hausbaum.

Und diese stattlichen Eichen, Linden oder Walnussbäume waren weit mehr als dekorative Schattenspender, wie es die heutigen Goldregen, Zierkirschen oder Kugelrobinien sind, die aus Platzmangel und recht sinnentleert an ihre Stelle gerückt sind. Dabei hätten kleinkronige Äpfel, Birnen, Ebereschen oder Weißdorn – und am besten der geschmähte Holunder – auch das Potenzial, in der Tradition ihrer Vorgänger Ernährer, Beschützer und Heiler zu sein.

Früher hielten sie Blitze vom Anwesen fern, boten im Frühling zarte Blätter und Früchte im Herbst für Mensch und Vieh, stellten Pflanzenteile für Tees und Salben der Hausapotheke bereit, boten Lücken in der Rinde, um Zettelchen mit Heilzauber, Liebesorakeln oder Wünschen aufzunehmen, waren also Kummerkasten und Hoffnungsträger und nicht zuletzt auch irgendwie der Sitz der »Hausgeister«, die Seele des Anwesens und der Sippe, der die Generationen verbinden konnte.

Vielleicht stellt Ihnen eines der folgenden Porträts ja den Baum vor, mit dem Sie das Grundstück und die nächsten Jahre teilen wollen? Oder ist ein Ziergehölz dabei, das schon vorm Haus steht, bisher nur hübsch war und jetzt eine ganz neue Bedeutung bekommt?

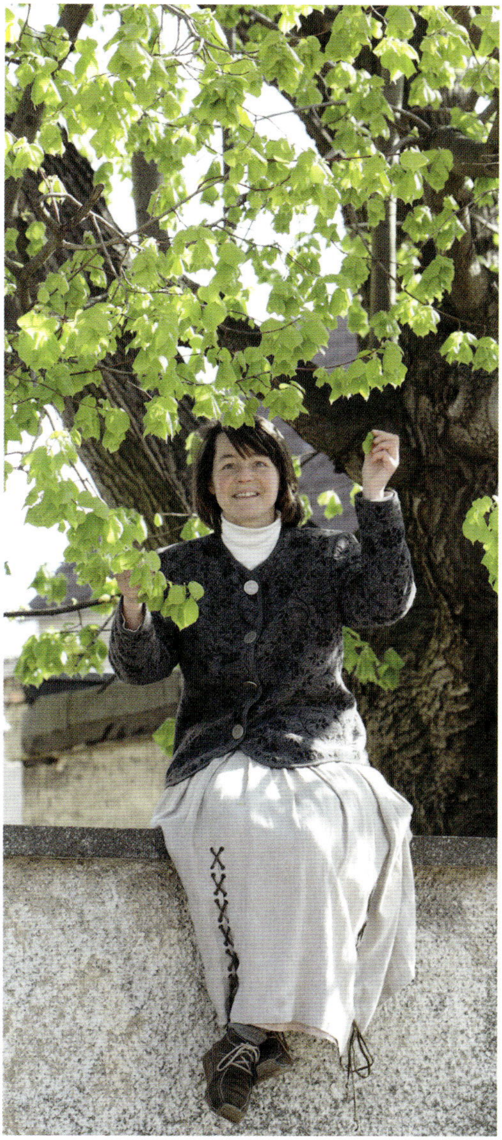

Nützliche Freunde

Baumspeisen früher und heute

Insgesamt ist heute die Zahl der für unsere Ernährung genutzten Bäume erschreckend gering, und davon ist auch noch ein guter Teil exotisch. Unsere Vorfahren, die mit den hier vorhandenen Ressourcen wirtschaften mussten, nutzten weit mehr heimische Pflanzen für die Versorgung ihrer Tiere und die eigene Ernährung – und das ganz selbstverständlich, nicht nur in Notzeiten. Die Gebräuche und Rezepte dafür waren sehr saisonal und regional geprägt, und darin sehe ich auch den Grund, dass sie in Vergessenheit geraten konnten.

Unser Verhältnis zum Rhythmus der Natur und zu unseren Traditionen ist kaputt, alles muss jederzeit und überall verfügbar sein, alles andere ist nicht »zeitgemäß«. Auch wenn einige Menschen diesem Trend nicht folgen, so ist er doch in unserer Gesellschaft unübersehbar.

Und wenn ich als Kräuterfrau beobachte, dass es zwar wieder Interesse an Brennnessel, Löwenzahn & Co. gibt, so beschränkt sich das bei »Gehölzen« meist auf Beerenobst. Baumblätter und -blüten werden außer Acht gelassen. Jedenfalls liegt das Verlernen und Vergessen der Rezepte vermutlich nicht daran, dass sie zu schwierig wären oder nicht schmecken.

Da helfen nur mehr Offenheit und Neugierde – im besten Falle gepaart mit Informationen z. B. in diesem Buch. Das Wiederentdecken lohnt sich!

Waldformen durch Baumnutzung

Die verschiedenen Arten von Baumnutzung und bäuerlicher Waldwirtschaft brachten in alter Zeit drei Grundtypen von Nutzwäldern hervor, an denen die Art der Bewirtschaftung jeweils deutlich ablesbar war.

Am wenigsten entspricht unserem heutigen Bild von Wald wohl der **Hudewald**. Diese zur Waldweide und insbesondere zur Schweinemast genutzten Eichen- oder Buchenschläge waren Altbaumbestände, am Boden vollkommen licht, ohne Unterbewuchs oder Jungaufwuchs – denn zarte Schösslinge wurden gefressen, bevor sie die Chance bekamen, heranzuwachsen.

Ein vollkommen gegensätzliches Bild bot der **Niederwald**, der durch Stockausschlag der stehengebliebenen Stümpfe ein dichtes Junggehölz ohne alte Bäume bildete. Die jungen Bäumchen wurden meist schon gefällt, wenn sie keine zehn Jahre alt waren. Dann schlugen sie kräftiger aus und erbrachten besonders viel Futterlaub für das Vieh oder für Einstreu; Eichenlohe wurde zum Gerben verwendet und zwischendurch konnte sogar Ackerbau betrieben werden. Junge Stämme ließen sich am leichtesten schlagen – auf diese Weise kam man schnell an Brennholz und der Wald ließ sich sogar wieder anderweitig nutzen, nicht erst in der nächsten Generation.

Die Waldform, die unserer heutigen Vorstellung von Wald am nächsten kommt, war der **Plenterwald**. Das Plentern, also das gezielte

Entnehmen einzelner Stämme aus einem Hochwald mit viel Unterwuchs, deckte damals den Nutzholzbedarf und sorgte dafür, dass ohne Kahlschlag genügend nachwachsen kann. Erst als Holz zur begehrten Handelsware wurde, ging man zu Kahlschlägen und Wiederaufforstung über. Die heutige moderne Forstwirtschaft macht an dieser Stelle wieder einen Schritt zurück, aber auch der Niederwald als moderner Holzlieferant erfährt gerade so etwas wie den Beginn einer Renaissance.

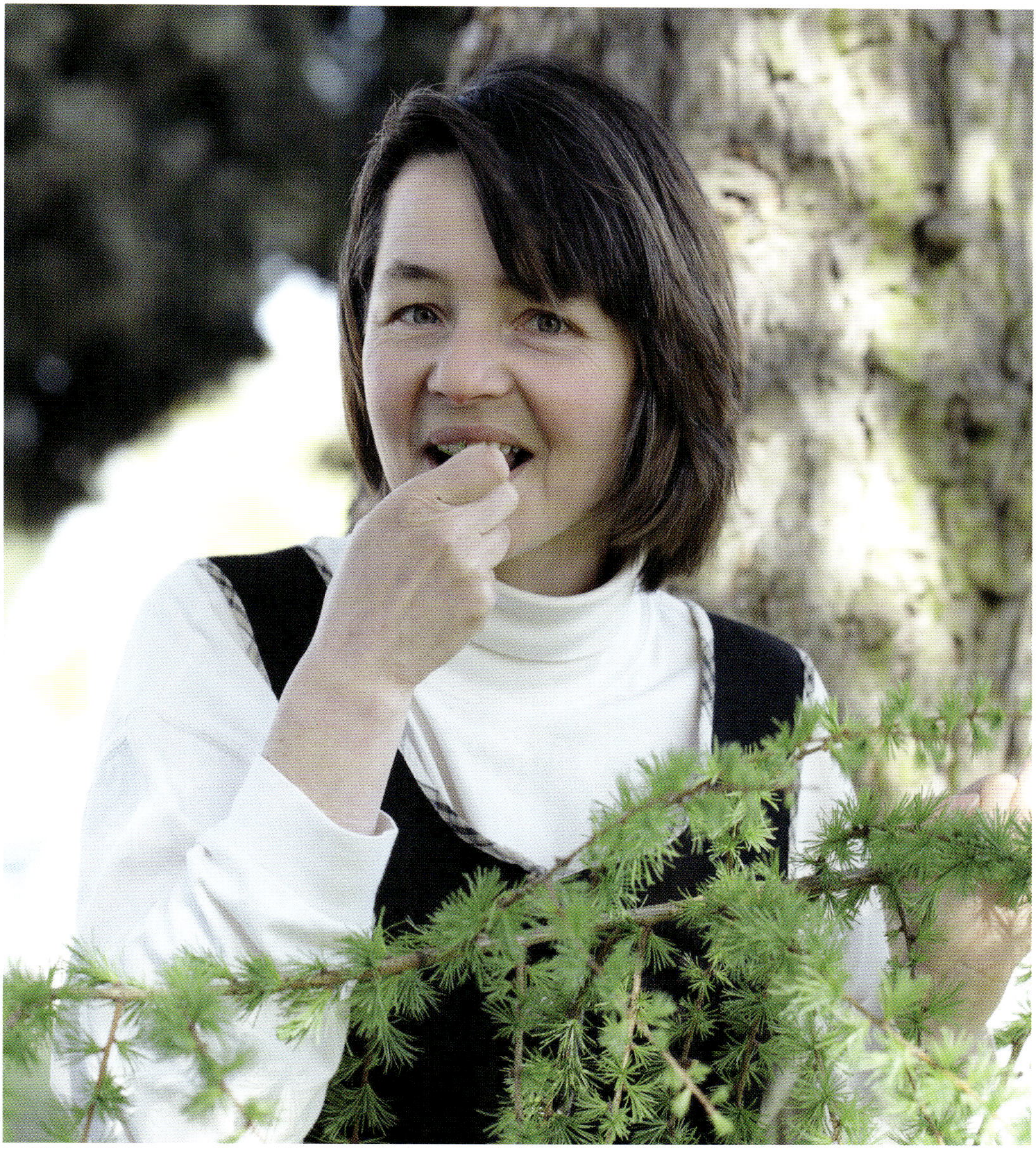

Heilen mit Bäumen

Viele Bäume haben medizinisch wirksame Pflanzenteile, die in der klassischen **Phytotherapie** angewendet werden. Recht bekannt ist die diuretische, also Wasser ausleitende Wirkung von Birkenblättern, die nicht nur die Nierentätigkeit anregt, sondern auch Gewebe entwässert und damit bei verschiedenen Stoffwechselerkrankungen sehr hilfreich ist. Auch die adstringierende, also zusammenziehende Wirkung von Eichenrinde wird geschätzt, die bei Schürfwunden oder Entzündungen z. B. im Magen-Darm-Trakt Anwendung findet. Ätherische Nadelbaumöle mit ihrer entzündungshemmenden und krampflösenden Wirkung helfen bis heute bei Gliederschmerzen und sind auch bei Husten aus der Hausapotheke nicht mehr wegzudenken. Ohne die Möglichkeit, Salicylsäure auch in industriellem Maßstab aus Weidenrinde zu gewinnen, hätte Aspirin wohl keinen solchen Siegeszug in der Pharmazie angetreten. Der synthetisch hergestellte Stoff wird in einer Reihe von Präparaten angeboten. Andere traditionelle Verwendungen sind dagegen heute beinahe in Vergessenheit geraten: So wurde z. B. Holunderrinde für Erbrechen bzw. zur Darmentleerung eingesetzt, eine Indikation, die in der modernen westlichen Medizin kaum noch aktuell ist.

Andere alternative Heilweisen machen sich die Kräfte von Bäumen oder einzelner Baumteile ebenfalls zunutze. So setzt die **Bachblütentherapie** auch auf die Kraft von Baumblüten wie Espe oder Ulme. Inzwischen sind sogar spezielle Baumessenzen auf dem Markt. Die **Gemmotherapie** nutzt die erneuernde Kraft von Pflanzenknospen, Baumknospen spielen dabei eine zentrale Rolle. Und unter dem Begriff **Baumheilkunde** findet man die Nutzung der psychischen Wirkung der Präsenz, Kraft und Stabilität von Bäumen auf uns Menschen allein durch das Berühren der Rinde, das Ausruhen in ihrem Schatten ...

Und wer sich die auf Seite 12 beschriebenen Baumcharaktere vergegenwärtigt und sie für das eigene innere Gleichgewicht zu nutzen weiß, kann durchaus heilsame Erfahrungen mit Bäumen machen – wahrscheinlich auch ganz ohne die eben beschriebenen üblichen Therapien.

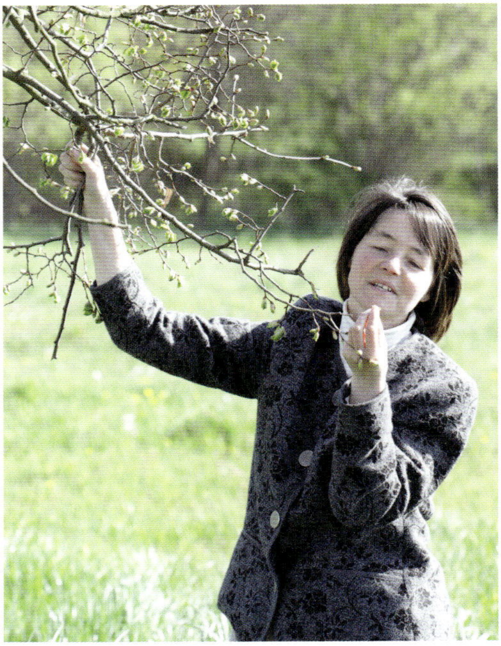

Baumernte

Zugegeben, zunächst klingt es schwierig, von Bäumen zu ernten – schließlich wächst, was in diesem Buch als Zutat für Salatschüssel und Kochtopf vorgestellt wird, in scheinbar unerreichbarer Höhe. Aber Sie wollen sich ja ohnehin nicht von Straßenbäumen ernähren, die auf vier Meter Lichtraumprofil für die Durchfahrt großer LKW zurechtgestutzt sind.

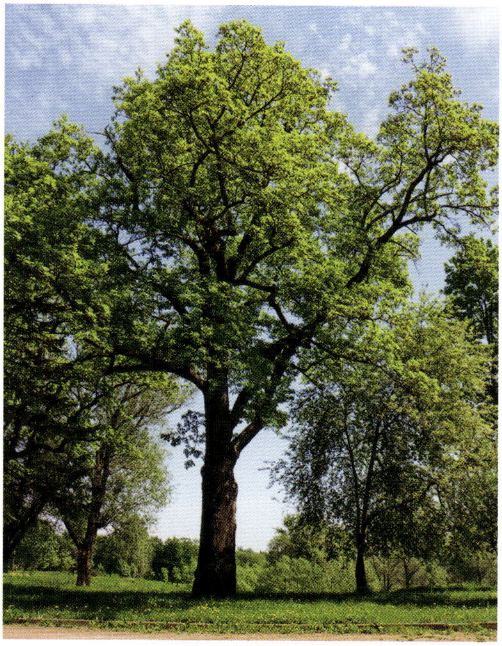

Am besten geeignet sind Bäume, die unbedrängt von Nachbargehölzen oder Gärtners Schere stehen. Diese sind in der Regel auch bis weit nach unten beastet und sehr gut zu erreichen. Also achten Sie in Parks und an Waldrändern auf gute Stellen, oft können Böschungen hilfreich sein, eine Leiter habe ich jedenfalls nie dabei, nur den »Kennerblick«. Immerhin muss man ja nicht wie bei einem großen alten Apfelbaum in die Krone, um die schönsten Früchte zu erreichen, wenn man ein paar Blätter essen will.

Und oft ist Baumernte sogar einfacher als die von Löwenzahn & Co. Schließlich sind die meisten Bäume recht einfach und sicher zu identifizieren – ohne Verwechslungsgefahren. Zudem ist die Chance groß, dass Sie im nächsten Jahr genau an der gleichen Stelle wieder ernten können und nicht erneut suchen müssen. Im Idealfall lässt sich der Baum Ihrer Wahl sogar im Blick behalten auf dem täglichen Nachhauseweg oder der regelmäßigen Spazierrunde. Für wilde Ernte außerhalb des eigenen Gartens ist es ohnehin wichtig, Standorte gut einschätzen zu können oder über einen größeren Zeitraum zu beobachten, was sich tut, um Umweltgiften aus dem Weg zu gehen. Ein wichtiges Kriterium ist auch, dass bis zur Erntehöhe über einem Meter kein Hund sein Bein heben und auch nur wenig Unrat und Schmutz herumfliegen kann.

Schwierig an der Baumernte ist eher, dass die Erntesaison für Blätter und Blüten oft sehr kurz ist und die Spanne zwischen zart und zäh, zwischen duftend und welk manchmal nur wenige Tage beträgt.

Natürlich sollte man bei der Ernte einige Dinge beherzigen, um der Natur nicht zu schaden, die uns versorgt:

- Junge Bäume und Sträucher sind in der Regel für die Ernte tabu, um ihr Wachstum nicht zu behindern.
- An Ästen und Zweigen sollte man nicht den Leittrieb kappen, um späteren Krüppelwuchs zu vermeiden.
- Ernten Sie nur, was Sie tatsächlich auch verbrauchen – aber das versteht sich wohl von selbst.
- Last but not least: Verwenden Sie besser Körbe und Stoffbeutel als Plastiktüten.

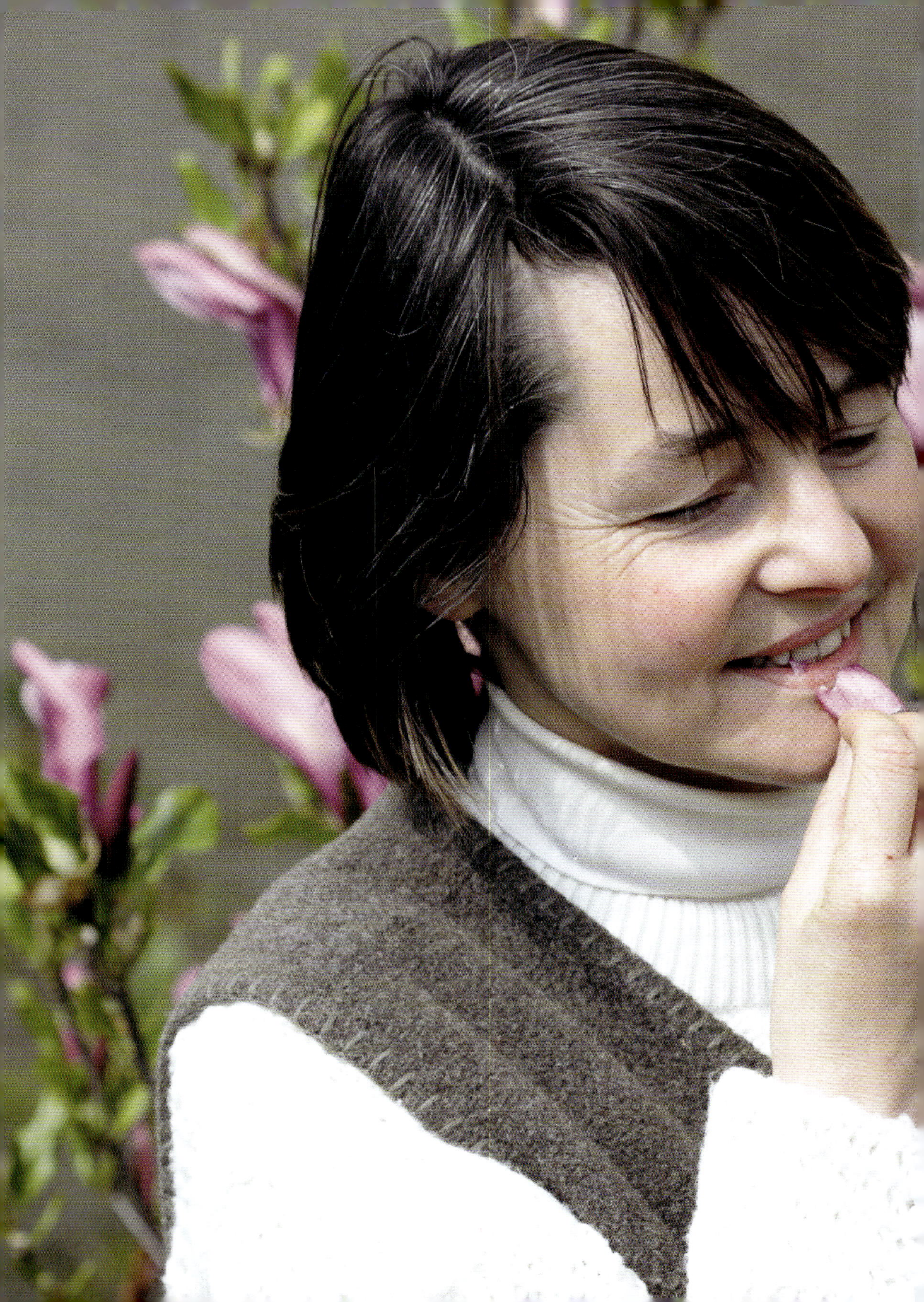

Bäume und Rezepte

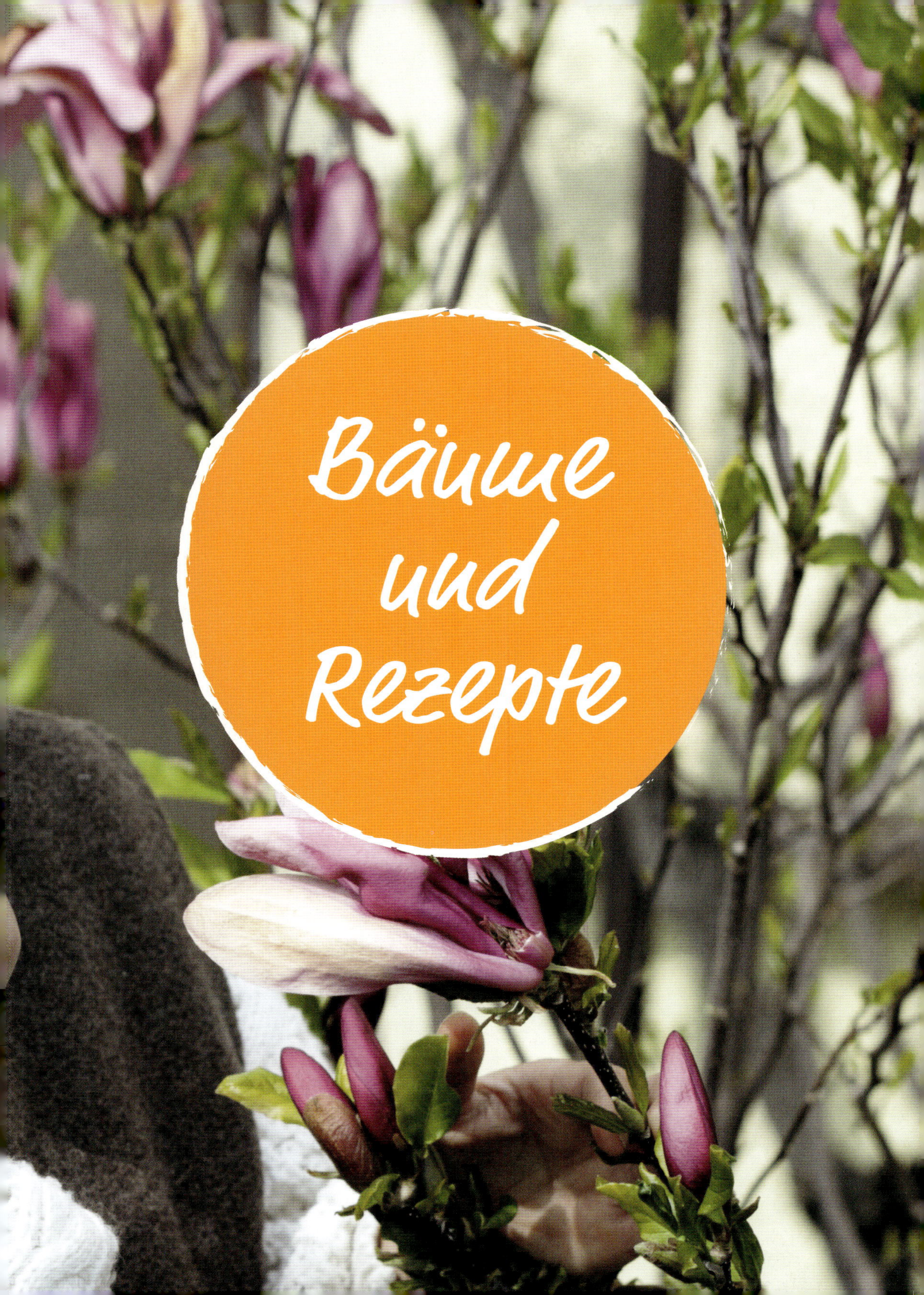

Ahorn

[Acer platanoides, Acer campestre, Acer pseudoplatanus]

Eigentlich kannte ich als Kind nur zwei Arten von Ahorn: Der mit den spitzen Fingern an seinen »Blätterhänden« hatte »Nasen«, die sich gut und leicht öffnen ließen und viel besser klebten als die »Nasen« des anderen Ahorns.

Dessen Blätter waren zwar genauso groß, aber rauer, und wurden leider im Herbst einfach nur gelb, während die des spitzen Ahorns alle Herbstfarben gleichzeitig auf einem einzigen Blatt zeigen konnten. Schade nur, dass die schönsten Blätter aufgrund ihrer Größe gar nicht zwischen die Seiten der zum Pressen zur Verfügung gestellten Bücher passten, und dass die Blätter, die ich dann doch presste und irgendwann wieder hervorholte, nicht mehr annähernd den ganzen Herbst zeigten. So habe ich gelernt, den **Bergahorn** links liegen zu lassen und den **Spitzahorn** zu bevorzugen – eine weise Entscheidung, denn heute weiß ich, dass auch die Blüten des Spitzahorns früher im Jahr zu haben sind sowie zarter und viel süßer schmecken! Die kleinen Blätter des heimischen **Feldahorns** mit ihren weichen Rundungen aber gab es wohl im Revier meiner Kindertage gar nicht, und auch die ganz besonders dürren spitzen Blätter der japanischen Vorgartenzierden habe ich erst vor einigen Jahren bewusst den »A-hörnern« zugeordnet.

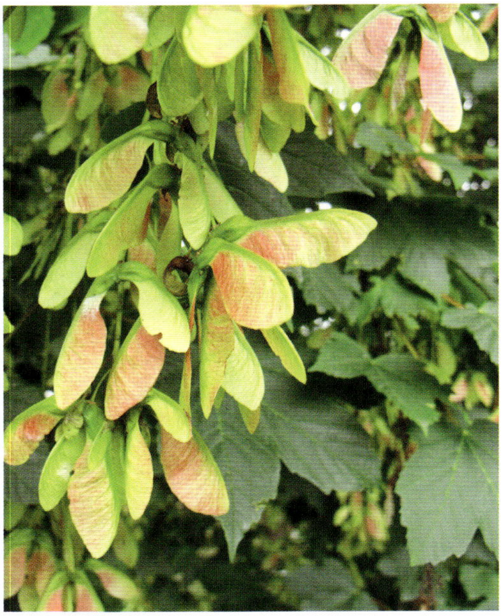

Geschichtliches

Der Name der Pflanzengattung im Deutschen wie auch Lateinischen geht zurück auf den indogermanischen Ursprung *ak* für *spitz* oder *scharf* und *aker* für Spitze. Gemeint sind wohl die Blätter des Spitzahorns.

Den alten Griechen galt Ahorn als *Baum des Ares* (Gott des Krieges). Hierzulande sollte er mit seinen Blatthänden mit gespreizten Fingern in manchen Gegenden Geister abwehren. Zu Ruhm in alten Geschichten und Bräuchen hat es der luftige und lustige Ahorn hier allerdings kaum gebracht. Anders in Nordamerika, wo er bereits von den Ureinwohnern intensiv genutzt wurde und die Vorliebe der Kanadier für Pancakes mit Ahornsirup ihm sogar einen Ehrenplatz als Wappen auf der Nationalflagge sichert.

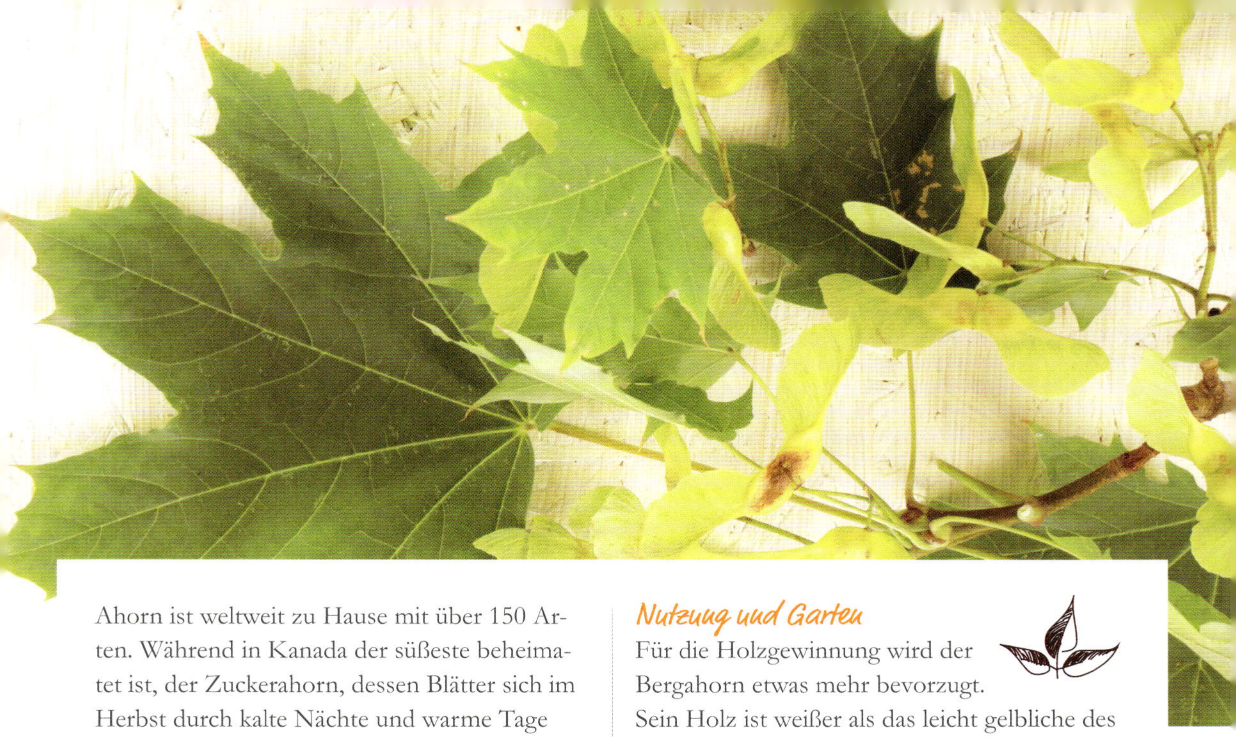

Ahorn ist weltweit zu Hause mit über 150 Arten. Während in Kanada der süßeste beheimatet ist, der Zuckerahorn, dessen Blätter sich im Herbst durch kalte Nächte und warme Tage furios färben, sind in Asien vor allem zartere Baumgestalten mit grazilen vielzackigen Blättern zu finden, die bei japanischen Gärtnern große Beliebtheit erlangt haben. In Deutschland sind drei Arten anzutreffen:

- der **Bergahorn**, ursprünglich ein Mittelgebirgsbewohner, mit seinen eher rauen, am Rande gezähnten Blättern, den ziemlich spitz zueinander stehenden Nasenhälften und der stattlichen Baumgestalt
- der **Spitzahorn** mit glatten und glattrandigen, gebuchteten Blättern, die sich im Herbst prächtig färben, sowie mit zeitigen Blüten, die stärker geöffnete, leicht rötliche Nasen hervorbringen
- der **Feldahorn** als schmächtigster der drei, meist eher ein Busch mit kleinen, weich geformten Blättern, dessen Nasen fast waagerecht zusammengesetzt sind, und der Rückschnitt recht gut verträgt. Er wurde als Futterpflanze angebaut, um mit seinen Blättern Schafe und Ziegen zu füttern, aber auch als Nahrungsquelle für Menschen genutzt.

Nutzung und Garten

Für die Holzgewinnung wird der Bergahorn etwas mehr bevorzugt. Sein Holz ist weißer als das leicht gelbliche des Spitzahorns und dient vor allem in den Mittelgebirgen, wo er ursprünglich zu Hause ist, zum Drechseln und Schnitzen. Außerdem ist es das klassische Küchenholz für Platten, Bretter, Löffel, Nudelhölzer etc., das mit seiner hellen Farbe rein aussieht, durch seine Feinporigkeit nicht so stark Aromen annimmt und beim Waschen kaum aufquillt. Ahorn liefert aber auch hervorragende Klanghölzer für den Instrumentenbau, sehr abnutzungsfestes Parkett, guten Spielzeugwerkstoff und das Material für Kegel und Kegelkugeln. Der Volksname »Salatbaum« zeigt, dass die beschriebenen kulinarischen Entdeckungen nicht neu sind, und auch Weidevieh verschmäht die Blätter vor allem des Feldahorns nicht, der in südlichen Ländern bis heute ein wichtiger »Laubheu«-Baum ist und als Futter für Ziegen und Schafe dient.

Als Gärtner wissen wir außerdem das Laub von Nachbars Ahorn als Mulch- und Kompostmaterial zu schätzen. Es verklebt nicht, verrottet rasch und ergibt eine wunderbare Erde. Auch die Nutzung zur Gartengestaltung sollte nicht außer Acht gelassen werden, dann zumeist in der schwachwüchsigen Kugelform oder als grazile, oft buntblättrige Verwandtschaft.

Küche und Heilanwendung

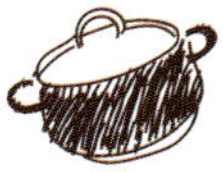

Schon im alten Ägypten und später bei Hildegard von Bingen wird der Ahorn als heilkräftig beschrieben, und bis heute sind Auszüge aus seinen Blättern als kühlend und abschwellend bekannt. Allerdings hat er den Sprung aus der Volksheilkunde in die anerkannte Phytotherapie nie geschafft.

Alle drei heimischen Arten lassen sich in der Küche gut verwenden, wobei ich bei allen drei Arten jeweils andere »Baumzutaten« bevorzuge. Meist kann ich es kaum erwarten, bis sich im Frühling, noch bevor sich die Blätter an den Bäumen hervorwagen, der **Spitzahorn** in ein strahlendes Grünlich-Gelb hüllt, voller Sträußchen knackiger und süßer Salatblümchen. Je nach Witterung halten Blütezeit und Genuss auch zwei bis drei Wochen. Erst wenn das gelbe Leuchten der Bäume verblasst und für wenige Tage einem rotbraunen Schimmer Platz macht, schieben sich die Blattspitzen hervor – die Blüte- und Erntezeit ist um.

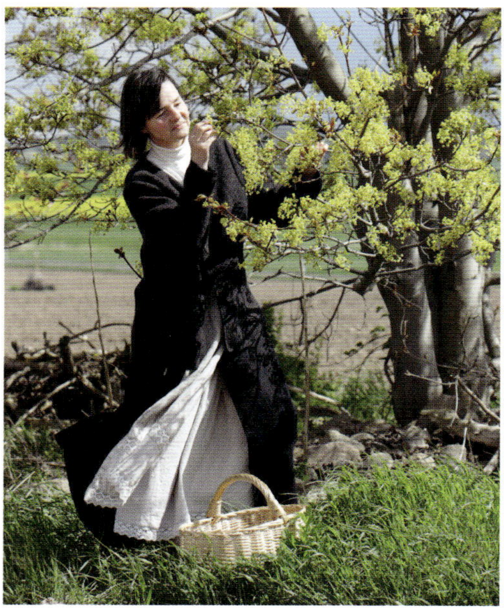

Etwa zur selben Zeit keimen in unserem Garten hunderte von Nachkommen von Nachbars **Bergahorn**. In Flügelnasenabwärtsschrauben haben sie die Grenze passiert und sich durch Wind und Wasser gleich zu mehreren in Bodenfalten verschanzt. Das macht mir nun das Ernten leichter – *ein* Griff, und das Schälchen füllt sich beträchtlich. Sie sind deutlich herber und bitter im Geschmack und lassen sich eher gegart oder gedünstet genießen – das aber eigentlich auch nur, solange sie nichts außer Keimblättern haben. Die Blüten des Bergahorn sind eher Trauben und wagen sich erst hervor, wenn der Baum schon voll belaubt ist. Den Geschmacksvergleich mit dem Spitzahorn bestehen sie allerdings nicht. Dafür ist der Bergahorn der saftreichste und süßeste der drei Heimischen – zwar kein kanadischer Zuckerahorn, aber immerhin! Der »Wasserdruck« ist jedoch sehr groß und das Anzapfen nicht unproblematisch, denn ein stabiler Wundverschluss, den der Baum nicht einfach wieder wegspült, ist wichtig, aber schwierig.

Der **Feldahorn** ist der mildeste im heimischen Trio, der sogenannte »Maßholder«. Nicht nur Blüten und Sämlinge, auch die Blätter sind recht weich und speisentauglich. Während die anderen bald zäh und bitter schmecken, sind die zarten Frühlingsblätter des Feldahorns ideal für Blattrouladen. Später lassen sie sich in Salzlake einwecken, ähnlich wie das in anderen Gegenden mit Weinlaub gemacht wird, um weiterverarbeitet zu werden.

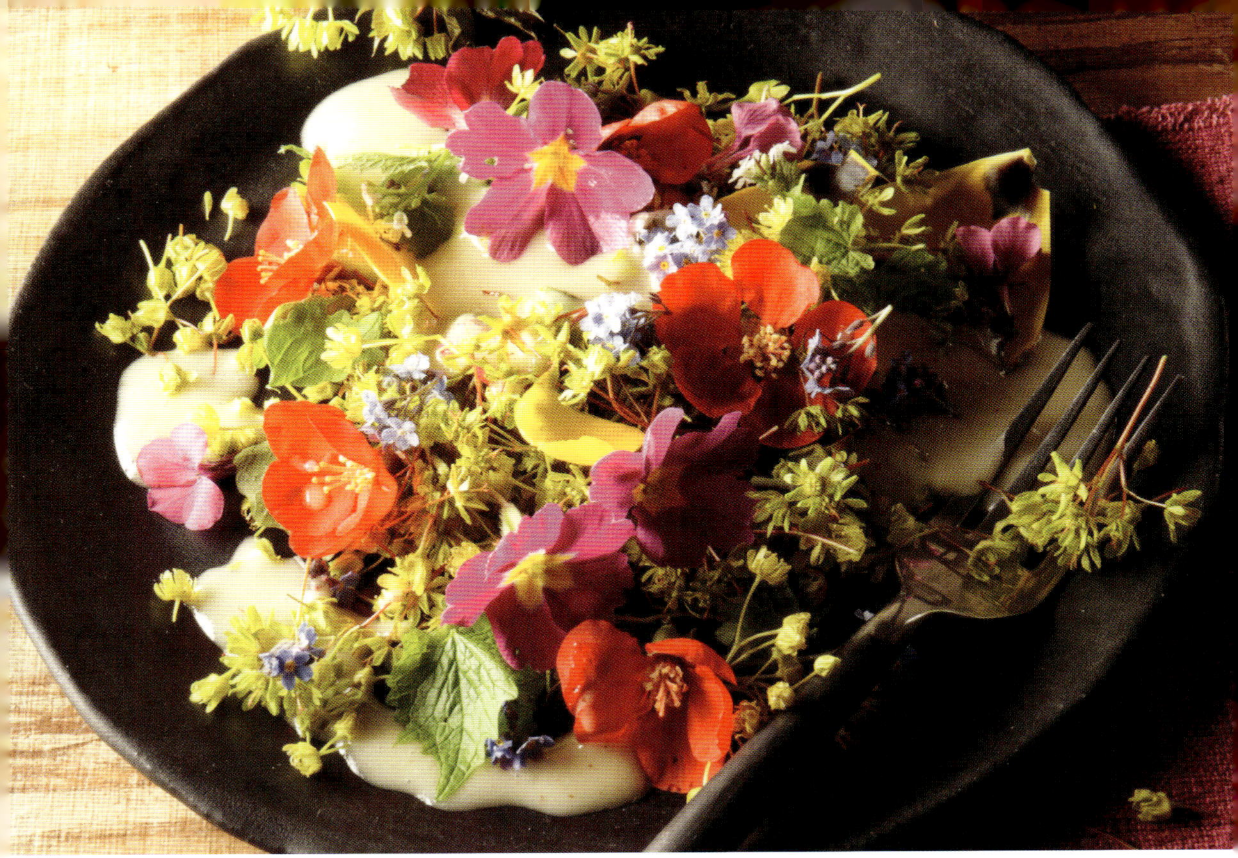

Frühlingsblütensalat

Salatzutaten je nach Vorhandenem in unterschiedlichen Mengen, z.B.:
Spitzahornblüten, Primeln, Gänseblümchen, Tulpenblütenblätter, Knoblauchsraukenblätter, 1 kleiner Kopfsalat

Für das Dressing:
½ Bio-Zitrone
1 EL Ahornsirup
etwa 200 ml Sonnenblumenöl
Salz, 1 TL Senfsaat

Kein Frühling ohne Spitzahornblüten im Salat! Sonst würde mir etwas fehlen. Die weiteren Zutaten können durchaus variieren, auch das Dressing: Mit Zucker und Zitronenwasser oder zusammen mit Löwenzahnblättern, Schinken und einer lauwarmen Marinade schmeckt der Salat sehr fein.

Blätter waschen (Blüten möglichst nicht), Blätter und Blüten verlesen, klein zupfen und in einer Salatschüssel mischen.
Für das Dressing etwas Zitronenschale abreiben, mit dem Saft einer halben Zitrone, Ahornsirup und wenig Wasser gut verrühren, bis der Sirup aufgelöst ist. Dann unter kräftigem Rühren Öl einlaufen lassen, bis das Dressing etwas sämig ist. Senfsaat gut mörsern oder in einer Pfeffermühle mahlen. Damit und mit einer Prise Salz das Dressing abschmecken. Den Salat erst kurz vor dem Anrichten marinieren.

Ahornsprossenrisotto

½ Zwiebel
etwas Distelöl
etwa ½ Liter-Messbecher Ahornkeimlinge
250 g Rundkornreis
750 ml Gemüsebrühe
1 EL Butter
100 g Hartkäse
Bockshornklee, gemahlen

Die Keimsprossen sollten wirklich höchstens aufgefaltete Keimblätter haben, sonst ist der Stiel schon zu zäh und muss abgeknipst werden. Wer trotzdem gleichzeitig zu den Bergahornsämlingen auch Spitzahornblüten hat, sollte sie von den Stielchen schneiden und am Schluss über das Risotto geben, die herb-süß-Kombination ist toll!

Zwiebel würfeln und in Öl glasig anschwitzen. Keimlinge waschen und ggf. das Wurzelstielchen abzupfen, zusammen mit dem Reis zugeben und unter Rühren so lange dünsten, bis der Reis glasig wird. Erst einmal nur wenig kochend heiße Gemüsebrühe zugeben und gut weiterrühren. Wenn die Flüssigkeit aufgesogen ist, unter ständigem Rühren schluckweise weitere Brühe zugeben und das Risotto auf kleinster Stufe etwa 20 Minuten garen. Butter und Hartkäse am Ende der Garzeit unter den Reis heben, mit Bockshornklee abschmecken und bald servieren.

Gefüllte Ahornblätter

20 zarte Feldahornblätter
1 Zwiebel
2 EL Öl
200 g asiatischer Duftreis
500 ml Gemüsebrühe
Salz
1 Msp. Chili oder
½ TL Koriandersamen oder
Bockshornklee nach Geschmack
1 EL abgeriebene Schale und Saft von 1 Bio-Zitrone

Das Rezept kann man durchaus auch mal mit Weinlaub oder Huflattichblättern probieren, dann bekommt es jeweils einen völlig anderen Charakter. Die Röllchen lassen sich gut warm oder kalt servieren, am besten jeweils mit einem kräftigen Chutney als Beilage zu Grillspießen oder Grillkäse.

Am Vortag beginnen: Ahornblätter von den Stielen befreien, kurz in kochendes Wasser geben, aufwallen lassen und abgießen. 1 Liter Wasser zum Kochen bringen, 80 g Salz darin auflösen und die Blätter damit übergießen, über Nacht ziehen lassen.

Zwiebel fein würfeln, in Öl anschwitzen, dann den Reis zugeben und kurz glasig braten. Mit der Brühe ablöschen, Gewürze mörsern oder mahlen und mit dem Salz zugeben. Reis unter gelegentlichem Rühren ausquellen lassen. Zitronenschale abreiben und unterrühren. Blätter spülen, auslegen, jeweils 1 EL Reis aufsetzen, die Seiten umklappen und aufrollen. Die Röllchen dicht an dicht in einen Dämpfeinsatz legen, Zitronensaft auspressen und die Blätter damit beträufeln. Blattröllchen gut 20 Minuten über Wasserdampf im geschlossenen Topf bei geringer Hitze garen.

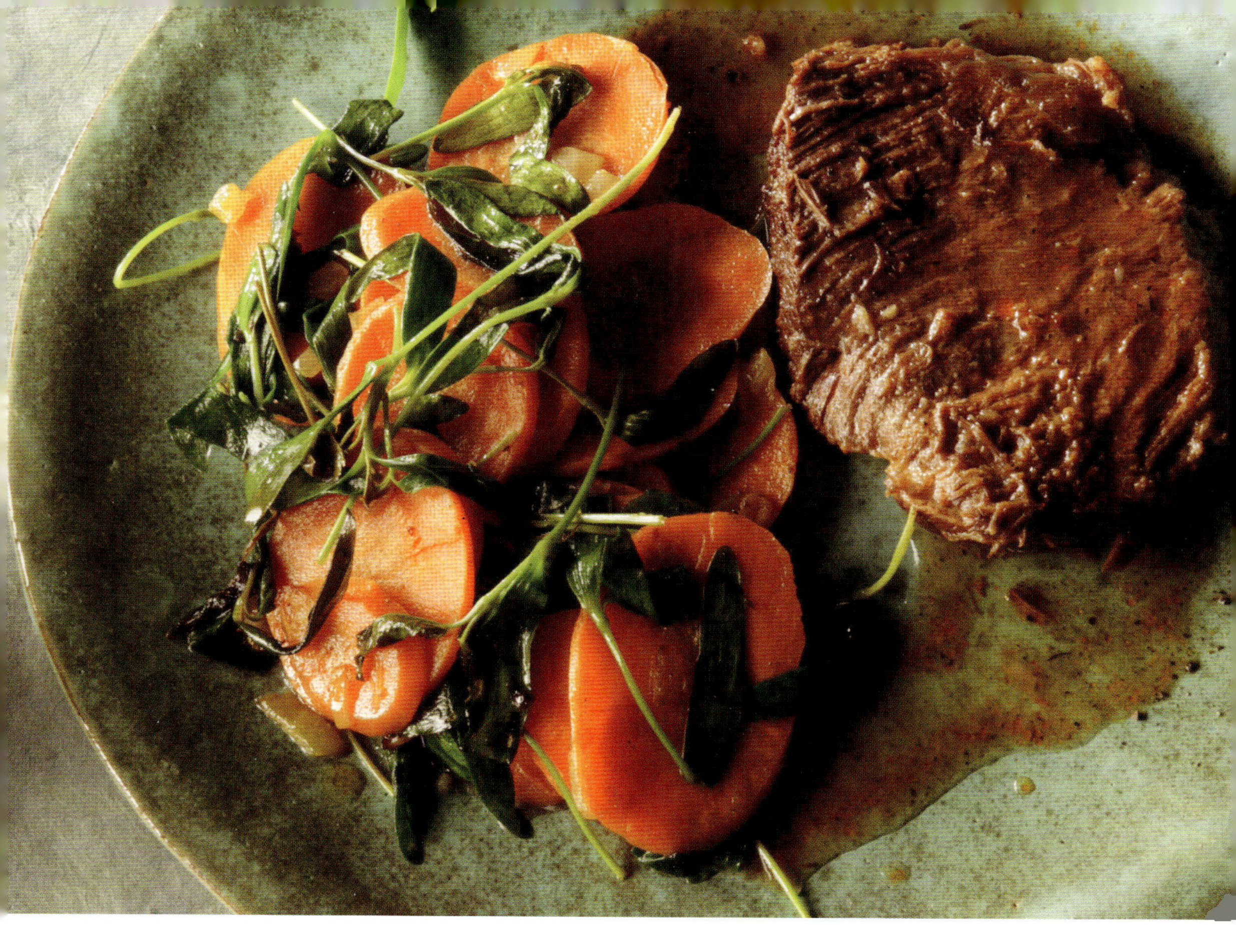

Möhrengemüse mit Ahornsämlingen

500 g Möhren
1 Zwiebel
1 große Tasse junge Ahornsämlinge (möglichst nur mit Keimblättern und etwas Stiel)
1 EL Butter
Salz
1 TL Knoblauchsrauken- oder Koriandersamen

Da Ahornsprossen trotz Massenvorkommen kein tellerfüllendes Gemüse sind und auf ihre herbe Art die süßen Möhren sehr mögen, vereinen wir die beiden nicht nur als Beilage zu Schnitzel & Co., sondern gern auch im Auflauf oder Omelett ...

Möhren stiften oder in Scheiben schneiden, Zwiebel würfeln, Ahornsprossen verlesen und evtl. zu feste Stiele entfernen. Zwiebel in der Butter glasig anschwitzen, Möhren zugeben und mit 3 bis 4 EL Wasser ablöschen. In der offenen Pfanne dünsten, bis das Wasser verdampft ist und die Möhren trotzdem noch bissfest sind. Ahornsprossen und 1 EL Butter zugeben, bei geringer Hitze noch etwas ziehen lassen. Inzwischen den »Raukenpfeffer«, also die Samen von Knoblauchsrauke oder Koriander, mörsern oder mahlen. Mit einer Prise Salz und dem frisch gemahlenen Gewürz das Gemüse abschmecken.

BIRKE

[Betula pendula, Betula pubescens]

Kennen Sie das Spiel: Wenn Sie ein Tier wären, was wären Sie? Oft schon habe ich die Frage umgedreht: Wenn ein Baum ein Mensch wäre, wer wäre er? Bei der Birke erhalte ich von den Teilnehmern meiner Führungen fast einhellig die Antwort: »Eine junge Frau«.

Ihre zarte Gestalt, ihre helle freundliche Erscheinung und der weit schwingende »Rock« (oder das »Haar«) aus langen Zweigen machen die Idee greifbar. Schon als Kind faszinierte mich vor allem die Rinde, und das nicht nur der Farbe wegen! Zarte weiche Fransen lassen sich davon abziehen wie Pergamentpapier und hinterlassen darunter eine makellose Haut. Dieses »Baumpeeling« füllte sicher einige meiner kindlichen Herumtreiberstunden. Aber dass diese Rinde dann auch noch deutlich dauerhafter ist als das Holz, dass sich damit unser »Proviant« und anderes verpacken ließ, war besonders beeindruckend – ohne zu ahnen, dass das auch schon unsere Steinzeitvorfahren taten. Heute mache ich aus Birkenrinde z. B. Weihnachtsgesteckschalen.

Aber die Birke begegnet mir neuerdings noch ganz anders wieder. Auf der Suche nach »gesundheitsbewussten«, gut zu vermarktenden »Trendpflanzen«, von denen uns inzwischen jährlich mehrere als »alleiniges Heilmittel« mit großen Kampagnen neu und teuer präsentiert werden, ist man kürzlich auf **Birkenwasser** gestoßen. Es wird mittlerweile als **der** Ersatzzucker angeboten. Eine tolle natürliche Süße, keine Frage! Für mich ist nur fraglich, ob der so geweckte Bedarf auch befriedigt werden kann oder vielleicht schon in Kürze mit Ersatz vom Ersatz zu rechnen ist, weil es Profite verspricht, wie z. B. bei den Agaven.

Vielleicht »von Amts wegen« interessieren mich an Birken darüber hinaus die selten zu entdeckenden »Hexenbesen« – besenartig gewucherte Austriebe, die durch einen Pilz hervorgerufen werden, der zu vermehrter Knospenbildung veranlasst.

Geschichtliches

Die Birke ist einer der Bäume, der uns Menschen in Europa am längsten begleitet. Sie kommt mit den schlechtesten Böden zurecht, hält dank der hellen mehrschichtigen Rinde härtesten Frost aus und war

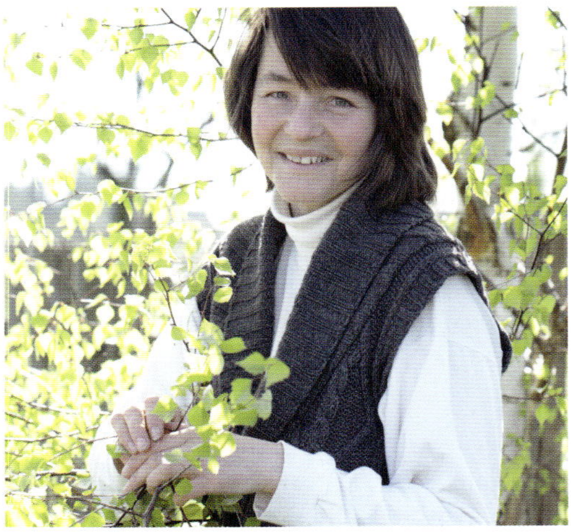

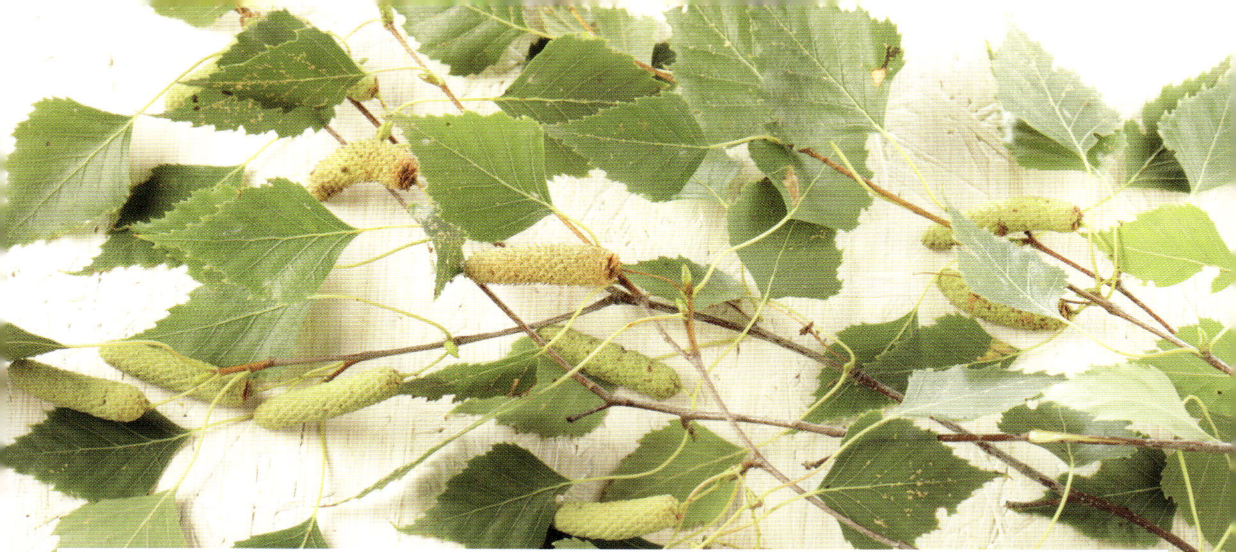

so einer der ersten Bäume, die nach der Eiszeit die frei werdenden Flächen besiedelten. Noch heute ist sie ein Charakterbaum überall dort, wo »nacheiszeitliche« Bedingungen herrschen: Auf Brachflächen mit gestörtem Boden siedelt sie als erste, begrünt auf diese Weise ganze ehemalige Tagebauregionen und Dachrinnen – und bildet die Wälder des hohen Nordens, in denen die russischen Märchen ihre Heimat haben und die *Hexe Babajaga* haust.

Schon immer wird die zartgrüne, feine und anmutige Birke mit einer jungen Frauengestalt und dem Frühling assoziiert. Ihr zu Ehren wurde früher Anfang Februar ein Fest begangen, das den Neubeginn in der Natur, die kosmische Hochzeit zwischen Himmel und Erde feiert. Und noch immer tanzen wir in den Mai und stellen als Maibaum meist eine Birke auf, um der Dorfgemeinschaft Fruchtbarkeit und Segen zu sichern. Bis vor Jahrzehnten wurden auch hierzulande noch Tür und Tor aus dem gleichen Grund mit Birkenzweigen geschmückt. Die jungen Männer, die durchs Dorf zogen und die Mädchen mit Hasel- oder Birkenruten »schlugen«, trugen so symbolisch die Fruchtbarkeit ins Dorf, und wenn sie der Angebeteten einen solchen Zweig brachten, so war das ein Antrag. Von den Christen wurden diese ausgelassenen Feste dämonisiert und als Hexenfeiern stigmatisiert.

Nutzung

Lange Zeit galt die Birke Förstern als »Waldunkraut«. Inzwischen rückt sie bei Wiederaufforstungen in die Rolle eines »Voraus-Waldes«, der den Boden festhält, mit leicht verrottendem Laub aufbessert, andere Laubbaumsämlinge beschattet und deren Austrieb vor Spätfrösten schützt.

Das Holz von Birken besitzt recht wenig Tragfähigkeit, fault im Freien sehr schnell und ist damit kein geeignetes Bauholz. Die Möbelindustrie verwendet es dagegen gern, in Skandinavien und Nordrussland, wo die Birke die bestimmende Baumart ist, stellt das Holz den wichtigsten Rohstoff für die Papierindustrie dar. Der eingelagerte Birkenteer lässt es sehr hell und ohne Funkenflug verbrennen – wie gemacht für ein Feuer im offenen Kamin.

Für den Menschen weit bedeutender war dagegen die Nutzung der Birkenrinde, und das schon seit der Steinzeit. Da sie lange sehr elastisch, dabei aber kaum wasserdurchlässig ist und hervorragende Dämmeigenschaften hat, stellte man daraus bereits in der Jungsteinzeit Schuhsohlen und Eimer, Dachbedeckungen und Kanus sowie vieles andere her. Der als Gletschermumie gefundene »Ötzi« hatte zwei Gefäße aus Birkenrinde bei sich, eines mit dem Zweck, Glut für das nächste Lagerfeuer zu transportieren! Der durch Verschwelung aus der Rinde gewonnene Birkenteer war über Jahrtausende ein wichtiges Material für Abdichtungen im Schiffsbau, bei Böttgerware usw. Die Bedeutung dieses Rohstoffs für unsere nacheiszeitlichen Vorfahren, deren Leben und sogar die gesellschaftliche Entwicklung ist kaum zu überschätzen. Dazu kommen aber auch die Vorzüge der Birke als Brennholz, das selbst frisch geschlagen schon brennt, sowie des *Zunderschwamms*: Dieser auf Birken vorkommende Pilz lieferte einen der ersten Feueranzünder.

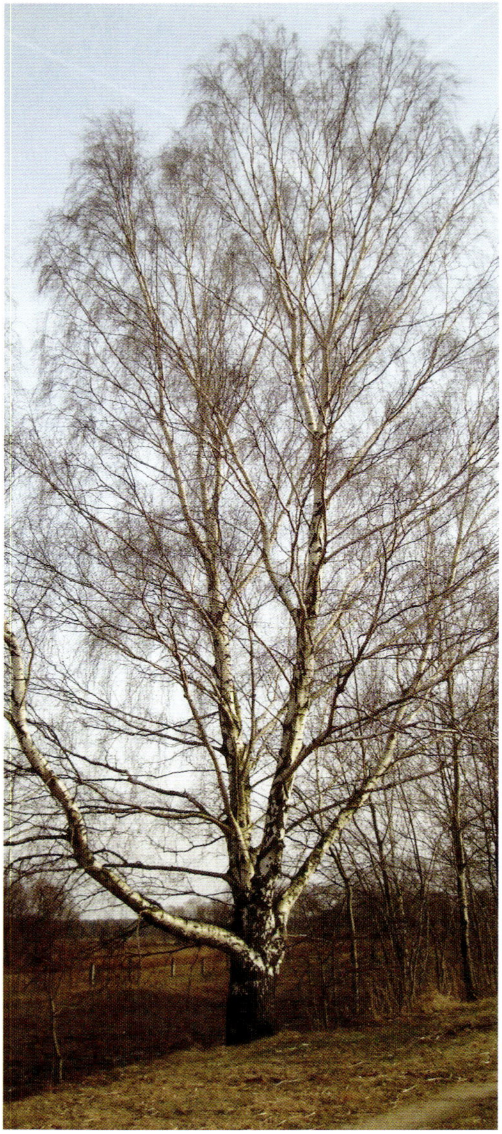

Namen wie *Besebom* für die Birke verraten die z. T. bis heute übliche Nutzung der Zweige zum Besenbinden. Die Blätter wurden außerdem als Färbemittel von Wolle und Stoffen eingesetzt und ergeben je nach Beize gelb-grüne Farbtöne, seltener wird auch die Rinde für eine rotbraune Färbung verwendet.

Zudem ist die Nutzung von Birkensaft und Blättern für Ernährung und Gesundheit schon immer sehr bedeutsam, vor allem in den Gegenden, wo sie der Leitbaum ist.

Küche und Heilanwendung

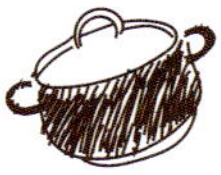

Ganz ihrer Erscheinung gemäß ist die Birke eine Art Jungbrunnen, sie erneuert und ist damit die passende Frühjahrskur für Haare, Haut und Wasserhaushalt. Ein Tee aus Birkenblättern regt die Blasen- und Nierentätigkeit an, unterstützt die Entgiftung des Körpers und spült die Harnwege bei entzündlichen Erkrankungen. Waschungen und Umschläge mit einem Tee aus Birkenblättern können bei Hautproblemen helfen, in Skandinavien gibt es dafür die Birkenrute beim Schlagen in der Sauna. Außerdem kräftigt ein solcher Tee das Haar und sorgt für eine gesunde »Mähne«.

All das kann natürlich auch besonders gut der im Frühling frisch gezapfte Saft. Aber eine für die Heilkunde, Kosmetik oder Küche sinnvolle Menge Birkenwasser zu zapfen, ohne dem Baum letztlich zu schaden, ist nicht so einfach. Vor allem das anschließende fachmännische Verschließen der Wunde erfordert Kenntnis und Geschick, der »Wasserdruck« ist recht groß und kann Wundverschlüsse auch einfach wieder herausdrücken, sodass der Baum weiterbluten würde. Außerdem besteht immer Infektionsgefahr, vor allem durch Baumpilze, die in zugefügte Wunden eindringen könnten.

Aus diesen Gründen ist eine solche Ernte nur an eigenen Bäumen und nicht in der freien Natur gestattet. Wer die glasklare, leicht süßliche Flüssigkeit aber gewonnen hat, muss sie kalt stellen und sich schnell ans Verarbeiten machen, denn sie beginnt recht schnell zu gären. Was nicht direkt zu Sirup eingedickt wird, kann auch portionsweise eingefroren werden.

Achtung! Bei Wasseransammlungen im Körper infolge eingeschränkter Herz- und Nierentätigkeit muss auf die innerliche medizinische Anwendung verzichtet werden!

In der Küche verarbeitet man neben dem Birkensaft nur die ganz jungen und zarten Blätter, am besten klein geschnitten, aber zu allem, was mit Speiselaub möglich ist. Sie passen prima in Frühlingswildkräutersalate, vertragen aber auch milde Hitze und können Aufläufen, Füllungen, Omeletts usw. das gewisse Etwas geben.

Birkenklößchen-Hühnertopf

- ca. 1 l hausgemachte Hühnerbrühe, ggf. mit ausgelösten Fleischstückchen
- 3 Eier
- 4 gehäufte EL Mehl
- 6 EL Wasser
- 2 EL Butter
- Salz
- 1 Handvoll Birkenblätter
- 3 EL geschnittene Schnittlauchröllchen

Klare Hühnerbrühe ist immer etwas Feines, wenn es ein glückliches Huhn war. Und wenn die Einlage dann noch grün ist und nicht aus fertigen Buchstabennudeln besteht, ist Frühling – und alles gut!

2 Eier mit Mehl und Wasser verrühren. Butter schmelzen und die Masse darin binden, bis sich ein Kloß bildet, vom Herd nehmen. Salz, fein gehacktes Grün und 1 Ei unterrühren.

Brühe (erhitzen und) leise köcheln lassen, Nocken vom Teig abstechen und in der Brühe gar ziehen lassen.

Birkenblättertee

2 gehäufte TL Birkenblätter

Wie viele andere Heiltees sollte auch der Birkenblättertee nur als Kur getrunken werden, also eine Zeit lang maximal drei Tassen täglich trinken. Das ist wichtig, um einerseits Gewöhnungseffekte, andererseits insbesondere auch Reizungen zu vermeiden. Eine sinnvolle Zeitspanne für die Anwendung dieses ausleitenden Tees sind vier bis sechs Wochen.

Die Blätter mit 1/4 l kochendem Wasser übergießen und nach 10 Minuten abseihen. Der Tee soll mäßig warm getrunken werden und ist ein reiner Heiltee.

Birkenblätter-Reisbällchen

↗ siehe Abb. S. 31

- 250 g Duftreis
- Salz
- Pfeffer
- 1 Handvoll zarte Birkenblätter
- 1 Kaffeetasse Bärlauchblüten oder Knospen
- 1 Ei
- 1 TL Schwarzkümmel
- 3 EL Sesam
- 4 EL Semmelbrösel
- Öl zum Braten

Solche Klopse sind für mich eine prima Art der Resteverwertung, wenn ich mich mal wieder völlig in den Mengen vertan und zu viel Reis gekocht habe. Die Bällchen lassen sich eingefroren aufbewahren und sind mit einem Näpfchen Chutney auch eine wunderbare Speise für unterwegs.

Duftreis mit der doppelten Menge Wasser und ½ TL Salz zum Kochen bringen, Hitze herunter drehen und bei geschlossenem Deckel ca. 20 Minuten ausquellen und dann abkühlen lassen. Inzwischen Birkenblätter von den Stielen zupfen und grob schneiden. Bärlauch fein hacken, Schwarzkümmel leicht mörsern, alles zusammen mit dem Ei zum Reis geben. Sesam und Semmelbrösel mischen, zur Hälfte zur Reismasse geben und die Masse mit Pfeffer und Salz abschmecken. Bällchen formen, in den restlichen Sesam-Bröseln wenden und im heißen Öl goldgelb braten.

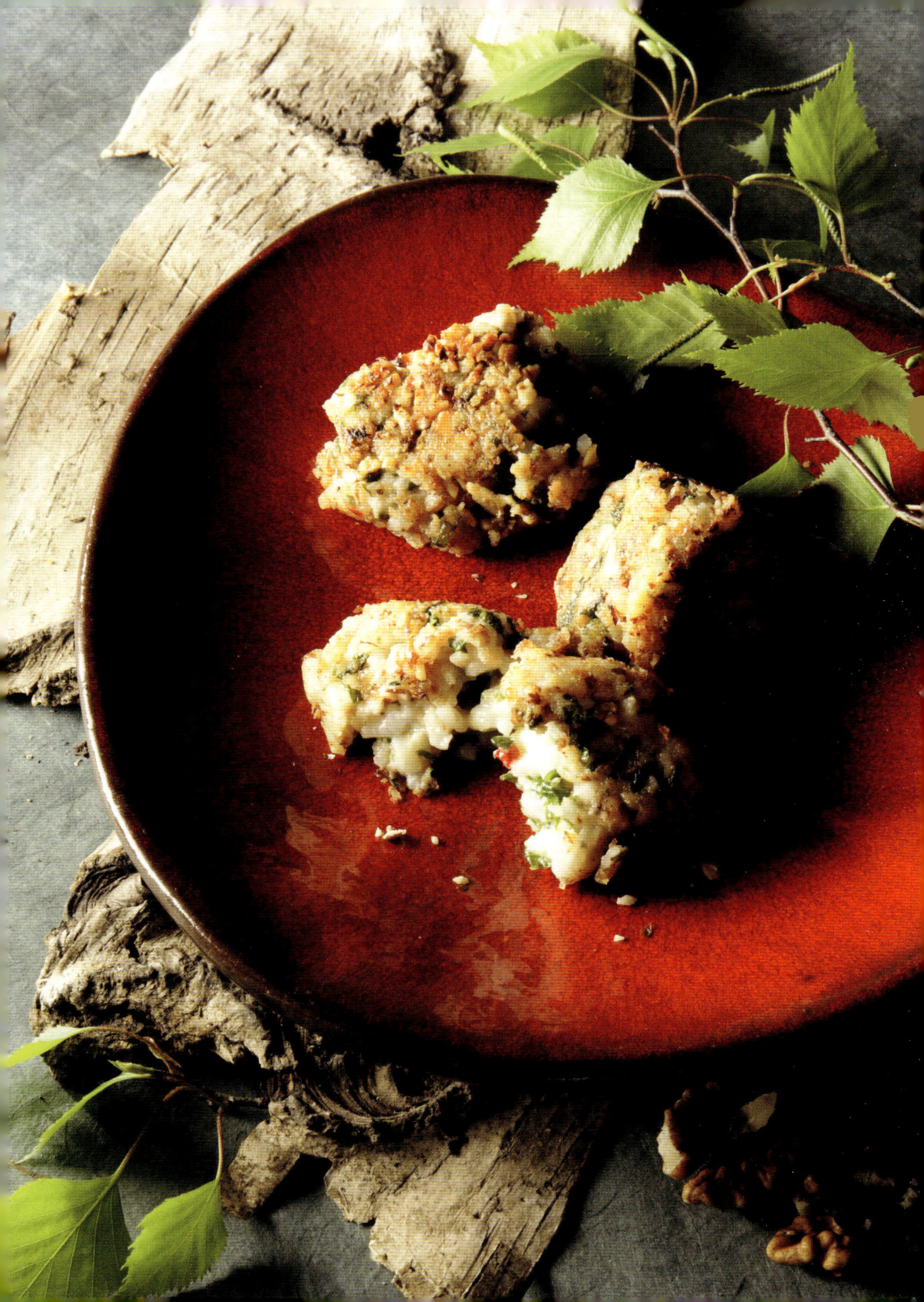

Blauregen

[Wisteria sinensis und Wisteria floribunda]

Dass die Fassaden sich begrünen mögen, um irgendwie auch einen vertikalen Garten und damit mehr Grün auf kleinem Raum zu haben – das stand für uns fest, als wir mit der Gestaltung unseres Hofes begannen.

Dass zu den ausgewählten Klettermaxen ein Blauregen gehören sollte, stand ebenfalls fest – damals ausschließlich der Optik wegen; ihn zu essen, wäre mir nicht im Traum eingefallen! Wenn ich das heute tue oder gar meinen Kochkursteilnehmern verkünde, dass Blauregenblüten das geplante Abendbrot bereichern werden, sehe ich oft in entsetzte Gesichter. Die müssen ja giftig sein, schließlich ist Goldregen …! Auch ich habe gestaunt, als ich auf die ersten Blauregenrezepte stieß und verdanke diese und andere Anregungen zu essbaren Blüten dem faszinierenden Buch *Der Geschmack von Blumen und Blüten* von Lestrieux/Belder. **Aber es bleibt dabei, das Merkmal *essbar* gilt nur für die blauen Blüten, der Rest der Pflanze ist giftig!** Verwechslungen mit dem Goldregen sollten ja allein schon wegen der Blütenfarbe ausgeschlossen sein, aber zur Sicherheit: Der Goldregen ist ein aufrechter Strauch, Blauregen dagegen ein Kletterer.

Geschichtliches

Die Pflanze erhielt ihren Namen nach Caspar Wister, einem amerikanischen Anatom, Arzt und Gartenbesitzer des 18. Jahrhunderts. Schöner noch als den lateinischen oder den heute gebräuchlichen deutschen Namen finde ich den von Linné vergebenen und später eingedeutschten Namen *Glycinie*, der den Blütenduft beschreibt und von *glycys* (griech. für *süß*) abgeleitet ist. Diese Bezeichnung wurde aber an eine ganze Gattung der Leguminosen (Hülsenfrüchtler) vergeben, die inzwischen wissenschaftlich in mehrere Untergattungen aufgeteilt wurde. Geblieben sind der süße Duft und der schöne Klang des alten Namens.

Wie alle Schmetterlingsblütler lebt auch der Blauregen in Symbiose mit Knöllchenbakterien, das heißt, die entstehenden Wurzelknöllchen beherbergen diese besondere Art von Bakterien. Diese Gemeinschaft macht möglich, was weder Pflanze noch Bakterium einzeln können, nämlich elementaren Stickstoff chemisch so zu binden, dass dieser für Pflanzen essenzielle Stoff überhaupt erst von ihnen aufgenommen werden kann. Das macht die Pflanzen unabhängiger von der Bodenfruchtbarkeit.

Nutzung und Garten

Bei der Sortenauswahl muss man sich entscheiden: Geschmack oder Optik (oder beides)? Je intensiver das Blau der Blütentrauben ist, umso intensiver bzw. herber im Geschmack sind sie. Wenn es mir also beim Blick auf die Fassade immer ein wenig leid tut, dass die vielen blassen Blüten dort kein strahlenderes Blau zeigen, so bin ich bei der Kostprobe von meinem Teller damit immer wieder völlig ausgesöhnt.

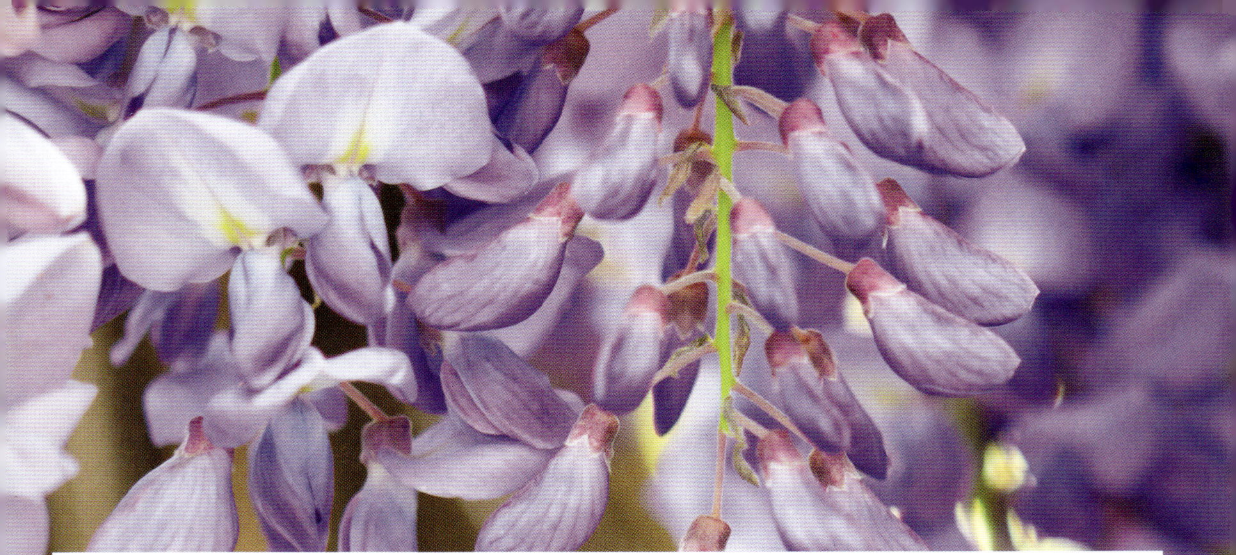

Mich faszinieren die prächtigen Exemplare, hinter denen sich manche Fassade versteckt. Genauso faszinierend ist aber ihre unglaubliche Kraft! Rankgitter splittern nach einigen Jahren wie Streichhölzer, zerdrückt vom Griff der hölzernen Windungen, und sogar stabil verankerte Stahlseile sind in Gefahr, wenn der Gärtner es versäumt, »nachzugeben«.

Als Pflegemaßnahme ist jährlich ein kräftiger Rückschnitt erforderlich, denn die Pflanzen bilden besonders lange Peitschentriebe aus, blühen aber ausschließlich an den Kurztrieben. Für großen Blütenreichtum ist also das Zurückschneiden auf zwei Augen unbedingt nötig, die robusten Kletterer vertragen dabei auch rigoroses Vorgehen des Gärtners, strafen Zaghaftigkeit eher mit Blühfaulheit. Allerdings vergehen bei Blauregen von der Pflanzung bis zur ersten reichen Blüte mehrere Jahre, und auch ein Standort im Halbschatten kann ihn blühfauler machen, er liebt die Sonne.

Küche und Heilanwendung

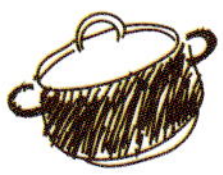

Süße Zuckerschoten sind es, die man zu schmecken glaubt, wenn man sich mal an die knackigen blauen Blüten traut. Sie halten natürlich nicht viel Hitze aus, sind also am besten in Salaten, Füllungen und Ähnlichem aufgehoben. Nach meiner Erfahrung scheint es nicht nötig zu sein, den Blütenboden zu entfernen. Dann wäre die Ernte sehr mühsam und die Blüten schmecken nur noch fade. Bei normal großen Portionen hatten wir nie Magenprobleme, allerdings stehen zu diesem Thema in der Literatur nichts als allgemeine Warnungen.

Vorsicht!

Wie bei der Robinie und manch anderem Vertreter der Leguminosen sind auch beim Blauregen **alle Teile der Pflanze mit Ausnahme der Blüten giftig**, insbesondere die Samen und Samenschoten. Vergiftungserscheinungen zeigen sich durch Magenbeschwerden, Erbrechen und Durchfall, in schweren Fällen kommt es zu Kreislaufstörungen bis hin zum Kollaps. Bleibt man ausschließlich bei den Blüten, lässt sich auch Blauregen gefahrlos verzehren, darf aber nicht mit dem gelb blühenden Goldregen verwechselt werden.

Nudelsalat mit Schoten und Mais – nur anders!

500 g Schleifchennudeln (oder andere salattaugliche Teigwaren)
5–6 Stangen grüner Spargel
2 EL Öl
1 große Tasse voll Vogelmierespitzen
1 große Tasse voll Blauregenblüten
einige Schnittlauchblüten oder Knoblauchsraukenblätter

Für das Dressing:
1 TL milder Senf
200 g Joghurt
1 EL Weinessig
50 ml Keimöl
1 Zweig Steinquendel
einige Blättchen Zitronenverbene
Pfeffer, Salz
½ TL Honig

Nichts gegen überlieferte Familienrezepte, die sind wichtig. Aber zur Grilleinladung der Nachbarn den üblichen Kartoffelsalat mitzunehmen, finde ich berechenbar und langweilig. Mit diesem Nudelsalat kitzeln Sie nicht nur die Gaumen, sondern bringen auch ganz andere Gesprächsthemen auf den Tisch – versprochen!

Nudeln in reichlich kochendem Salzwasser bissfest garen und abkühlen lassen. Die Enden des grünen Spargels abschälen und die Stangen in mundgerechte Stücke schneiden, in Öl anschwitzen lassen, einen kleinen Schluck Wasser zugeben und in der offenen Pfanne wieder reduzieren lassen, sodass der Spargel bissfest ist. Herausnehmen und abkühlen lassen. Vogelmiere mit der Küchenschere klein schneiden, Blauregenblüten von der Mittelrippe abstreifen, Schnittlauchblüten einzeln abzupfen bzw. Knoblauchsrauke hacken. Alle Zutaten miteinander vermischen.
Für das Dressing Joghurt und Senf gut verrühren, Essig und Öl zugeben und zu einem sämigen Dressing rühren. Steinquendel und Zitronenverbene abzupfen und fein hacken, einrühren und alles mit Honig, Pfeffer und Salz abschmecken. Den Salat damit marinieren und noch etwas durchziehen lassen.

Teigtaschen mit bunter Füllung

Für den Teig:
500 g Mehl
150 ml Öl
Salz
lauwarmes Wasser

Für die Füllung:
250 g Buchweizen
1 Mozzarella
1 Frühlingszwiebel
100 g zarte Erbsenschoten
1 Tasse Blauregenblüten
4 Bärenklaublattstiele (alternativ z.B. 2 Mangoldstiele)
einige Radieschenblätter
wenn gewünscht auch 100 g gekochter Schinken
3–4 Kapuzinerkresseblätter
Pfeffer, Salz
geklärtes Butterschmalz oder Öl zum Ausbacken

Damit es nicht langweilig auf dem Teller wird, gibt es bei uns allerhand Varianten, um Füllungen »einzupacken«. Diese recht asiatische Version eignet sich nicht nur für Veganer, bei denen kein Blätterteig auf den Tisch kommt, sondern ist auch sonst jederzeit möglich, denn die Zutaten für den Teig finden sich ohne Einkauf in jedem Haushalt.

Buchweizen in reichlich Wasser (ohne Salz) bissfest garen, abgießen und auskühlen lassen.
Mehl, Öl und Salz in einer Schüssel miteinander vermengen und schluckweise so viel lauwarmes Wasser unterkneten, dass ein Teig entsteht, der sich seidig weich anfühlt, der also in die offene Hand gelegt zwischen den Fingern Beulen bekommt, aber nicht anklebt. Einige Zeit ruhen lassen.
Inzwischen die Frühlingszwiebel in Ringe schneiden, von den Bärenklaustielen die Rippen abziehen und in Stücke schneiden. Diese und die weißen Teile der Zwiebel in wenig Öl kurz anschwitzen.
Blauregenblüten abstreifen, Erbsenschoten und Schinken schneiden, Mozzarella würfeln und Radieschenblätter und Kräuter fein hacken.
Alle Zutaten für die Füllung gut miteinander vermengen und mit den Kräutern und Gewürzen abschmecken, gegebenenfalls sollte man das Ganze etwas ruhen lassen und nachsalzen, der Buchweizen nimmt nachträglich recht viel auf.
Aus dem Teig am besten mit Hilfe der Nudelmaschine ein langes, gleichmäßiges Teigband ausrollen, den Anfang gerade schneiden. 1 EL Füllung auf das erste Teigstück setzen, eine der Ecken diagonal zur Längsseite falten, sodass ein Dreieck entsteht. Diese Tasche noch mehrere Male so falten, dass die Tasche gleich groß und dreieckig bleibt und der Teig am Schluss etwa dreilagig ist.
Schmalz oder Öl in einem offenen Topf erhitzen (Stäbchenprobe) und die Teigtaschen darin goldgelb ausbacken.

Käsesalat kunterbunt

500 g Emmentaler
insgesamt etwa 1 Litermaß voll Blätter und Blüten nach Vorhandenem und Geschmack, z.B. Schnittlauchblüten, Blauregenblüten, Radieschen, Gänseblümchen, Fette Henne-Blätter, Kapuzinerkresseblätter und -blüten, Hornveilchen, Knoblauchsraukenblätter

Für das Dressing:
1 hartgekochtes Ei
½ TL Senf
5 EL Sahne
3 EL Joghurt
Pfeffer, Salz

Käsesalat ist ein unverzichtbarer Bestandteil der auf unserem Kräuterhof so häufig servierten Käseteller – und der bunteste. Je nachdem, was der Garten hergibt, variieren die Zutaten, Blüten gehören aber einfach dazu.

Emmentaler würfeln, Blüten auszupfen, Blätter grob schneiden, alles mischen. Für das Dressing das Ei schälen, das Eiweiß separat würfeln, das Eigelb zerdrücken und mit den restlichen Zutaten verrühren und abschmecken. Dressing vorsichtig unter den Salat heben.

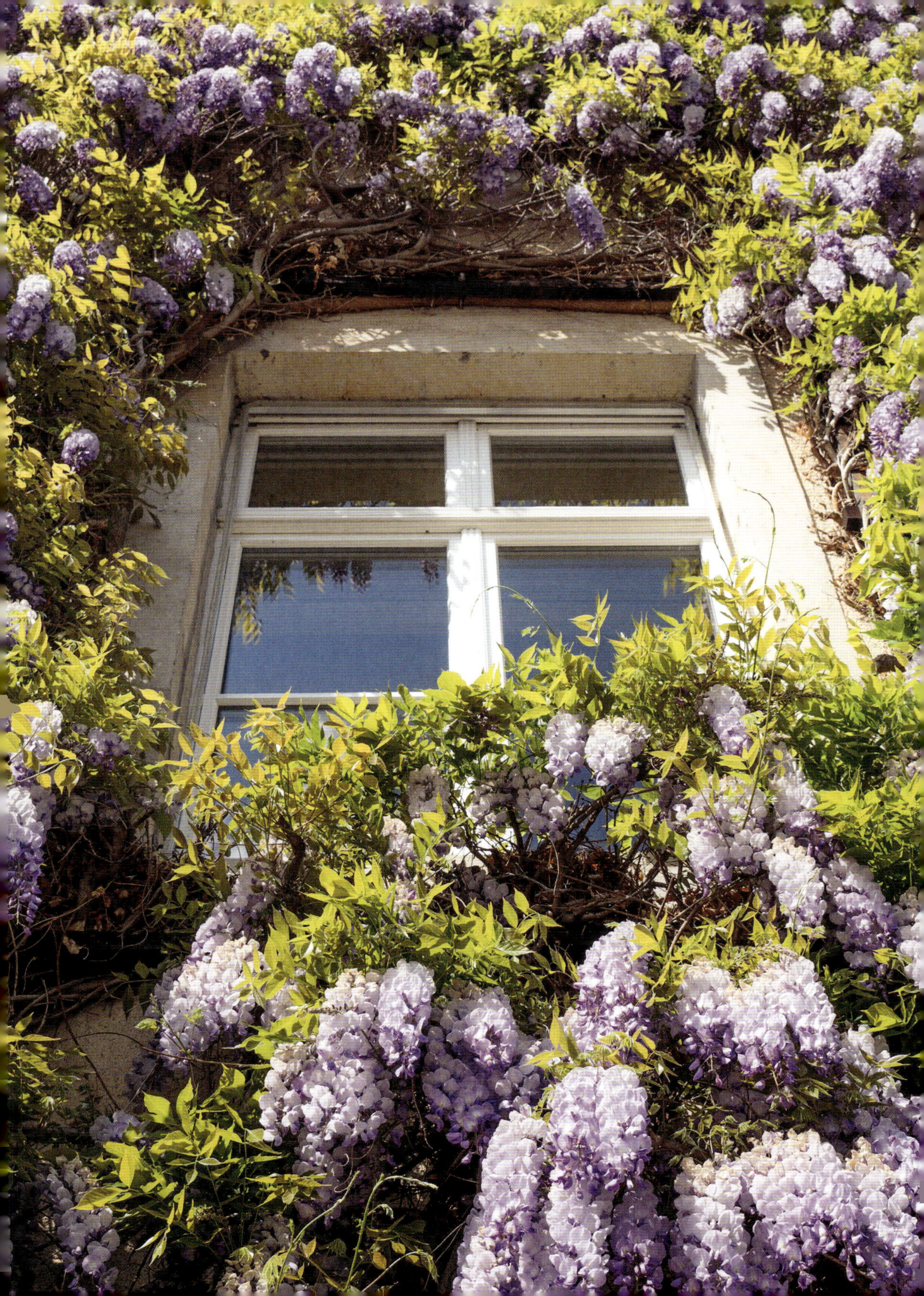

BUCHE

[Fagus sylvatica]

Eine Buche begleitete mich durch die Kindertage, ohne dass ich wusste, dass *das* eine Buche ist – es war eben der Buschbaum, der sich durch seinen Krüppelwuchs zu einem unglaublichen Kletterbaum entwickelt hatte. Durch dessen Blätterdach ganz oben haben Generationen von Kindern den Kopf gesteckt und in den dritten Stock des benachbarten Schlosses geschaut.

Da gaben andere Buchen ihre Identität deutlicher preis, die einen mit blutrotem Laub den ganzen Sommer hindurch, wobei ich bald lernen sollte: auch die *grün* beblätterten sind *Rot*buchen. Tragen sie purpurne Blätter, sind es *Blut*buchen, nur eine Spielart der Rotbuche, und *Weiß*buchen sind etwas ganz anderes (siehe S. 64) Beim Namenszusatz *Rot-* kommt es auf die Holzfarbe an und nicht auf die des Laubes. Andere wiesen sich mit **Buch**staben aus, von einem Herz umgeben in der glatten Stammrinde.

Am schönsten aber gaben sie sich mit tausenden Bucheckern zu erkennen, die zu sammeln in so manchen Herbstferien ein mühsamer Spaß war. Auspulen und aufessen! Bis ich belehrt wurde, dass zu viel davon nicht gesund sei wegen eines Giftstoffes, hatte ich gerade mal zehn bis fünfzehn geschafft. Also: So viel man selber sammeln und pulen kann, bevor die Finger wehtun, darf man auch unbedenklich roh essen! Erhitzt oder geröstet sind sie sowieso unbedenklich und schmecken sogar noch besser. Ich hätte jedenfalls nicht sehr gerne von meiner Beute abgegeben und konnte mir als Kind auch nicht wirklich vorstellen, wie die Zeit nach dem Krieg gewesen sein mochte. Damals nämlich, so berichtete mein Onkel, sei er losgeschickt worden, um genügend Bucheckern zu sammeln für einen Nusskuchen für die Familie, weil es sonst nichts gab …

Geschichtliches

Einst gab es ausgedehnte Buchenwälder in unserem Land, und ohne das Eingreifen des Menschen wäre die Buche wohl bis heute der vorherrschende Baum. Sie entwickeln ein so dichtes dunkles Blätterdach, dass sie andere Bäume ganz und gar aus ihrer Nähe verdrängen, deren Nachwuchs unter Buchen keine Chance zum Wachsen hat. Und sie schützen damit ihren hellen Stamm, der ohne Borkenschicht bleibt, vor zu großer Sonneneinstrahlung. In diese helle Rinde schnitten schon Germanen magische Zeichen, die Runen, und nutzten kleine Stäbe mit diesen Zeichen versehen für ihre Orakel und Zwiesprache mit den Göttern – der Ursprung unserer *Buchstaben*. Und noch heute finden sich Buchstaben in Buchenrinde geschnitten, meist umrandet von einem Herz in der Nähe von Parkbänken …

Da sich aber nicht nur Buchstaben einschneiden lassen, sondern ebenso gut Kerben, um etwas zu zählen, hat wohl auch das Wort *Buchungen* hier seinen Ursprung.

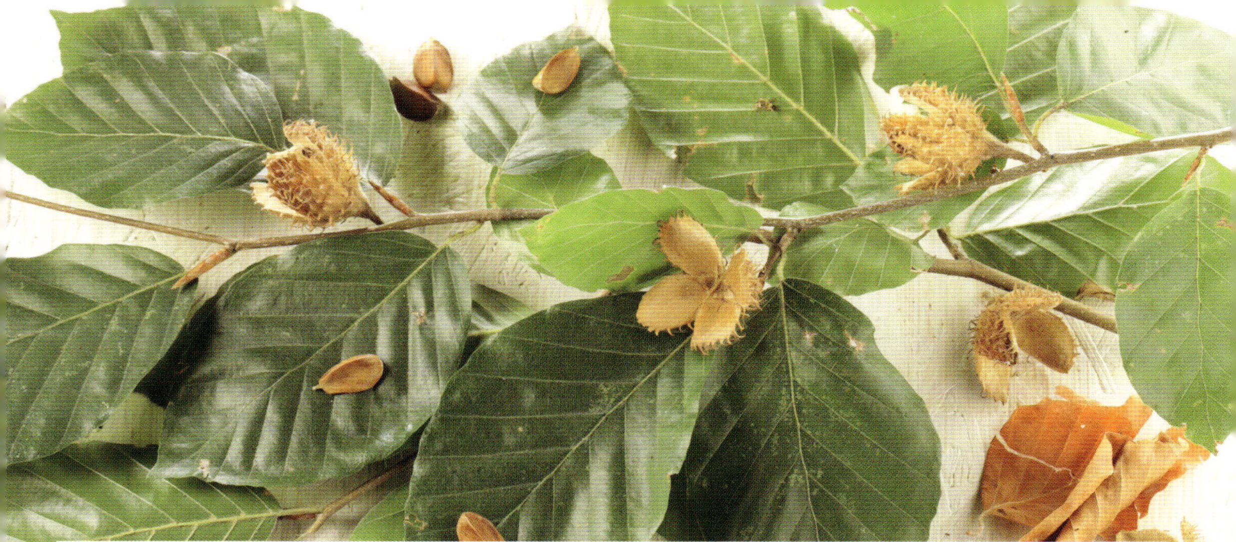

Nutzung

Buchenholz reißt leicht, arbeitet auch nach dem Trocknen noch sehr stark, wird gern von Schädlingen befallen und hat es deshalb auch nie zu einem geachteten Bauholz gebracht. Heutzutage erlebt es aber eine Konjunktur und wird wegen seiner guten Nagel-, Schraub- und Leimfähigkeit gedrechselt, poliert, zu Möbeln verbaut usw. Buchenindustrieholz wird zu Span- und Faserplatten, Holzwolle und Füllstoff. Durch Auflösung des Holzgefüges entstehen Zellstoffe und Viskose. Als Kaminholz ist es schon seit alters her und bis heute sehr begehrt, es brennt heiß und ohne Funkenflug. Auch für die Köhlerei war es jahrhundertelang der wichtigste Rohstoff zur Herstellung von Holzkohle, die – wenn sie von guter Qualität ist – auch heute noch aus Buchenholz besteht und damit einen Teil unseres (Sommer-)Speisezettels ermöglicht.

In besonders waldreichen Gegenden siedelten sich im ausgehenden Mittelalter Glashütten an, deren wichtigster Rohstoff Holz, vor allem Buchenholz, war. Wenn das Brennmaterial genügende Hitze zur Glasschmelze erzeugt hatte, wurde die Buchenasche anstelle von Soda als Zuschlagstoff für das Glas selbst gebraucht. Aber auch in den Haushalten war, was vom Kaminfeuer übrig blieb, begehrter Rohstoff. Buchenasche mit Wasser versetzt, aufgekocht und nach 1 bis 2 Stunden abgeseiht, ergibt eine gute Waschlauge, die zusammen mit Öl oder Fett noch verseift werden konnte.

Vor allem Buchenholzasche ist so reich an Kaliumcarbonat, dass man aus ihr *Pottasche* zur Weiterverwendung herstellte, indem man sie in *Pötte* (Töpfe) gab, in Wasser auslaugte und anschließend wieder eindampfen ließ. Sie wurde zur Herstellung von Schmierseife, Dünger und Glas gebraucht.

Die spitzen Knospen der Rotbuche dienten als Zahnstocher, Buchenherbstlaub wurde als Matratzenfüllung genutzt (und kann, da es schwer verrottet, auch im nächsten Sommer noch ein wunderbar weiches Waldlager bieten, wie ich weiß!), Buchenrinde wurde ähnlich der Eichenrinde als Gerbstoff genutzt.

Küche und Heilanwendung

Buchenholzspäne waren aus der Küche unserer Vorfahren nicht wegzudenken, denn über ihrer Glut geräuchert, wurden Fleisch und Fisch nicht nur aromatisch, sondern auch haltbar – in Zeiten fehlender Kühlhäuser und Kühlschränke eine ganz wesentliche Konservierungsmethode, die sich heute sogar wieder steigender Beliebtheit erfreut. Weinbauern konnten mit den Spänen ihren Wein klären. Zur Bucheckernernte zog man in den Wald, noch bevor das Übrige dann den Schweinen zur vorwinterlichen Mast überlassen wurde. Aus den Eckern wurde hochwertiges, mild schmeckendes und haltbares Speiseöl gepresst – und das trotz der mühsamen Ernte recht ertragreich, denn die Nüsschen enthalten fast 40 Prozent fettes Öl. Dieses Öl war Nahrungsmittel, Brennöl und Seifengrundlage gleichermaßen. Was übrig blieb von den gehaltvollen Kernen, wurde übrigens zur Schweinemast verwendet, bevor es auf diesem Umweg quasi wieder auf dem Tisch landete …

Wenn Sie sich heute die Mühe machen, Bucheckern zu sammeln, dann gilt wie bei allen Nüssen: Besser mit Schale aufbewahren und frisch pulen. Wenn sie nicht verbacken werden sollen, erhöht Anrösten die Bekömmlichkeit und verstärkt auch das Aroma.

Und neben vielen andern Baumblättern lassen sich auch ganz zarte junge Buchenblätter zu Frühlingssalaten, in Füllungen usw. verwenden, die aber selbst frisch entrollt schon ihren künftig ledrigen Charakter entwickeln. Saftiger, wenn auch sofort »dunkelgrüner« im Geschmack, sind da die Buchensämlinge, die sich als Dünstgemüse gut eignen, solange sie nur aus dem eigenwillig geformten »Teller« der fast miteinander verwachsenen Keimblätter bestehen.

Zahnstocher

Auch wenn ich normalerweise keinen Vorrat von Buchenzahnstochern zu Hause anlege, habe ich mich schon mehrmals auf meinen Streifzügen durch Feld und Flur dieses Hilfsmittels bedient. Ansonsten gilt: Die Rotbuchenknospen im Spätwinter sammeln und schnell gut trocknen. Vorsicht: Manche sind so spitz, dass sie das Zahnfleisch verletzen könnten!

Paprikagemüse mit Buchensämlingen

1–2 Knoblauchzehen
2 Frühlingszwiebeln
2 Gemüsepaprika
2 Kaffeetassen Buchensämlinge, nur mit Keimblättern und ohne Wurzel
2 EL Butter
Salz
Pfeffer nach Geschmack
1 TL geriebener Meerrettich

Wenn die Beute eines Frühlingswaldspaziergangs verwertet werden soll, dann gibt es einfach geschmortes Gemüse zum Abendbrot-Spiegelei. Außer zu Paprika passen die Buchensämlinge auch gut zu Pastinaken oder in ein Porreegemüse.

Knoblauch fein hacken, Frühlingszwiebel in Röllchen schneiden, Paprika in Streifen schneiden. Buchensämlinge mit heißem Wasser übergießen und kurz ziehen lassen, dann abseihen. Knoblauch und den weißen Teil der Zwiebel in der Butter kurz anschwitzen, Paprika zugeben und schwenken, bis er bissfest ist. Grüne Zwiebelringe und blanchierte Buchensämlinge unterrühren und mit Pfeffer, Salz und Meerettich würzen.

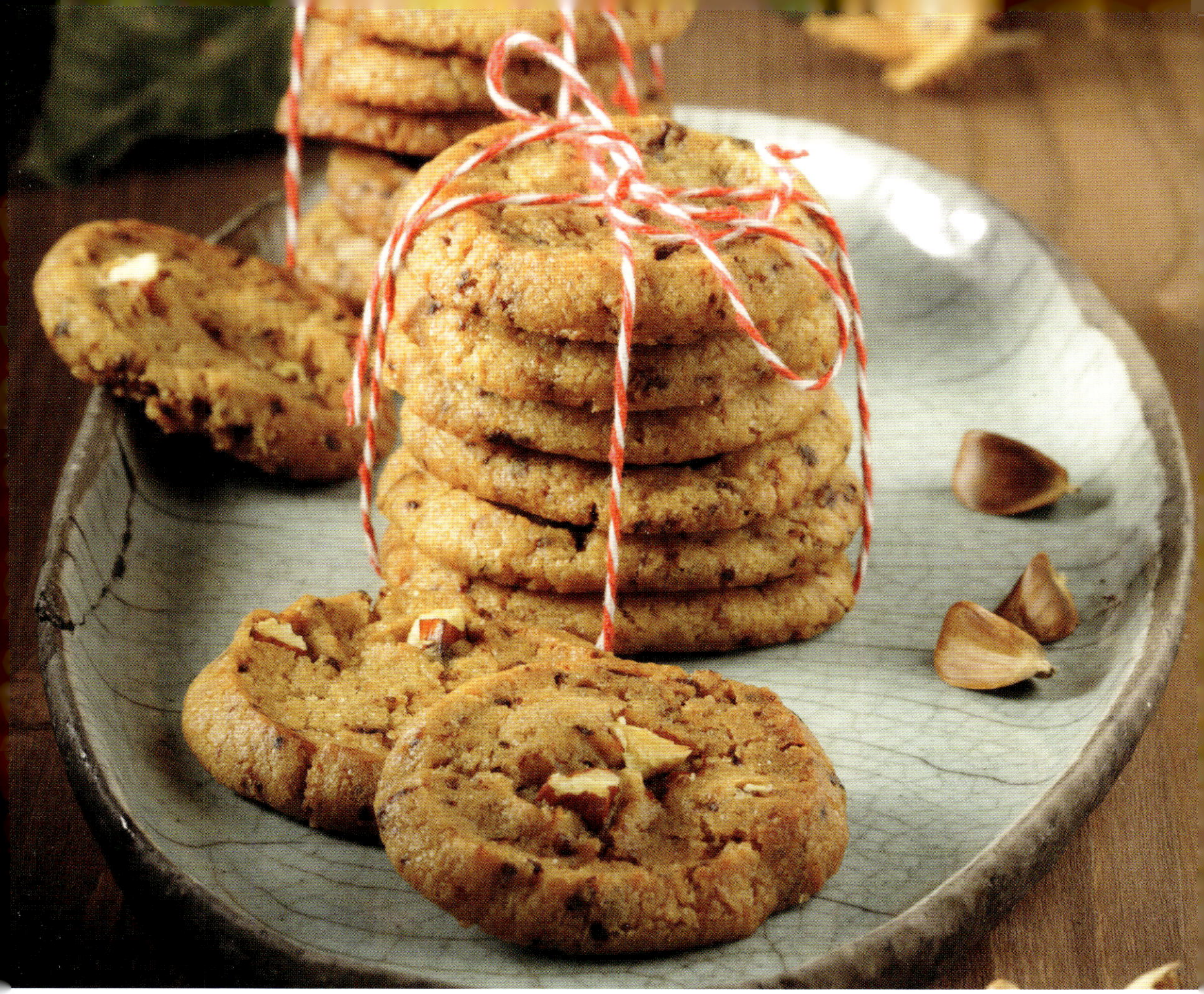

Bucheckernkekse

½ Tasse Bucheckern
½ TL Pottasche
250 g Weizenmehl
150 g Butter
120 g Zucker
80 g Rübensirup
1 Msp. Galgant

Plätzchenrezepte gibt es viele. Mir ist wichtig, dass sie gut und verschieden schmecken, und nicht, welche Farbe die Glasur hat! Diese Sirup-Nussplätzchen halten wirklich nicht lange – jedenfalls habe ich keine Ahnung, wie lange sie halten würden …

Bucheckern schälen und in einer Pfanne ohne Fett leicht anrösten, grob hacken. Pottasche mit 1 EL Wasser anrühren. Beides zusammen mit allen anderen Zutaten gut verkneten, zu Rollen formen und in Backpapier gewickelt etwa 1 Stunde kaltstellen.
Backofen auf 180 °C vorheizen, ein Blech mit Backpapier auslegen, die Teigrollen in Scheiben schneiden und mit etwas Abstand auf dem Blech auslegen, etwa 10 Minuten backen.

Eiche

[Quercus robur, Quercus petraea]

Jedes Kind erkennt Eichenblätter und wir alle erinnern uns auch an das Sammeln von Eicheln und Kastanien – meist zum Basteln oder einfach, um die Finger in der Jackentasche mit den schönen Früchten zu beschäftigen.

Ich aber habe Eicheln säckeweise gesammelt, um sie als Futter oder Saat abzuliefern und so Taschengeld zu verdienen. Kastanien waren bei allen so beliebt, dass davon nicht genug zusammengekommen wären. Für Eicheln aber kannte ich bald die allerbesten Stellen. Ich lernte schnell, **Traubeneichen** zu meiden, deren Früchte zwar so zahlreich sind, dass man sie auffegen könnte, aber auch klein und wurmig. Auch **Stieleichen** interessierten mich weniger mit ihren wie gemalten, aber selten wirklich vielen Früchten. **Roteichen** dagegen boten reichlich große gesunde Früchte; heute weiß ich, dass sie hier fremd sind und deshalb dem hiesigen Kleingetier wenig schmecken. Noch ehe ich also die Bäume hätte unterscheiden können, wusste ich, wo welche Ernte zu machen ist, und natürlich haben wir die schönen Stieleicheln auch mühsam aus ihrer Schale gepult und den Mandelkern gekostet: Sieht ja lecker aus, macht aber die Zähne völlig stumpf und die Zunge taub! Erfahrungen aus Kindertagen, die ich erst später einordnen konnte – alle Teile der Eiche stecken voller Gerbstoffe.

Inzwischen weiß ich auch, wie verschieden Formen von Eicheln und Eichenblättern eigentlich sind, denn die Familie hat über 400 Arten. Wenn man einmal vom Holz absieht, ist die wichtigste und ertragreichste unter ihnen wohl die **Korkeiche**, deren Borke den Baum feuerfest macht und so bei Waldbränden schützt. Selbst heute, im Plastikzeitalter, ist die Borke ein wichtiger Rohstoff für Verpackungen und wird im Baugewerbe eingesetzt. Über hundert Kilogramm liefert ein Baum im Laufe seines Lebens.

Geschichtliches

»Natürlich esse ich Eicheln, wenn sie vorher Schweinen gefüttert wurden …« Der Spruch der Männer, der heute so leicht daherkommt, beruht auf dem existenziellen Recht der Landbevölkerung im Mittelalter, ihr Vieh im Herbst zur Mast in den Wald zu schaffen, um mit dem nötigen Winterspeck die kalte Jahreszeit zu überstehen. Diese Waldnutzung war vielerorts die einträglichste überhaupt, führte aber verbreitet auch zu kahlen Hudewäldern ohne Unterholz und Jungaufwuchs.

Heute ist die sogenannte *Waldweide* in Deutschland vollkommen verboten, den reich gedeckten Tisch nutzt nur das Wild. Anders ist das z. B. in Spanien, wo die Korkeichen nicht nur ihrer wertvollen Rinde wegen geschätzt werden, sondern auch die halbwilden iberischen Schweine ganzjährig ernähren und ihnen zwar wenig Speck gestatten, ihrem Schinken aber ein unvergleichliches Aroma verleihen.

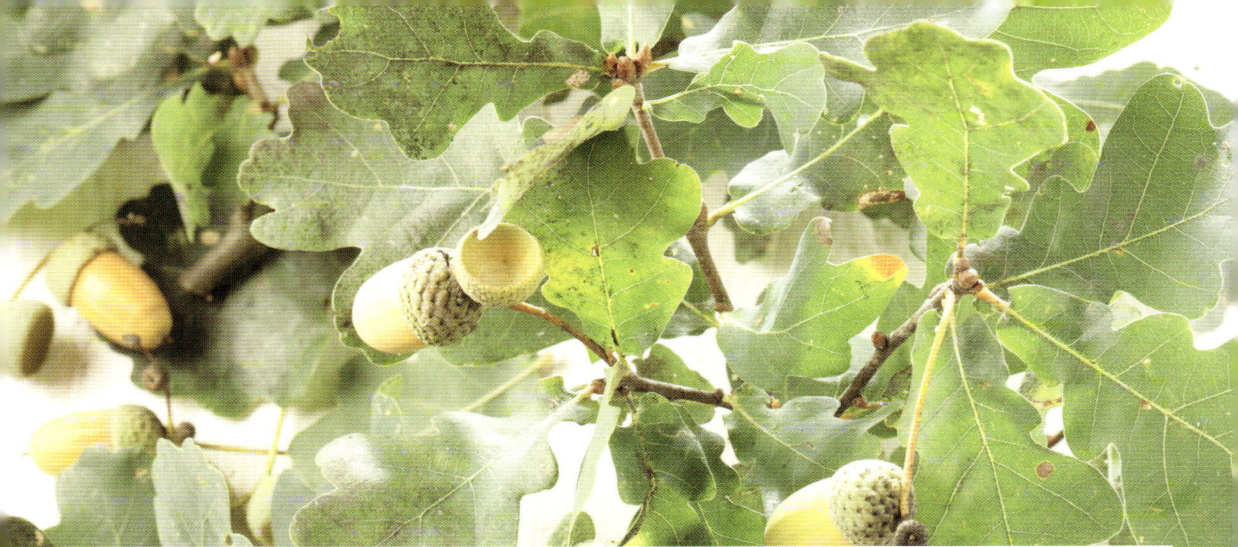

Wenn die Landbevölkerung früherer Jahrhunderte jedoch Eicheln zu Streckmehl verarbeitete – roh oder als ganzer Kern sind sie völlig ungenießbar –, dann herrschten wohl gerade Hungerzeiten oder die Gegend war arm an Feldwirtschaft und reich an Wäldern. Eine Delikatesse waren sie jedenfalls nicht und das werden sie auch heutzutage nicht mehr.

Dafür sind die Eichen schon seit alters her ein Symbol für Kraft, Macht und Stärke und wurden mit den höchsten und mächtigsten Göttern identifiziert. In Griechenland und Rom waren sie Zeus bzw. Jupiter geweiht. Sie wurden von den Kelten verehrt und die auf ihnen wachsenden Misteln zeremoniell geschnitten. Bei den Germanen galten sie als Sitz und Verkörperung des Gottes Donar und wurden so wie die berühmte »Donareiche« schließlich von den Christen gefällt, um auch die Naturgötter mit ihnen zu Fall zu bringen. Dennoch sind seit dem ausgehenden 18. Jahrhundert Eichen wieder zum geschätzten Symbol der oben erwähnten Tugenden geworden und zieren Ehren- und Rangabzeichen beim Militär, dienen in Hymnen als Vergleiche, umkränzen Wappen und Pfennigrückseiten und beschatten Gedenksteine.

Nutzung

Die erwähnte Waldweide ist wohl über Jahrhunderte die wichtigste Nutzung von Eichen gewesen, das Holz aber ist ihr wertvollster Rohstoff. Dank der enthaltenen Gerbstoffe ist es äußerst dauerhaft und haltbar, wird von Schädlingen gemieden und sogar im Grund- und Spritzwasserbereich auch von Pilzen nicht sonderlich angegriffen. Deshalb spielte Eichenholz eine wichtige Rolle als Lieferant von starken Eichenpfählen für Gebäudefundamente und Brücken sowie im Schiffsbau, es wurde aber auch zur Herstellung von Fässern und Kübeln, für Schwellen, Holzpflaster und Parkett, für Zäune, Fenster und Türen verwendet. Heutzutage wird es gern zu Gartenmöbeln verarbeitet, die unbehandelt draußen stehen können, dann aber bald den schönen warmen Braunton verlieren und grau werden.

Die gerbstoffreiche, glatte Rinde junger Eichen war aber auch für das Gerben von Leder und Fellen sehr bedeutsam in Zeiten, als künstliche Gerbstoffe noch nicht hergestellt werden konnten. Für diesen Zweck wurden Eichen in Lohwäldern als Sträucher angebaut und alle paar Jahre abgeholzt, damit sie als Stockaustrieb nachwuchsen. Die Triebe wurden im Frühling

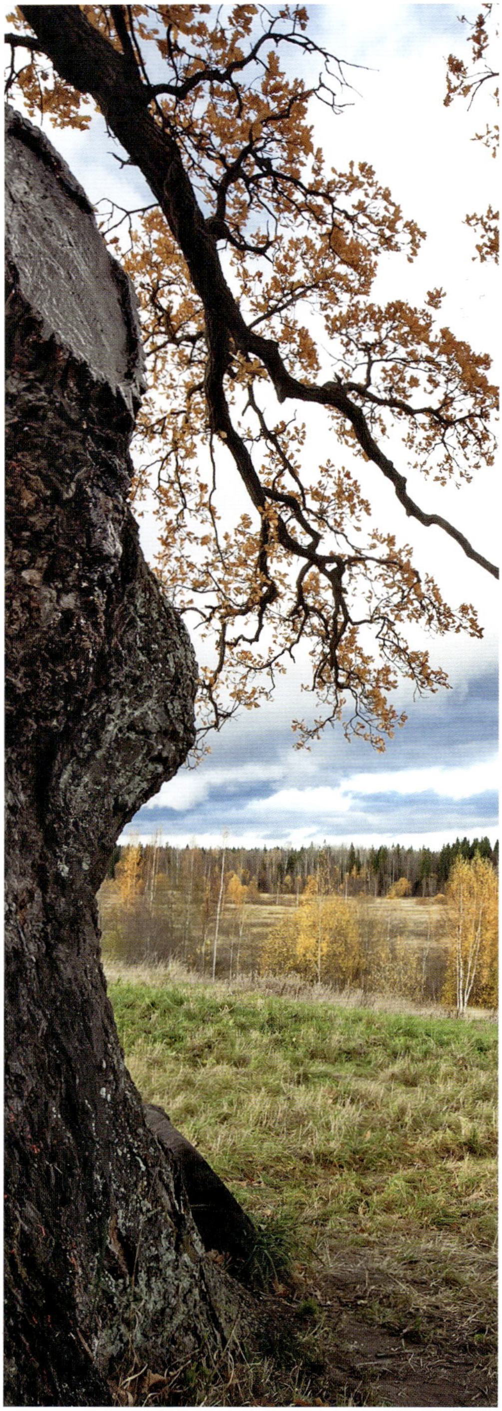

geschnitten, wenn sich die Rinde gut abschälen lässt. Vielerorts zeugen Flur- und Ortsnamen noch heute von *Lohmühlen*, in denen die Rinde zur Verwendung zerkleinert wurde.

Eine weitere Verwendung der Eichengerbstoffe macht erst ein kleines Insekt möglich. Die **Eichengallwespe** sticht die Blätter zur Eiablage an und der Baum reagiert mit Wucherung und vermehrter Gerbstoffproduktion. Was anderen Schadinsekten eine erfolgreiche Abwehr entgegenstellt, bietet der Nachkommenschaft der Gallwespe ein Zuhause. Diese Eichengallen bildeten über Jahrhunderte einen wichtigen Ausgangspunkt zur Herstellung von Tinte und Farbe. Nicht unerwähnt bleiben sollte auch noch die wirtschaftlich in manchen Regionen Europas recht bedeutsame Nutzung eines Eichengesellschafters: des Trüffels.

Küche und Heilanwendung

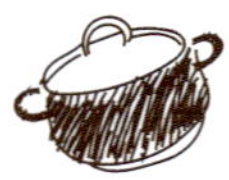

In früheren Zeiten wurden Eicheln von der Landbevölkerung verbreitet zur Gewinnung von Streckmehl gesammelt und verarbeitet, wobei Streckmehl schlimmer klingt, als es ist. Genau genommen müsste man wohl die Mehle aller Nichtgetreide so bezeichnen, die kein Gluten, das heißt kein Klebereiweiß enthalten und damit allein nicht in der Lage sind, Gase im Teig zu binden und luftig aufzubacken. Das gilt also auch für Buchweizen, Amaranth und andere Mehle.

Richtig verarbeitet ist **Eichelmehl** oder **Eichelnussmasse** durchaus schmackhaft, aber historische Rezepte zur Verarbeitung von Eicheln zu Streckmehl funktionieren heute leider nicht mehr, jedenfalls nicht da, wo ich zu Hause bin! Das beginnt schon bei der Empfehlung, die gesammelten Eicheln in einen Weidenkorb zu geben und sie darin für zwei bis drei Wochen in

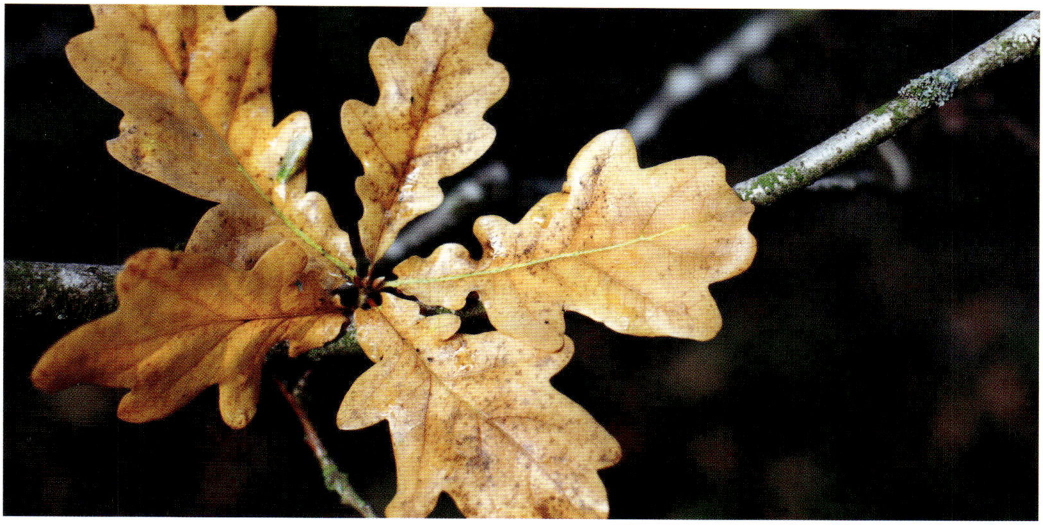

einen *klaren* Bach zu stellen. Und leider hat die bei einigen Kolleginnen und Buchautoren zu lesende Empfehlung, was man stattdessen heute tun soll, nach meiner Erfahrung nicht den gleichen Effekt! Der Tipp lautet, man solle die Eicheln in klarem Wasser aufkochen, das sich schnell verfärbt und dann voller Gerbstoffe steckt. Anschließend soll abgegossen und dieser Vorgang so oft wiederholt werden, bis das Wasser klar bleibt. Zu diesem Zeitpunkt ist der Topf aber schon braun, und diese Methode ersetzt den Bach auch nicht wirklich, denn im Bach werden die Früchte nicht nur langsamer und wohl auch gründlicher gespült, sie werden vor allem zum Keimen angeregt. Neben dem Effekt, dass sie auf diese Weise quellen, aufplatzen und sich deutlich leichter schälen lassen, heißt das auch, dass die Gerbstoffe nicht nur ausgewaschen, sondern auch verstoffwechselt werden. Sie sind nämlich die Speicherstoffe, die zum Keimen mobilisiert, in Zucker umgewandelt und damit zu verfügbarer Energie werden. Dieser Prozess braucht Zeit und funktioniert nur bei lebendigen Kernen, nicht im Kochtopf!

Einmal war ich bei meiner »Naturernte« so spät dran, dass ich Anfang November noch Eicheln gesucht habe. Alle nicht zerfressenen hatten schon zu keimen begonnen, und eine Kostprobe beim Schälen zeigte: das war gut so! Das Spülen (wie das richtig funktioniert, erzähle ich gleich) ging schneller, weil bedeutend weniger Gerbstoffe drin sind. Ob der Tipp taugt, wenn man allen gefräßigen Eicheldieben zuvorkommen muss, hängt sicher vom Standort ab. Allerdings ist es mit einiger Geduld und Mühe auch gut möglich, die frischen Eicheln zu halbieren und zu schälen. Wässert man sie dann in kaltem, klarem Wasser und wechselt es mindestens fünf bis sieben Tage lang dreimal täglich, dann sind sie ausreichend vorbereitet, um weiterverarbeitet werden zu können.

Von einer sehr kreativen Wildkräuterbäckerin erhielt ich den Tipp, die Nüsschen nicht erst zu trocknen, sondern sie durch den Fleischwolf zu drehen und dann wie gehackte oder gemahlene Nüsse zu verwenden. Es stellte sich heraus, dass auch das Mahlen der frischen (oder zwischenzeitlich eingefrorenen) Kerne in der Küchenmaschine funktioniert. Für die Verarbeitung sollten Sie sich Haselnuss- oder Walnussrezepte suchen und diese mit Eicheln ausprobieren. Es zeigt sich, dass Eicheln den Teig relativ trocken-krümelig machen, also bitte nicht geizen mit Ei, Butter oder anderen feuchten Zutaten.

In der **Heilkunde** dagegen schätzt und nutzt man besonders die in der Küche so unbeliebten Gerbstoffe der Eiche. Sie wirken zusammenziehend, austrocknend, entzündungshemmend und stopfend, sodass die Eichenrinde, in der sie so reich vorhanden sind, für zahlreiche Anwendungen gebraucht wird. Als Aufguss oder Abkochung wird sie gegen Entzündungen am Zahnfleisch und im Rachen zum Gurgeln verwendet. Dieser Tee behandelt aber auch nässende (Schürf-)Wunden und Hämorrhoiden, offene Beine, Frostbeulen und sogar entzündete Augen. In Tees gegen Durchfälle ist Eichenrinde oft eine wichtige Zutat.

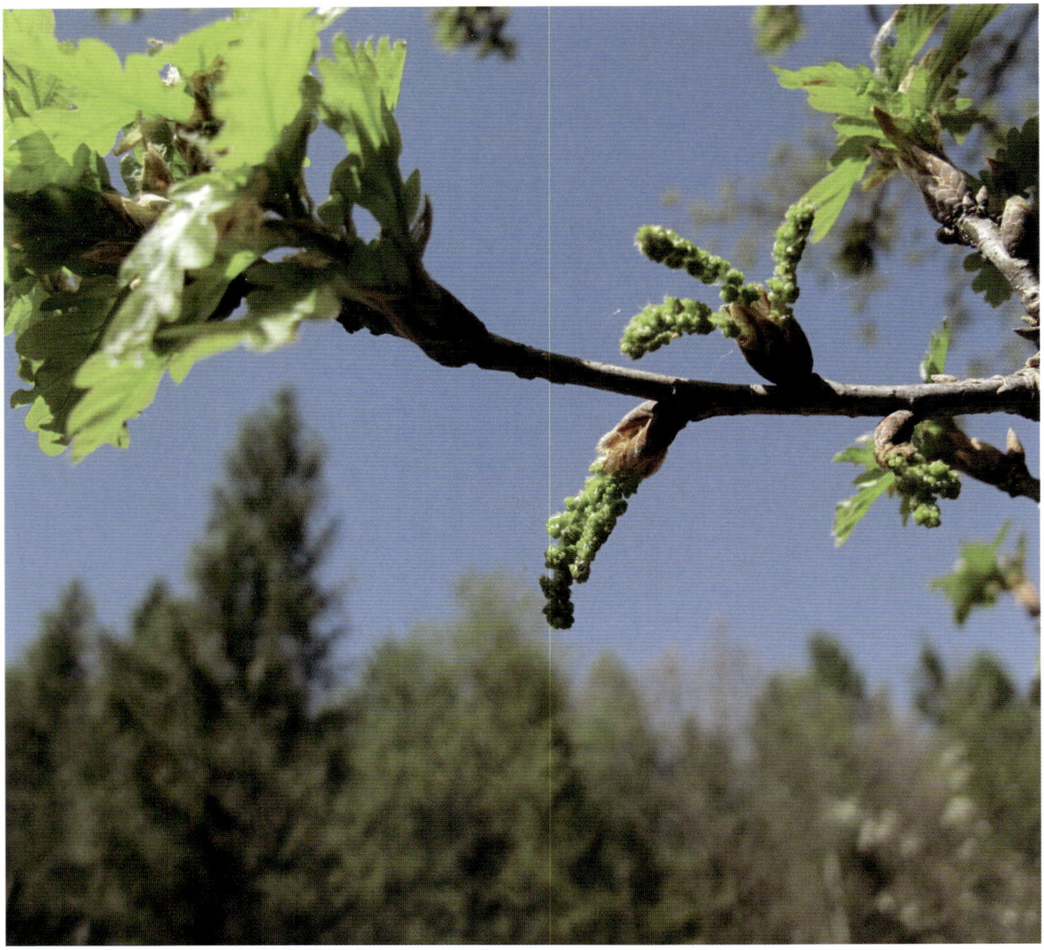

Eichel-Kürbis-Kuchen

800 g Kürbis
300 g Eicheln (ausreichend gewässert)
3 Eier
400 g Zucker
1 TL Galgant
ca. 3 cm Vanilleschote, gemahlen,
200 ml Rapsöl
450 g Mehl
1 Pck. Backpulver
1 Prise Salz
Puderzucker

Erst als ich vor einiger Zeit so von Kräuterfrau zu Kräuterfrau Erfahrungen austauschte und dabei zum ersten Mal Eicheltorte aß, wurde mir klar: Die Mühe, die ich mir für einen »Kaffee« nicht machen würde, lohnt sich für Kuchen zweifellos!

Kürbis in Spalten schneiden und grob raspeln, Eicheln durch den Fleischwolf drücken, Eier trennen. Eigelb und Zucker cremig schlagen, Kürbis, Eicheln und Öl einrühren. Mehl und Backpulver mischen und in den Teig einrühren. Eiweiß mit dem Salz steif schlagen und vorsichtig unter die Teigmasse heben. Teig in zwei Kastenformen verteilen und bei 180 °C etwa 35 Minuten backen (Stäbchenprobe). Abkühlen lassen und mit dem Puderzucker bestäuben.

Eichel-Kartoffel-Pfefferkuchen

250 g Kartoffeln
250 g gewässerte Eicheln
3 Eier
300 g Zucker
220 g Mehl
½ Pck. Backpulver
1 TL Lebkuchengewürz
Kuvertüre oder Zuckerguss nach Geschmack

Bei diesem Rezept habe ich beides schon versucht: Den Gästen vorher verraten, was im Lebkuchen drin ist – oder erst nach dem Verkosten die Zutaten preisgeben. Ungläubige Begeisterung gibt es in beiden Fällen. Anders als andere Lebkuchen schmecken mir diese hier aber frisch viel besser.

Kartoffeln als Pellkartoffeln kochen, schälen, durchdrücken und abkühlen lassen. Gewässerte Eichelkerne durch den Fleischwolf treiben. Eier und Zucker cremig schlagen, zusammen mit Mehl, Packpulver, Lebkuchengewürz und den Eichelkernen zu einem glatten Teig verrühren.
In genügendem Abstand flache Teighäufchen auf ein mit Backpapier ausgelegtes Blech setzen und im vorgeheizten Backofen bei 180 °C ca. 15 Minuten backen. Ausgekühlt mit Zuckerguss oder Kuvertüre überziehen.

Essigbaum

[Rhus typhina]

Erst spät lernte ich den Essigbaum mit seinen hübschen roten Kerzen kennen. Als wir unseren Hof kauften und auf dem nicht allzu großen Dreiseitenhof wohl überlegt werden musste, welcher Hofbaum zu pflanzen ist, kam dieser recht kleinkronige Hübsche bald in die engere Auswahl.

Für die Hofmitte sollte es schließlich doch die heimische Vogelbeere werden – die sich allerdings wohl bis heute nicht so recht angefreundet hat mit ihrem Status und immer noch recht klein und schmucklos ist. Ganz anders der Essigbaum, der das Hoftor flankieren darf. Er wurde schnell zu einem hübschen Pilzkopf – zu jeder Jahreszeit eine schmucke Begrüßung auf dem Hof. Ob das an der Nachbarschaft zum Brunnen liegt? Jedenfalls hielt er sich lange zurück mit dem für Essigbäume bekannten und gefürchteten Expansionsdrang. Erst als mein Mann vor einiger Zeit zu einem kräftigen Rückschnitt ansetzte, hatten wir einen ganzen Sommer lang das Gefühl, der Baum will auswandern, hat sich aber noch nicht entschieden, wohin. Wirklich überall tauchten seine Ausläufer auf und brachten unzähligen Nachwuchs hervor! Seitdem die Krone wieder wachsen darf, hält sich diese Gartenvereinnahmung durch Ausläufer in Grenzen.

Geschichtliches

Wie so viele Einwanderer begann auch der Essigbaum seinen Siegeszug durch Europa als Ziergehölz in adeligen Gärten des 17. Jahrhunderts, als man hier immer mehr nach hübschen »Exoten« Ausschau hielt. Er bezaubert zum einen mit furiosem herbstlichen Farbfeuerwerk, das in seiner Heimat, dem nordöstlichen Amerika, zur Überlebensstrategie gehört. Der rote Farbstoff ist, anders als die ausschließlich gelb-orangefarbenen Töne der heimischen Laubbäume, nicht bereits in den Blättern vorhanden und vom grünen Chlorophyll nur überdeckt. Sondern es

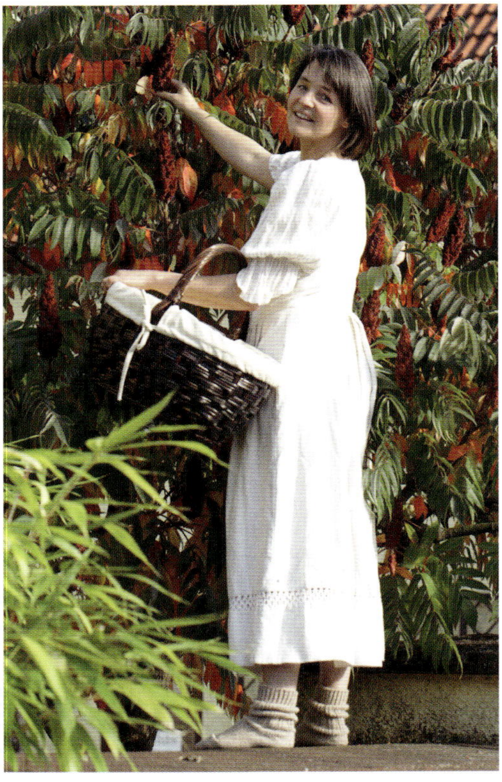

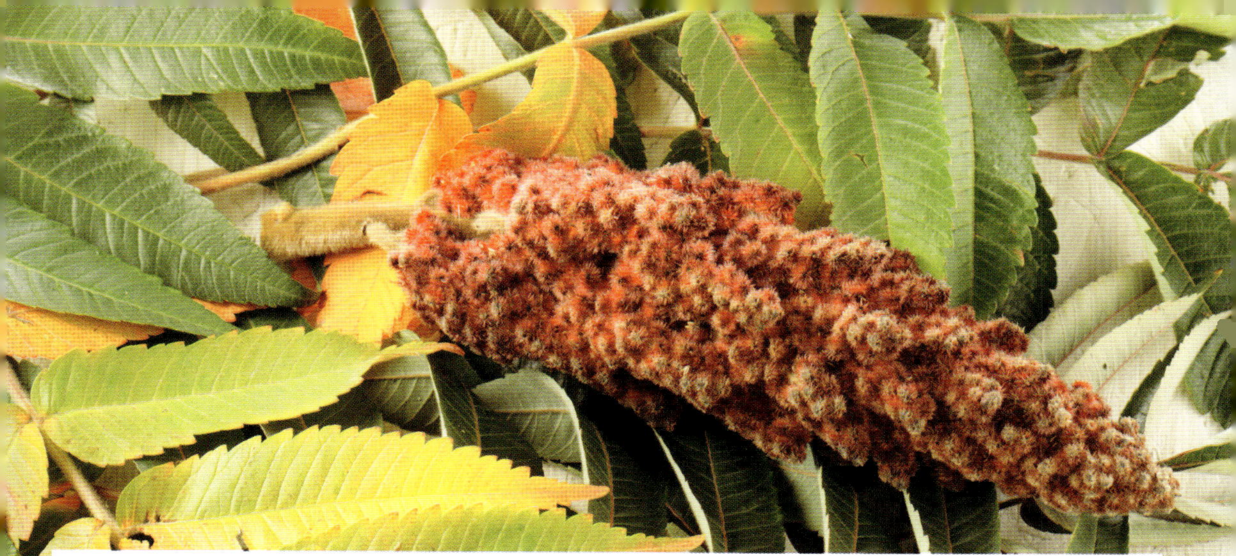

sind Anthocyane, die erst im Herbst gebildet werden, um noch Sonnenlicht einzufangen und in der Pflanze in Energie umzuwandeln, wenn das Chlorophyll bereits »wintersicher verwahrt« wurde.

Seinen zweiten deutschen Namen *Hirschkolben-Sumach* verdankt der Essigbaum seinen mit weichem Filz behaarten jungen Zweigen, die in diesem Stadium einem mit Bast überzogenen Hirschgeweih ähneln. Die leuchtend-roten Samenkerzen, die der Baum reichlich anlegt und dann auch den gesamten Winter hindurch bis in den nächsten Sommer behält, sind wirklich ein Schmuck für jeden Garten! Wie so manch anderer Einwanderer auch hat der Essigbaum nach langer Eingewöhnung inzwischen den Schritt in die freie Natur gewagt und dank seiner Wurzelausläufer mancherorts ganze Flächen besiedelt. Er gilt heute als expansiver Neophyt, eine eingewanderte Pflanze, die sich hier nicht nur zu Hause fühlt, sondern den angestammten heimischen Bäumen Konkurrenz macht.

Bis heute ist die Annahme weit verbreitet, der Essigbaum sei giftig. Wolf-Dieter Storl, ein von mir sehr geschätzter Autor, führt das auf seine Verwandtschaft zu anderen giftigen Sumachgewächsen zurück, zu denen z. B. Mango- und Pistazienbäume zählen. Essigbaum enthält aber den fraglichen Giftstoff nicht, der zu Hautausschlägen und Magen-Darm-Problemen führen kann. In seiner Heimat Nordamerika wird er deshalb auch als »nonpoisonuos sumac« (*ungiftiger Sumach*) bezeichnet. Trotzdem sind leichte Hautreizungen bei Berührung mit dem Milchsaft junger Zweige nicht ganz ausgeschlossen.

Garten

Gärtner tun gut daran, dem hübschen Essigbaum einen freien, unbehelligten Platz zuzuteilen, an dem er sich entfalten darf. Um nicht gegen seine vielen Wurzelschösslinge ankämpfen zu müssen, darf er keinesfalls beschnitten werden – weder an der Krone noch im Wurzelbereich. Hilfreich gegen zu viel Wurzelaustrieb kann eine Wurzelsperre in genügendem Abstand sein, und bereits beim Pflanzen sollte man bedenken, dass es mit einfachem Fällen oder Roden nicht getan ist, wenn man ihn wieder loswerden möchte. Das kann sich langwieriger gestalten! Für kleine Gärten besser geeignet ist der *Geschlitztblättrige Essigbaum* oder *Farnwedelsumach* (Rhus typhina »Dissecta«), der sich durch stark gefiederte hellere

Blätter unterscheidet, insgesamt langsamer wächst und zierlicher bleibt. Bei ihm ist schwacher bis kräftiger Rückschnitt möglich. Gebräuchlich ist außerdem die Sorte »Tiger Eyes« mit besonders schöner Blattfärbung.

Nutzung

Hierzulande ist die Nutzung von Essigbaumholz eigentlich nicht gebräuchlich, aber ich habe selten so schöne Holzknöpfe gesehen wie die aus Essigbaum. Sein charakteristisch orangefarbenes Kernholz mit grünen Streifen leuchtet sogar unter UV-Licht. Außerdem enthalten die Blätter vor der Herbstfärbung erhebliche Mengen Gerbstoff, der sich gut zum Gerben von Leder eignet. Dafür wurde der Baum in den USA und anderen Ländern angebaut und beerntet.

Küche und Heilanwendung

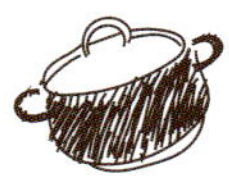

In seiner Heimat Nordamerika werden die klebrigen weinroten Samen des Essigbaums ebenso wie Rinde und Blätter seit Jahrtausenden in der indianischen Heilkunst bei den unterschiedlichsten Beschwerden eingesetzt. Bei einigen Völkern ist er quasi eine ganze Hausapotheke. Auch die weißen Siedler haben ihn bald volksmedizinisch genutzt.

In der **Küche** finden nur die leuchtend-roten Steinfrüchte bzw. besser gesagt nur deren »Hüllen« Verwendung, die mich und die meisten unserer Kräuterhofgäste – anders als der Name es suggeriert – nicht an Essig erinnern, sondern verblüffend fruchtig-sauer sind. Für die Nutzung als Gewürz sind in der türkischen und orientalischen Küche die Samen bzw. Früchte des verwandten *Rhus coriaria* oder *Sumach* gebräuchlich. Sie werden in verschiedener Qualität oder mit Salz vermischt in orientalischen Lebensmittelläden auch als *Sumak* oder *Somak* angeboten.

Der Essigbaum macht es uns leicht, einen küchentauglichen Wintervorrat aus seinen »Zapfen« anzulegen. Werden sie vollreif und möglichst trocken (das heißt nach mindestens zwei Tagen trockenen Wetters, etwa im August) geerntet und vorsichtshalber noch für einige Tage ausgebreitet, lassen sie sich problemlos sogar bis zur nächsten Ernte in Papiertüten oder -säcken lagern.

Leider umgibt der aromatisch-saure »Pelz« der Steinfrüchte kleine Kerne, die keine Freude sind, wenn sie mitgegessen werden müssten. Deshalb sind Zubereitungen damit am besten immer nur Extrakte. Die fruchtige Säure lässt sich aber ähnlich wie Blütendüfte problemlos in Alkohol, Zucker(-wasser) und Fett einfangen, Ziehzeiten und Dosierung sind dabei verschieden und müssen ausprobiert werden.

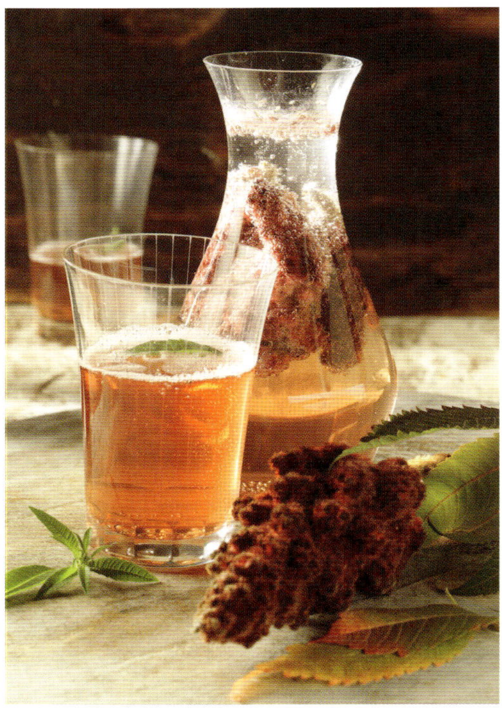

Essigbaumlimonade

↗ siehe Abb. S. 50

1 Essigbaumzapfen
etwa 1 l Trinkwasser oder Mineralwasser
etwas Honig nach Belieben

Als ich vor Jahren zum ersten Mal das Wort Essigbaumlimonade las, war die Neugier sofort geweckt, und wenn das noch dazu so einfach ist … Das ist meine bevorzugte Variante – eine prima Alternative für gekaufte (Bio-)-Zitronen im sommerlichen Wasserkrug.

Einen Essigbaumzapfen ganz oder abgestreift mit kaltem Wasser übergießen und ziehen lassen. Je feinkrümeliger und je länger die Ziehzeit, desto intensiver wird der Geschmack. Spätestens nach 2 bis 3 Stunden sollte man abseihen, damit sich nicht zu viele Gerbstoffe lösen. Ein solcher Zapfen lässt sich aber durchaus ein zweites und drittes Mal aufgießen wie die bisher verwendete Zitronenscheibe. Dann wird das Aroma etwas blasser.

Essigbaumhonig

1 Essigbaumzapfen
250 g Akazienhonig

Vor einiger Zeit habe ich Bienenhonig mit »Geschmack«, also mit Gewürzen oder Kräutern versetzt, für mich entdeckt. Eines dieser Experimente kann ich Ihnen hier sehr empfehlen – wunderbar fruchtig-süß-sauer.

Die Früchte des Essigbaums mit einer Gabel abstreifen, mit dem Honig verrühren und 2 bis 3 Tage durchziehen lassen. Etwas warm stellen und durch ein Sieb streichen.

Rotbarschfilets in Essigbaum-Sahnesoße ↗ siehe Abb. S. 53

4 Rotbarschfilets á ca. 150 g
1 großer frischer Essigbaumzapfen
500 ml Sahne
500 ml Gemüsebrühe
Pfeffer, Salz

Die fruchtige Säure vom Essigbaum macht die Sahnesoße »schlanker«, und das Ganze passt wunderbar zu Reis oder gegartem Dinkel mit gehacktem Steinquendel oder Anisysop.

Backofen auf 180 °C vorheizen. Die Filets ggf. teilen, pfeffern und salzen, in eine feuerfeste Form geben. Die roten Essigbaumsamen von den Stielen streifen und über dem Fisch verteilen. Mit Sahne und Brühe aufgießen und für ca. 25 Minuten in den Ofen schieben. Zum Servieren die Filets aus der Soße nehmen, die Essigbaumsamen vorher abstreifen und den Fisch auf den Tellern anrichten. Die Sahnesoße durch ein Sieb passieren und abschmecken, über den Fisch geben.

Essigbaum-Cremedessert

2 mittelgroße Essigbaumzapfen
6 Blatt Gelatine
6 Eier
200 g Zucker
1 Prise Salz

An Desserts dieser Art wage ich mich eigentlich erst, seit wir Eier von den »Girls«, den glücklichen Hühnern unserer englischstämmigen Nachbarn, bekommen können. Eine wunderbare Leckerei!

Essigbaumsamen mit einer Gabel abstreifen, mit 250 ml kochendem Wasser aufgießen, einige Minuten ziehen und wieder handwarm abkühlen lassen. Gelatineblätter in kaltem Wasser einweichen, ausdrücken und im Essigbaumtee auflösen. Eier trennen, die Eigelb mit dem Zucker zu einer hellgelben Masse verrühren. Die Konsistenz sollte so sein, dass der Schneebesen Spuren in der Masse hinterlässt. Die Essigbaumgelatine langsam einrühren und die Masse über einem heißen Wasserbad so lange weiterschlagen, bis die Mischung bindet. Anschließend zum Abkühlen weiterrühren, bis die Masse fest zu werden beginnt. Inzwischen Eiweiß mit dem Salz so steif schlagen, dass der Eischnee glänzt. Diesen Eischnee vorsichtig unter die Creme heben und die Masse portionieren.

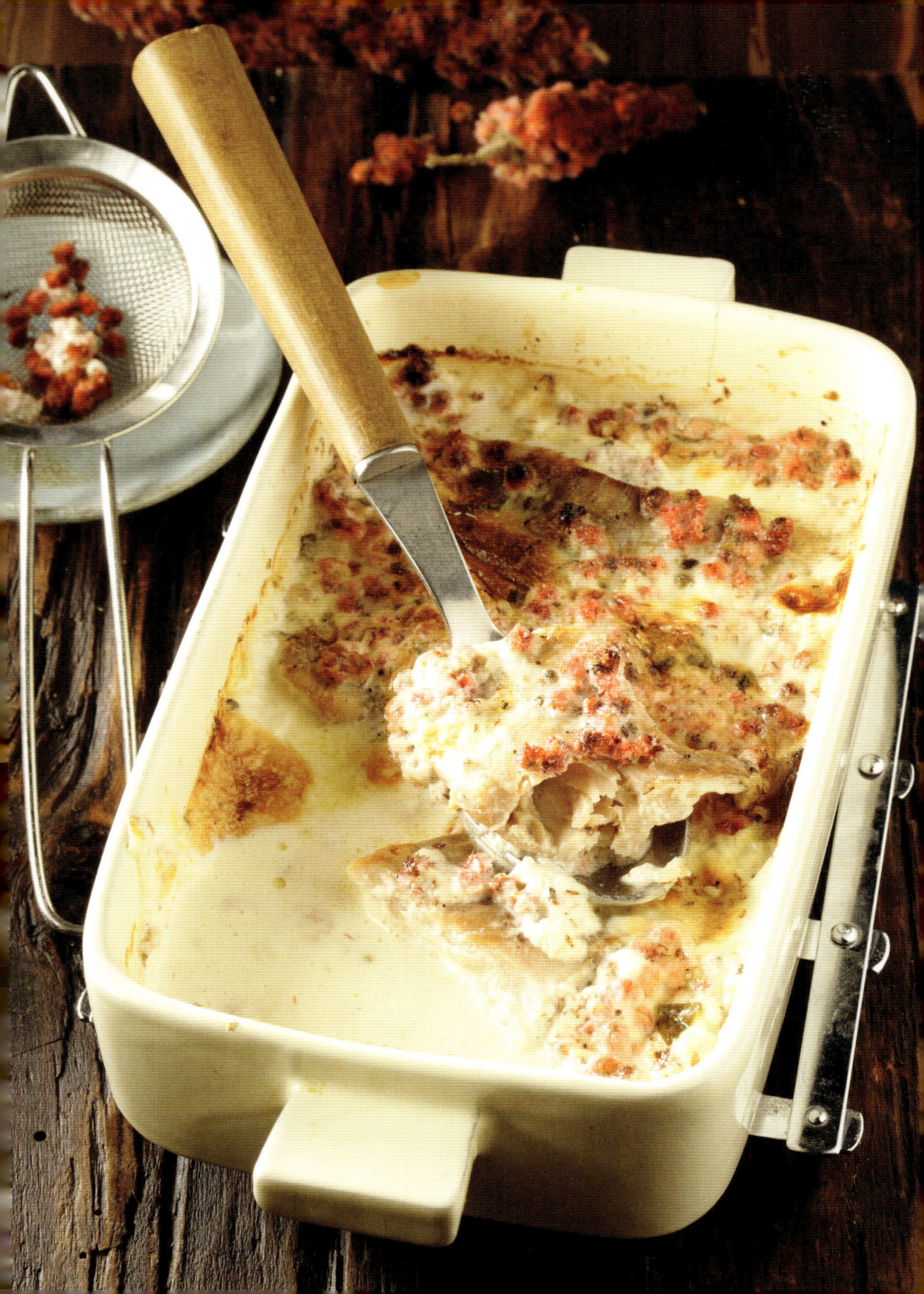

FICHTE

[Picea abies]

Es ist selten, dass mich einzelne Fichten sonderlich faszinieren, obwohl sie stolze, aufrechte, hohe Bäume werden können. Faszinierend finde ich es aber, wenn ich einen solchen in der Natur entwurzelten Baumriesen sehe mit seinem gewaltigen Wurzelteller, der sich mit allem Erdreich, das ihn hätte halten sollen, senkrecht gestellt hat – auch wenn das anders als bei manchem Laubbaum normalerweise das vorzeitige, aber sichere Todesurteil bedeutet.

Nur einmal stand ich vor einem wohl schon seit Jahren liegenden Stamm, von dessen nach oben gerichteten Ästen sich fünf oder sechs zu stattlichen Bäumchen gemausert hatten, während alles andere abgestorben war – beeindruckend! Ganz anders verhält es sich bei den Fichten-Monokulturen, die heutzutage *Wald* genannt werden: Alle Stangen gleich alt, kein Licht, völlig versauerter Boden – und damit kaum Leben im Geäst und am Boden. Für mich als Kräuterfrau ist da außer Waldsauerklee wenig zu finden, vielleicht später noch Blaubeeren und Pilze. Kein Wunder, dass so viel Eintönigkeit auch anfällig macht und mancherorts gleich große Flächen vom Borkenkäfer gefressen werden, von einem winzigen Tierchen, das man jenseits der Borke meist nicht einmal erahnt, das aber den Tod ganzer Wälder bedeuten kann. Nie werde ich die Atmosphäre in einem solchen *Baumgerippe – Holzgeisterfriedhof – Nichtmehr-Wald* vergessen: Eine gruselige Kälte umgibt einen, vollkommen unabhängig vom Wetter, und irgendwie auch große Einsamkeit.

Geschichtliches

Die Aufforstung der heimischen Wälder mit Nadelhölzern, vor allem der Fichte, setzte ein, als im ausgehenden 15. Jahrhundert das Interesse der Grundherren an den Ressourcen der Wälder wuchs und Holz zur Handelsware wurde. Gerade Fichtenstämme lassen sich besser transportieren – das Holz ist leicht genug, um selbst zu schwimmen und als Floß verschickt zu werden; Eichen- oder Buchenstämme brauchten dafür ein Unterlagefloß aus Nadelholz. Und auch die mechanisierte Verarbeitung in Sägemühlen funktionierte besser bei uniformen, gerade gewachsenen Stämmen.

Dazu kommt eine Eigenschaft von Fichtenholz, die es einst eher minderwertig machte, aber im Bergbau sehr geschätzt wurde: Es ächzt bei Belastung. Bergleuten waren darum Stämme sehr willkommen, die geräuschvoll davor warnten, dass ein Stollen einzustürzen drohte. So verbreitete sich mit der rasanten Entwicklung des Bergbaus in der frühen Neuzeit auch sprunghaft der Anbau der schnell nachwachsenden Fichten.

Nutzung

Das aus den Monokulturen des Flachlandes stammende Fichtenholz ist schnell gewachsen, weich und wird vor allem als Bau- oder billiges Möbelholz, für Kisten, Papier und Zellstoff verwendet. Die

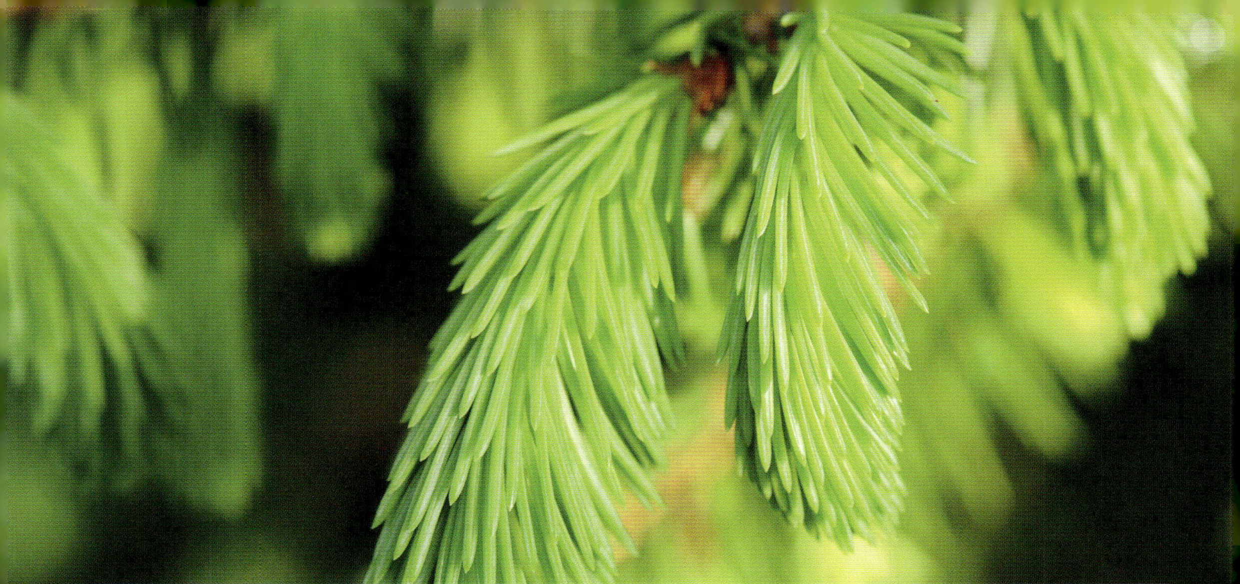

Fichten dagegen, die an ihrem angestammten Platz im Hochgebirge zu majestätischen Bäumen werden können, lieferten und liefern hervorragendes Klangholz für Instrumente: In einer Stradivari klingt Fichtenholz. Bereits die Griechen wussten diese majestätischen, geraden Exemplare sehr zu schätzen als Masten für ihre Schiffe und weihten die Fichte Poseidon. Das Harz, das gelegentlich aus dem Stamm austritt, wurde früher als »Waldweihrauch« gesammelt und auch so verwendet. Aus den Nadeln von Fichten und anderen Nadelbäumen stellte man durch Kochen, Walzen, Zerfasern und Auskämmen die sogenannte *Waldwolle* her, die als Polsterung oder in Mischungen mit anderen Materialien sogar für bestimmte Garne und Gewebe genutzt wurde.

Die Zapfen ergaben früher vor allem für den Küchenherd geeignetes Heizmaterial und werden bis heute für Kranzbinderei und Adventschmuck verwendet. Gärtner nutzen Fichtenreisig zum Abdecken frostempfindlicher Gewächse während der kalten Jahreszeit, und zu Weihnachten ist die Fichte oft der *bessere Tannenbaum* in unseren Stuben.

Küche und Heilanwendung

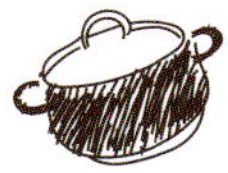

Die wohl bekannteste Heil-Rezeptur ist Fichtennadel-Franzbranntwein, der leicht selbst herzustellen und auch unter verschiedenen Markennamen erhältlich ist. Er wird als erfrischende, die Durchblutung fördernde und Juckreiz stillende Einreibung gleichermaßen von Sportlern und in der Altenpflege angewendet. Das ätherische Öl oder das Harz findet sich zudem in heilenden Salben, die bei Erkältung auf Brust und Rücken aufgetragen werden, und auch Fichtenspitzensirup (hergestellt wie Kiefernnadelsirup, S. 95) kann bei Husten angewendet werden.

Für die Verwendung in der Küche eignen sich nur die ganz jungen, zarten Frühlingstriebe, solange sie noch weich und hellgrün sind und kaum ihre trockene Schuppenhülle abgeworfen haben. Jeder Tag, den man später erntet, macht sie kräftiger, harziger und weniger tauglich für den kompletten Verzehr. Um die Fichtenspitzen-Salatzeit zu verlängern, sollte man trotzdem so früh wie möglich ernten und die Spitzen ganz kurz blanchieren, abtrocknen lassen und einfrieren. Aufgetaut sind sie von frischen kaum zu unterscheiden!

Spargel-Fichtengemüse

500 g weißer Spargel
2 EL Butter
2 EL Fichtenspitzensirup (hergestellt wie Kiefernnadelsirup S. 95)
1–2 EL Balsamico
1 Kaffeetasse ganz zarte Fichtenspitzen
50 g Pinienkerne
Salz

Zu diesem großartigen Frühlingsgenuss brauche ich eigentlich nur ein »Bratbemmchen«: eine in Butter kross gebratene Scheibe dunkles Brot. Aber natürlich passt diese »Waldspargelversion« auch zu Zunge oder Rehmedaillons.

Spargel schälen und in mundgerechte Stücke schneiden. Butter in einer Pfanne schmelzen und den Spargel darin kräftig anbraten. Nach einigen Minuten salzen und den Fichtenspitzensirup zufügen, um den Spargel damit zu glasieren. Mit Balsamico und 4 bis 5 EL Wasser ablöschen und den Spargel darin schwenken, bis das Wasser wieder verdampft und der Spargel bissfest ist. Inzwischen die Pinienkerne in einer fettfreien Pfanne kurz anrösten und dann zusammen mit den Fichtenspitzen unterheben, ganz kurz Temperatur nehmen lassen und servieren.

Fichtenspitzen süß-sauer

1 Litermaß zarte junge Fichtenspitzen
1 EL Wacholderbeeren
1 Chilischote
250 ml Wasser
250 ml trockener Weißwein
250 ml heller Weinessig
2 TL Salz
3 EL Zucker

Heimische Mixed Pickles sind uns in jeder Form willkommen, egal ob Sprossen, Samen oder Knospen. Leider wird heute fast nichts mehr auf diese Weise haltbar gemacht, obwohl Essigmarinade eine der wichtigsten Konservierungsmethoden unserer Großmütter war. Sie gilt es wiederzuentdecken, denn Essiggurken gibt es günstig zu kaufen, aber wer hat schon Fichtenspitzen süß-sauer? Diese Waldversion passt ganz wunderbar zu Käse und dunklem Brot!

Fichtenspitzen putzen, damit keine Reste vom braunen Pergamenthäutchen anhaften. Den Sud aus allen Zutaten herstellen und aufkochen, Fichtenspitzen hineingeben, Herd abschalten und etwa 10 Minuten ziehen lassen (die Spitzen sollen gar, aber bissfest sein). Die Spitzen abseihen und noch heiß in Gläser füllen, Wacholderbeeren dabei gleichmäßig aufteilen, Sud nochmals aufkochen, die Gläser randvoll damit auffüllen und sofort zudrehen. Alle Gläser zusammen mit einer Decke bedecken und sehr langsam abkühlen lassen. Die Fichtenspitzen schmecken nach mindestens 6 Wochen Ziehzeit, haltbar sind sie 2 bis 3 Jahre.

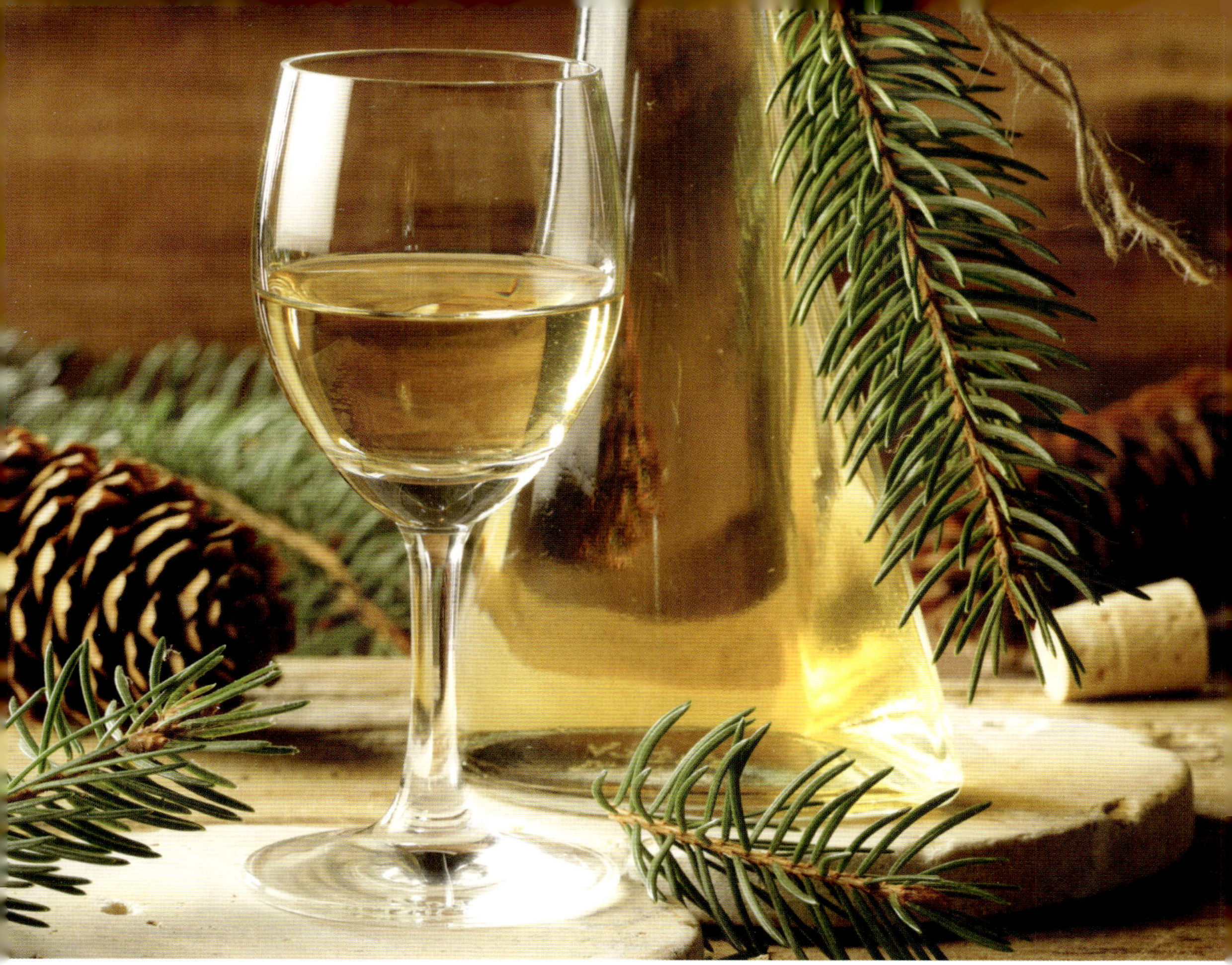

Fichtenspitzenlikör

ca. ½ Litermaß
Fichtenmaiwuchs
½ Kaffeetasse Kandis
1 l Korn

Das säuerlich-harzige Fichtenaroma ergibt einen ganz besonderen Likör, der bei uns gern ein Menü mit Wildbraten eröffnet oder abschließt.

Maiwuchs von allen trockenen Schuppen befreien und zusammen mit dem Kandiszucker in eine weithalsige Flasche geben. Mit dem Korn begießen, verschließen und an einen warmen Platz stellen. 4 bis 6 Wochen ziehen lassen, dabei gelegentlich gut schütteln. Abseihen und probieren. Wer es weniger »geistreich« und süßer mag, der kann noch »Läuterzucker« herstellen und den Ansatz damit »strecken«. Dafür 300 ml Wasser und 300 g Zucker miteinander erhitzen, bis die Flüssigkeit klar ist und wieder abkühlen lassen. Den Liköransatz auf den gewünschten Geschmack bringen und in geeignete Flaschen abfüllen, mit Datum beschriften. Mindestens 2 bis 3 Jahre haltbar.

Gemeiner Flieder

[Syringa vulgaris]

Der Blick auf den zartlila Flieder in milden Frühlingssonnenstrahlen und der Fliederduft haben für mich immer ein Flair von Biedermeier, Stammbuchbildern und Omas Obstkuchen! Ich mochte den Flieder wohl schon in Kindertagen gern, denn seine Einzelblüten habe ich ausgezupft und den süßen Nektar ausgezutscht.

Dann aber geriet diese kulinarische Möglichkeit bei mir viele Jahre in Vergessenheit, bis das Thema »Blütenküche« mich dahin zurückbrachte. Eigentlich schade, dass aus dem Nase-hinein-versenkenden »Hmm« ein eher augenrollendes »Boah« wird, sobald ein großer Strauß einige Zeit in der Stube steht. Und dass dieser Strauß in der Vase wirklich schön bleibt, ist eine Kunst! Blühender Flieder welkt unglaublich schnell, sodass man einige Tipps und Tricks beherzigen sollte, um ihn bei Laune zu halten: Morgens schneiden, Stielenden mit dem Fleischklopfer zerfasern, Laubblätter entfernen ...

Weil der ganze Strauch auch unglaublich durstig ist, ist er leider für viele Gartenpflanzen ein schier unmöglicher Nachbar. Dafür war sein Platz direkt neben der alten Holzlaube im Garten meines Schwiegervaters weise gewählt! Als nämlich die Rückwand durch Regen und Spritzwasser morsch geworden war und dringend erneuert werden musste, fanden wir die letzten zwei Meter in Fliedernähe völlig unversehrt und auf stabilen Füßen stehen – das Holz war dank des Flieders völlig trocken!

Geschichtliches

Der Flieder kam wie manches andere Ziergehölz aus der Ferne zu uns, auch wenn er heute scheinbar selbstverständlich dazugehört. Heimisch ist er in den Wäldern des südöstlichen Balkans, wurde aber

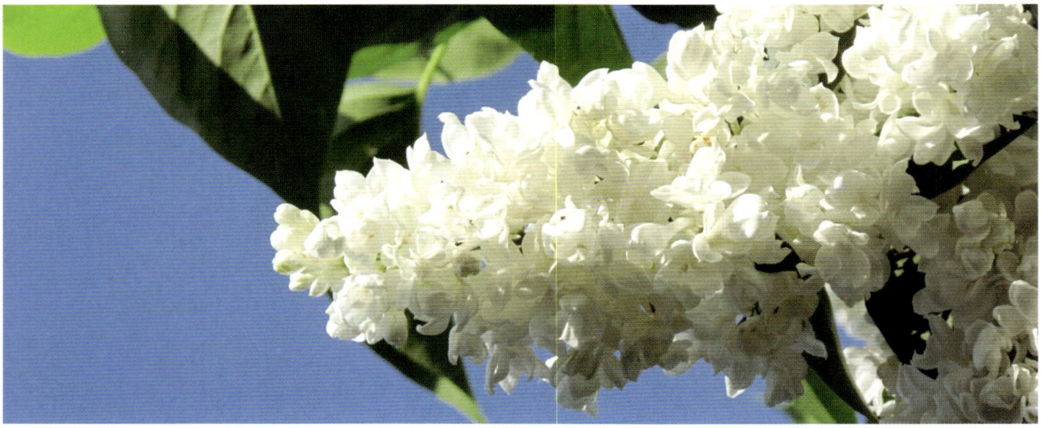

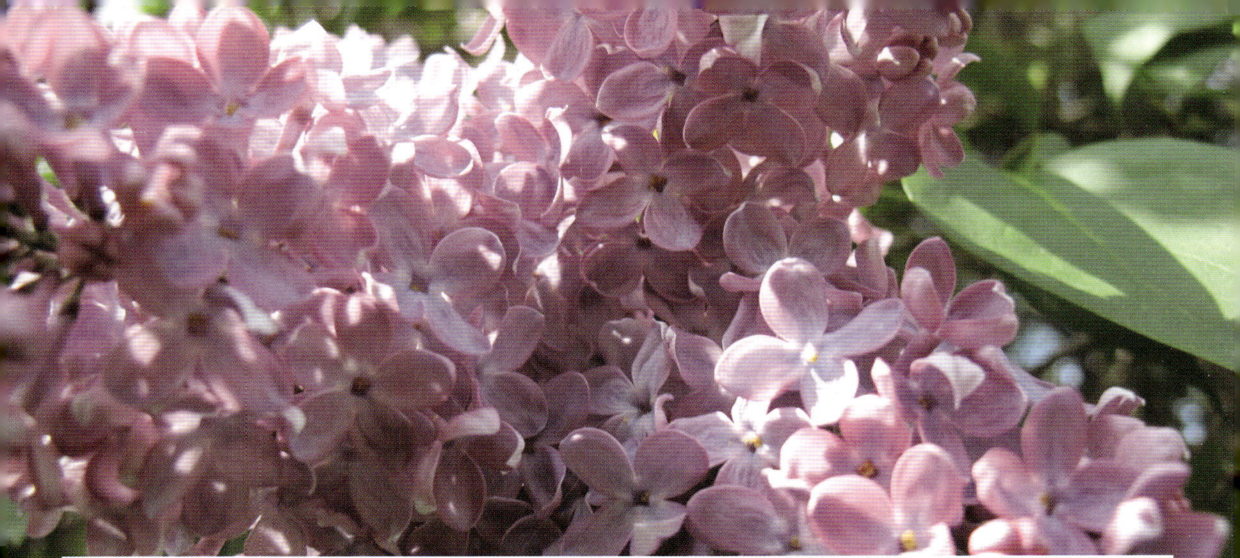

schon in der Türkei als Gartenpflanze kultiviert, als ein österreichischer Gesandter im 16. Jahrhundert am Hofe Süleymans weilte und neben Tulpenzwiebeln, Hyazinthen und anderen Gewächsen auch den Flieder nach Wien brachte. Von hier aus eroberte er die Schloss- und auch Bauerngärten Europas. Im 19. Jahrhundert begannen französische Züchter, den stark duftenden, aber recht kleinblütigen Strauch weiterzuzüchten, und lösten eine zweite Welle der Begeisterung für das schöne Gewächs aus. Legendär für Flieder wurde die traditionsreiche *Baumschule Späth* in Berlin Anfang des 20. Jahrhunderts mit über 150 Sortenzüchtungen. Heute steht sein Image für Nostalgie und Romantik, passend zum »Shabby«-Trend der letzten Jahre.

Inzwischen hat sich der Strauch in manchen Regionen, z. B. am Rhein, an der Donau und der Oder, heimisch eingerichtet und besiedelt große Flächen, weshalb das schöne Gehölz unglaublicherweise auf verschiedenen »Schwarzen Listen« unerwünschter Eindringlinge steht! Bereits aus der Zeit, als die Osmanen den Strauch mit in ihre Gärten nahmen, stammt sein Name *Lelak* oder *Lilak* vom persischen Wort für *bläulich*. Die meisten Europäer haben diesen Namen übernommen (engl. *lilac*, franz. *lilas*), ins Deutsche ist er auf dem Umweg über Frankreich als Farbbezeichnung (*Lila*) gekommen. Die Pflanze selbst wurde hierzulande schon sehr früh mit dem Holunder, dem Fliederbeerstrauch, in einen Topf geworfen und sorgt in Rezepten für »Fliederblütentee« oder »Fliederbeersuppe« regelmäßig für Verwirrung, denn damit ist nur der *Holunder* gemeint.

Garten

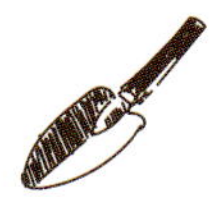

Über hundert Sorten Flieder kann man schon lange nicht mehr in Baumschulen finden, aber immer noch sind unter dem Angebotenen zauberhafte Entdeckungen möglich und lohnen sich, obwohl in fast jedem Garten bereits ein Vertreter seiner Art steht. Die Farbpalette reicht von reinem Weiß über zarte und kräftigere Lilatöne bis fast zu einem satten Bordeaux, ungefüllt oder gefüllt. Wenngleich alle duften, so ist doch Duft nicht gleich Duft, und vor allem kann die Intensität sehr verschieden ausfallen. Für die Küchenverwertung sollten Sie sich für die intensivste, dunkel blühende Sorte entscheiden. Lassen Sie sich also gut beraten oder gehen Sie direkt zur Blütezeit in Ihre Baumschule des Vertrauens. Dafür ist das Gärtnerische denkbar einfach. Der Flieder kommt nahezu mit jeder

Bodenbeschaffenheit klar und muss eigentlich nicht besonders gepflegt werden. Wer aus optischen Gründen die welken Blütenstände ausbricht, fördert auch ein wenig die Triebbildung, aber an stattlichen Sträuchern ist das eigentlich überflüssig. Wenn alte Fliedersträuche langsam vergreisen, blühfaul und schwachwüchsig werden, hilft nur ein radikaler Rückschnitt. Ich war entsetzt, als mein Mann den tollen alten Flieder einfach in Bodennähe abgesägt hat, aber der trieb aus der Wurzel wieder kräftig aus und war nach drei Jahren ein vitaler, reich blühender Zierstrauch – nur Mut also! Allerdings halten es nicht viele Gartengewächse in seiner Nachbarschaft aus, dafür ist sein Durst einfach zu groß.

Küche

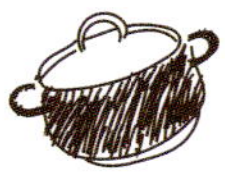

Die Aromen von Gartenblüten finden sich heutzutage leider eher selten in unseren Speisen, obwohl es dafür eigentlich keinen vernünftigen Grund gibt. Die synthetisch erzeugten Industriearomen, die uns in unserer täglichen Nahrung begegnen, haben dafür gesorgt, dass wir echte Blütendüfte kaum noch richtig wahrnehmen. Flieder ist eine ausgezeichnete Gelegenheit, das zu ändern.

Meine Rezepttipps sind ganz einfach und ebenso einfach zu realisieren. Testen Sie aber auch alles mit Flieder, was Sie vielleicht schon mit Rosenblüten, Holunderblüten und auch Veilchen zubereitet haben – und sammeln Sie Erfahrungen! Ob kandiert oder als Zutat in Bowle oder Gelee, alles ist möglich und Geschmackssache, denn wie bei anderen Blüten kann ein zu intensives Bouquet auch glatt überwältigen. Da hilft nur ein Gegengewicht: Saures oder Herbes als Begleitung. So sind für mich Rhabarber oder auch schwarze Schokolade ideale Partner von Flieder in der Küche.

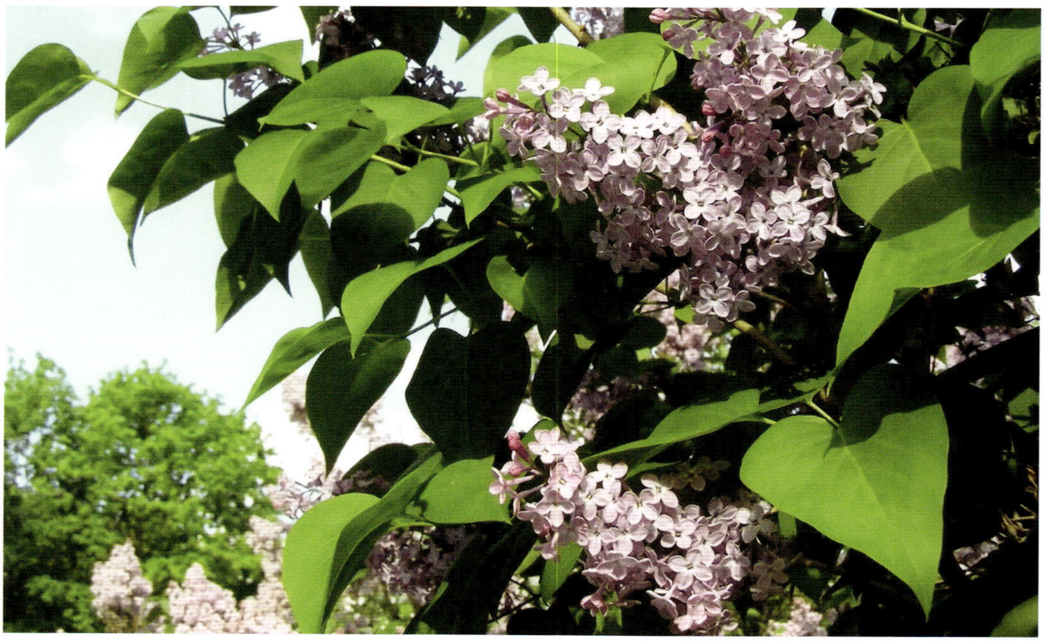

Fliederblüten-Weingelee

etwa 1 große Tasse voll stark duftender Fliederblüten
1 TL Zitronenschalenabrieb
2 EL Zucker
6 Gelatineblätter
50 ml Zitronensaft
400 ml süßer Roséwein

Wer hat früher nicht gerne »Wackelpudding« gegessen? Heute hätte ich auf so viel chemisches Rot oder Grün einfach keinen Appetit mehr, aber dies ist die edle Erwachsenenvariante, die zu anderen Jahreszeiten auch für Veilchen, Rosen oder Phlox taugt!

Fliederblüten mit 250 ml kochendem Wasser übergießen, Zitronenabrieb und Zucker einrühren und abgedeckt 10 Minuten ziehen lassen. Inzwischen Gelatineblätter in kaltem Wasser einweichen. Fliedertee abseihen, Gelatine ausdrücken und in den Tee rühren, bis sich alles aufgelöst hat. Zitronensaft und Wein einrühren, portionieren und auskühlen lassen. Zum Stürzen die Form kurz in warmes Wasser tauchen, damit sich alles von der Gefäßwand löst.

Sirup – Grundrezept

1 l Wasser
1 kg Zucker
1 ½ Litermaß ausgezupfte, kräftig duftende Fliederblüten
1 Zitrone

Blütensirup kann in zahlreichen Versionen hergestellt und für Getränke wie Bowle und Cocktails genutzt werden, aber auch für Süßspeisen und Desserts. Das Grundrezept (für Holunderblüten, Linde, Pfingstrose usw.): 1 Liter Wasser auf ein Litermaß voll Blüten. Feinere Düfte wie Flieder und Veilchen sollten konzentrierter sein.
Am schönsten sieht der Sirup natürlich aus, wenn man möglichst dunkle Fliederblüten verwenden kann, die ihre Farbe auch abgeben. Viel wichtiger ist aber, dass die Blüten gut duften!

Wasser und Zucker zusammen so lange erwärmen, bis der Zucker sich vollständig aufgelöst hat und sich erste Bläschen zeigen. Fliederblüten hineinrühren, Zitrone auspressen, Saft zugeben und zugedeckt auf der ausgestellten Herdplatte über Nacht ziehen lassen. Dann durch ein Tuch abseihen, noch einmal abgedeckt fast zum Kochen bringen und sofort heiß in saubere Flaschen abfüllen und verschließen. Die Flaschen bis zum Auskühlen legen. Verschlossen und an einem dunklen, kühlen Ort mindestens 2 Jahre haltbar, geöffnet im Kühlschrank nur wenige Tage.

Rhabarber-Flieder-Kompott ↗ siehe Abb. S. 63

300 g Rhabarber

Für die Soße:
4–5 duftende Fliederblüten
1 l Vollmilch
3 EL Zucker
2 gehäufte EL Speisestärke

Klassischerweise wird Rhabarber mit Vanillesoße aufgetischt. Milchprodukte helfen, dass der Kalziumräuber unseren Zähnen und Knochen nicht so arg zusetzt, und der Vanilleduft macht die strenge Säure lieblicher. Allerdings ist Vanille teuer und Vanillin wirklich keine Option! Wie wäre es also mit Fliederblüten- statt Vanillesoße?

Fliederblüten ungewaschen auszupfen, in einen Topf geben und mit der Milch übergießen. Zusammen leicht erwärmen und auf der ausgestellten Platte 10 bis 15 Minuten ziehen lassen. Eine Kostprobe sollte zeigen, dass die Milch jetzt schmeckt, wie der Flieder vorher gerochen hat. Abseihen, etwas Milch zurückbehalten, den Rest zurück in den Topf geben, süßen und fast zum Kochen bringen.
Die Stärke mit der restlichen Milch verquirlen, unter starkem Rühren in den Topf geben, alles weiterrühren bis zum Aufwallen und Abbinden. Kalt stellen.
Rhabarber abziehen, in Stücke schneiden und in Wasser zum Kochen ansetzen. Zwischendurch süßen und je nach Geschmack ganz kurz aufwallen oder leicht köchelnd zerfallen lassen. Abkühlen lassen, kalt stellen und dann mit der Fliedersoße servieren.

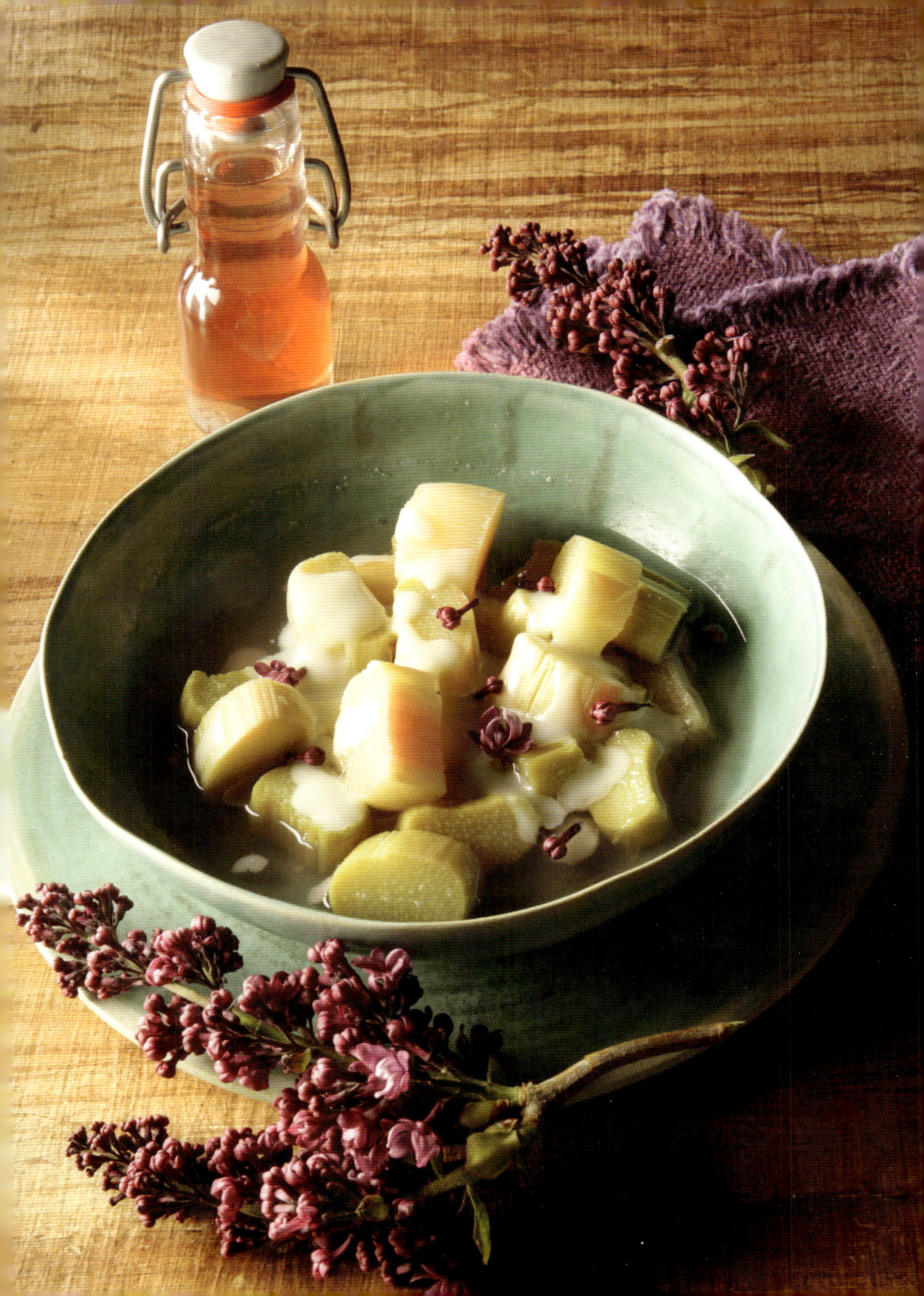

Hainbuche

[Carpinus betulus]

Eigentlich kannte ich die Hainbuche früher nur als »nicht so schöne« Buche: Die Rinde ist nicht so glatt und grau, die Blätter sind kleiner, faltiger und gezähnt, der Baum oft völlig verwachsen und darum als Kletterbaum meist völlig ungeeignet.

Dabei ist die Hainbuche, auch Hagebuche ((kursiv)) oder Weißbuche ((kursiv)) genannt gar keine Buche und hat völlig andere Vorzüge. Ich habe in den letzten Jahren vor allem ihre Samenstände als floristisches Material für Türkränze sehr zu schätzen gelernt! Kaum eine grüne »Füllmasse« verarbeitet sich so schnell und leicht und trägt dabei so schön auf wie Hainbuchensamen.

Bei der Ernte ist wie immer die Frage, inwieweit ich die Äste erreichen kann. An streng geschnittenen Hecken kommen die hübsch geflügelten Samenstände leider erst gar nicht zum Vorschein. Dafür ist eine Hainbuchenhecke immer voller Gezwitscher und Geraschel. Sie *lebt* – ganz im Gegensatz zu den leider allgegenwärtigen, für Fauna und Flora giftigen Lebensbaumhecken!

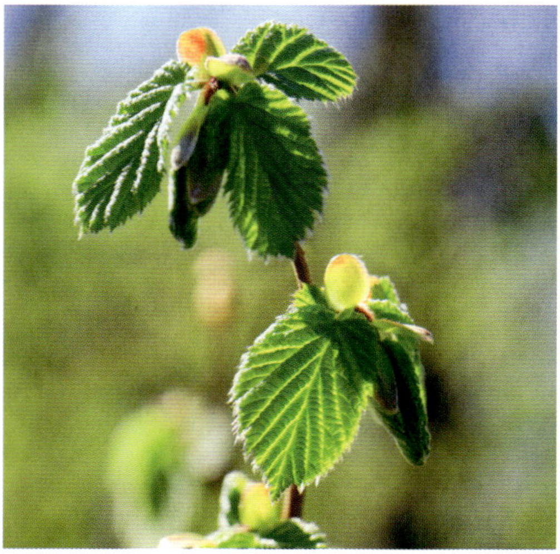

Geschichtliches

Ihre Eigenschaft, sich willig in Form schneiden oder auch beknabbern zu lassen, prägt schon jahrtausendelang ihr Verhältnis zu uns Menschen. Davon berichtet sogar der Name *Hainbuche*. Obwohl sie nämlich keine Buche ist, sondern nur ein paar Äußerlichkeiten schlecht nachahmt, begrenzt sie seit Langem unsere Haine und war als Weidezaun beliebt. Das Laub schmeckt allen Paarhufern, und je mehr sie an den Zweigen knabbern (von innen Ziegen und Schafe, von außen Rehe), umso undurchdringlicher wird diese Barriere! Das Wort *hanebüchen* – also aus dem *Holz der Hainbuche* – beschreibt ursprünglich auch solche Eigenschaften wie *knorrig, hart, im Wege stehend, aber unverwüstlich*, wird jedoch heute kaum noch im eigentlichen Wortsinn gebraucht. Ganz besonders beliebt wurde sie in der Barockzeit, als auch die Natur möglichst akkurat sein musste. Sie avancierte zum dominierenden Gehölz französischer Gärten, in denen sie sich willig zu Irrgärten oder Laubengängen schneiden ließ, dazu aus Stecklingen schnell heran- und nicht zu üppig weiterwuchs.

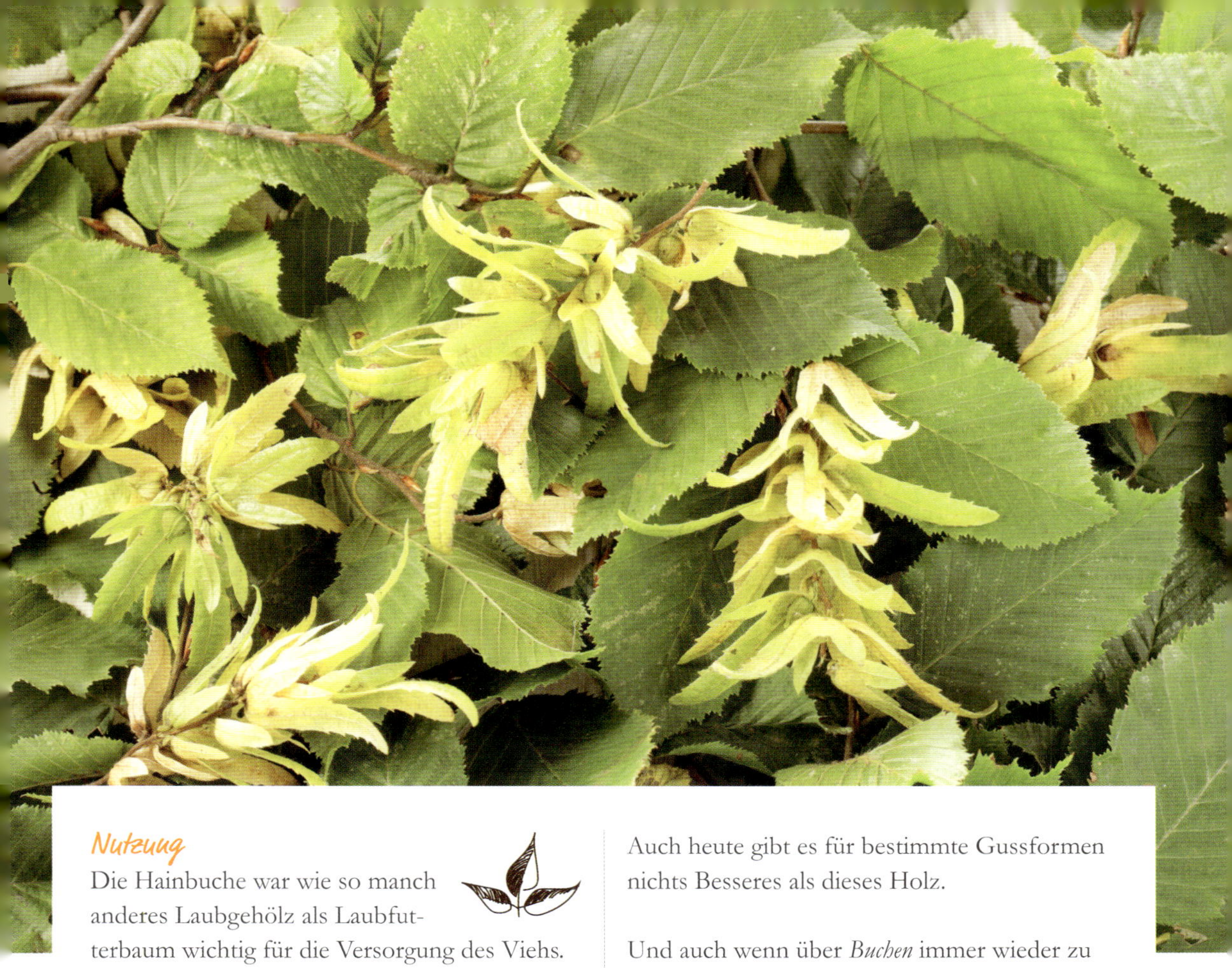

Nutzung

Die Hainbuche war wie so manch anderes Laubgehölz als Laubfutterbaum wichtig für die Versorgung des Viehs. Sie wuchs problemlos nach und ließ sich willig unzählige Male beernten. Die duldsame Kooperation der Hainbuche mit Weidevieh und Heckenschere ist nicht vergessen und wird nach wie vor genutzt. Für Gärten und Baumschulen sind die Hecken wichtiger Windschutz, und an Autobahnen sogar lebende Bollwerke gegen Lärm und Dreck, den sie erstaunlich gut ertragen.

Dazu hat die Hainbuche ein unglaublich hartes, schweres und zähes Holz – wie geschaffen, um hart zu arbeiten oder lange durchzuhalten: Seit vielen Jahrhunderten werden Hammer- und Axtstiele, Hackklötze, Butterfässer und, bevor die Stahlverarbeitung gebräuchlich wurde, auch Radspeichen und Zahnräder daraus gefertigt. Auch heute gibt es für bestimmte Gussformen nichts Besseres als dieses Holz.

Und auch wenn über *Buchen* immer wieder zu lesen ist, dass nach germanischen Runenstäben auch die ersten Lettern für den *Buch*druck daraus geschnitten wurden und sich die Wörter *Buch* und *Buchstabe* davon herleiten, so ist es doch wahrscheinlich, dass sie zumindest zum Teil aus der »harten« *Weiß*buche gefertigt waren …

Küche

Die jungen, ganz zarten Blätter der Hainbuche sind wie die vieler heimischer Baumarten als zartes Blattgrün in Salaten, später noch kurze Zeit als Blattgemüse in Aufläufen, Füllungen usw. gut zu verwenden. Probieren Sie die Rezepte mit Birken- und Ulmenblättern auch ruhig einmal mit denen der Hainbuche!

Grüne Torte

Für den Teig:
4 EL Milch
4 EL Öl
125 g Quark
1 Ei
350 g Mehl
1 Pck. Backpulver

Für die Füllung:
gewürfelter Schinkenspeck
½ Zwiebel
1 Knoblauchzehe
Öl
3 Handvoll Spinat, Hainbuchenblätter und anderer Wildspinat (Giersch, Bärenklaublätter, ein wenig Brennnessel)
Pfeffer, Salz
3 Eier
150 g geriebener alter Gouda

Zu diesem Gericht gibt es eigentlich kein Rezept – denn je nach Angebot, Jahreszeit oder Vorhaben variiere ich die Zutaten oder die Form. Und wenn keine Zeit für die Herstellung des Tortenbodens ist, kommt die Füllung eben auf platt gerollte und in Muffinformen gesteckte Toastscheiben oder in Blätterteigtaschen zum Mitnehmen ...

Milch, Öl, Ei und Quark glatt rühren, Mehl und Backpulver separat mischen, zufügen und alle Teigzutaten gut miteinander verkneten. Teig zugedeckt etwas ruhen lassen, dann dünn ausrollen und eine gefettete Springform (26 cm Ø) damit auslegen und einen Rand formen. (Die Torte ist schmackhafter, wenn der Boden nicht zu dick ist. Übriger Teig kann auch für Pizza verwendet werden.)
Speck und Zwiebel würfeln, Knoblauch ganz fein hacken. Öl in einer Pfanne erhitzen, Speck, Zwiebel und Knoblauch darin anbraten. Den (Wild-)Spinat waschen, zugeben und zusammenfallen lassen, ggf. Brennnesselspitzen im letzten Moment zufügen. Vom Herd nehmen, mit Pfeffer und Salz würzen, etwas abkühlen lassen. Eier trennen, Eigelb unter die Spinat-Speck-Mischung rühren und alles auf dem Boden verteilen.
Eiweiß und Salz steif schlagen, den Käse vorsichtig unterheben und die Masse auf dem Spinat verteilen. Im vorgeheizten Backofen bei 180 °C ca. 30 Minuten bei Ober- und Unterhitze auf einer unteren Schiene backen.

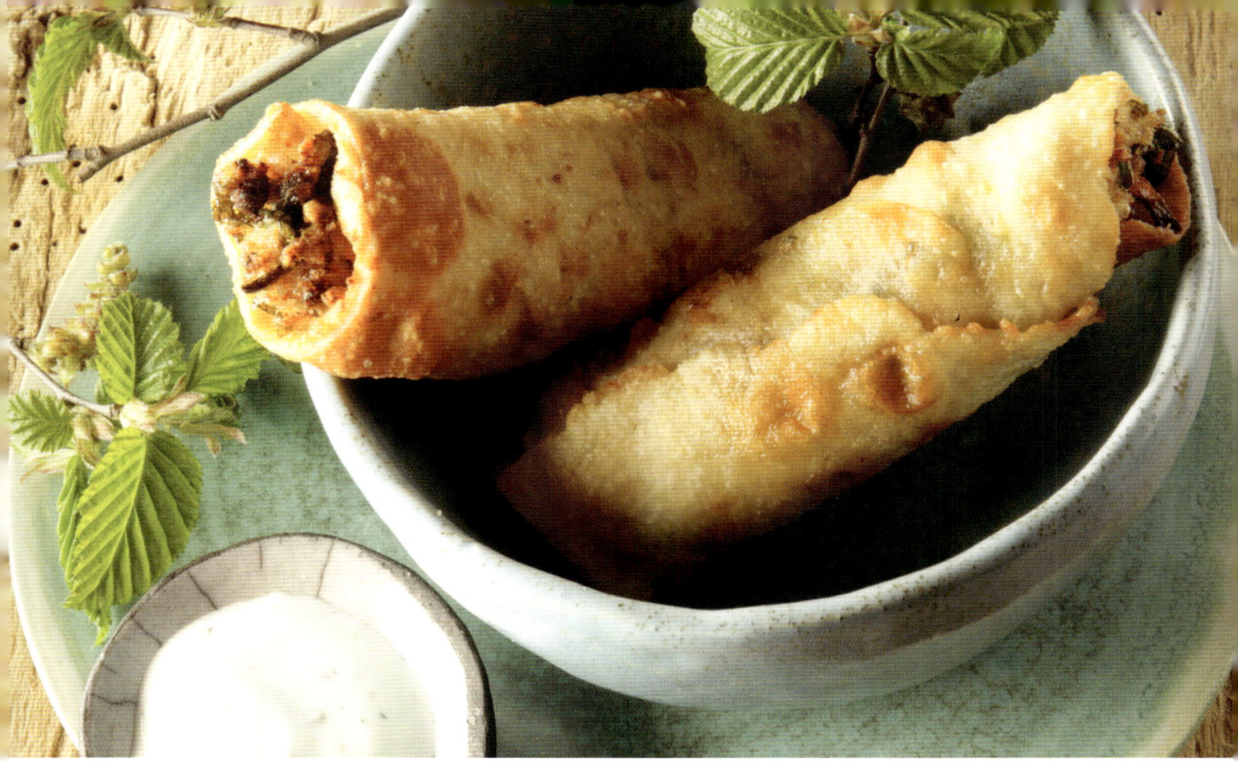

Heimische Frühlingsrolle mit Hainbuche

Für den Teig:
150 g helles Mehl
ca. 280 ml Wasser
Salz

Für die Füllung:
(nach Wahl und Vorhandenem, z.B.:) 1 Zwiebel
1 Kohlrübe oder 3 Möhren
2 EL Öl
1 Bund Hopfensprossen oder Huflattichknospen
1 Tasse Hainbuchenblättchen, Brennesselblättchen
2–3 Bärlauchblätter
2 EL Weißwein
2 EL Frischkäse
Pfeffer und Salz
Öl zum Frittieren

Frühlingsrollen sind eine prima Möglichkeit, Resteküche gut zu »verpacken«, zum Mitnehmen und auch auf Vorrat. Dabei kann wirklich nichts schiefgehen, solange man für die Blätter eine gut rutschende, beschichtete Pfanne hat und die Füllung gut abschmeckt.

Die Teigzutaten gut verrühren und etwas ruhen lassen. Eine nur wenig gefettete Pfanne nicht zu stark erhitzen. Die Menge von etwa 2 EL Teig hineingeben und gut verlaufen lassen oder dünn ausstreichen. Den Teig trocknen, aber nicht bräunen lassen und die Fladen gleich wieder herausnehmen. Einen kleinen Teigrest zurückbehalten.

Die Zwiebel würfeln, Möhren oder Kohlrübe in feine Streifen schneiden, Blättchen, Knospen und Sprossen ggf. grob schneiden. Zwiebel in wenig Öl glasig anschwitzen, Rübe oder Möhren zufügen, mit 2 bis 3 EL Wasser ablöschen und bissfest garen, sodass das Wasser wieder verdunstet. Nach und nach Sprossen und Blätter zugeben und zusammenfallen lassen. Mit Weißwein ablöschen, reduzieren lassen und den Frischkäse unterrühren, kräftig abschmecken.

Füllung auf die Fladen setzen, umschlagen, einrollen, den Rand dabei mit etwas Teigrest bestreichen und damit die Rolle zukleben. Öl erhitzen (Stäbchenprobe) und die Frühlingsrollen darin goldgelb frittieren.

HASELNUSS

[Corylus avellana, Corylus maxima]

Wie verschieden Haselnüsse aussehen und schmecken können, ist wohl den wenigsten richtig bewusst. Äpfel haben verschiedene Sorten, aber Haselnüsse? Ein ganz bestimmter Strauch am Rande von Leipzig, irgendwo zwischen einer Brachfläche und einer kleinen Straße, machte meinem Mann und mir den Unterschied deutlich.

Seine zahllosen Nüsse warteten jeden Herbst darauf, von uns aufgesammelt zu werden, es tat ja sonst keiner. Die Schale war recht dünn und gut zu knacken, der Kern länglich und zart – fast wie süße Mandeln! Wenige Meter daneben stand ein weiterer Haselstrauch, gedrungen, mit dunklem Laub und dicken Nüssen, die uns nicht im Mindesten interessierten – sie knackten sich schlecht und schmeckten längst nicht so gut. Als wir dann unseren Hof kauften, grub mein Mann unter dem »richtigen« Strauch einen kleinen Sämling aus, den wir hier gesetzt und mehrere Jahre behütet haben – nur um festzustellen: Wir haben das »Kind« von beiden

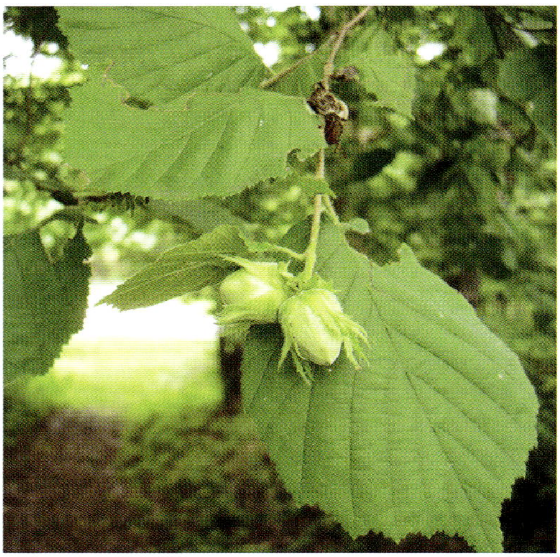

und leider irgendwie ein »weder noch« anstatt »sowohl als auch«. Schade, dass der verehrte Strauch inzwischen dem Leipziger Bauboom weichen musste.

Auch im Garten meiner Eltern wurde viele Jahre ein Sämling zum großen Strauch herangezogen – ohne jemals davon ernten zu können! Irgendein Dieb war immer schneller, bis der eines Tages sogar einen Namen bekam: Ein Eichelhäher wurde dabei beobachtet, wie er gezielt zum Pflücken kam, mit seiner Beute im Schnabel zum benachbarten Pflaumenbaum flog und die Nuss an einer bestimmten Stelle der großen Astgabel platzierte. So festgeklemmt, ließ sie sich leicht öffnen und genießen, bis alles abgeerntet war, und das wusste der schlaue Rabenvogel sogar im nächsten Jahr noch sehr genau …

Geschichtliches

Die Hasel war nach der Birke und der Kiefer einer der Erstbesiedler frei werdender Flächen nach der letzten Eiszeit und ist in den Alpen bis heute unter nacheiszeitlichen Bedingungen bis in Höhenlagen von 1600 Metern zu finden. Der damals massenhaft vorherrschende Haselpollen bietet Forschern heute Anhaltspunkte zur zeitlichen Einordnung von Moorprofilen: Die Haselzeit war die des Mesolithikum. Der Strauch lieferte unseren

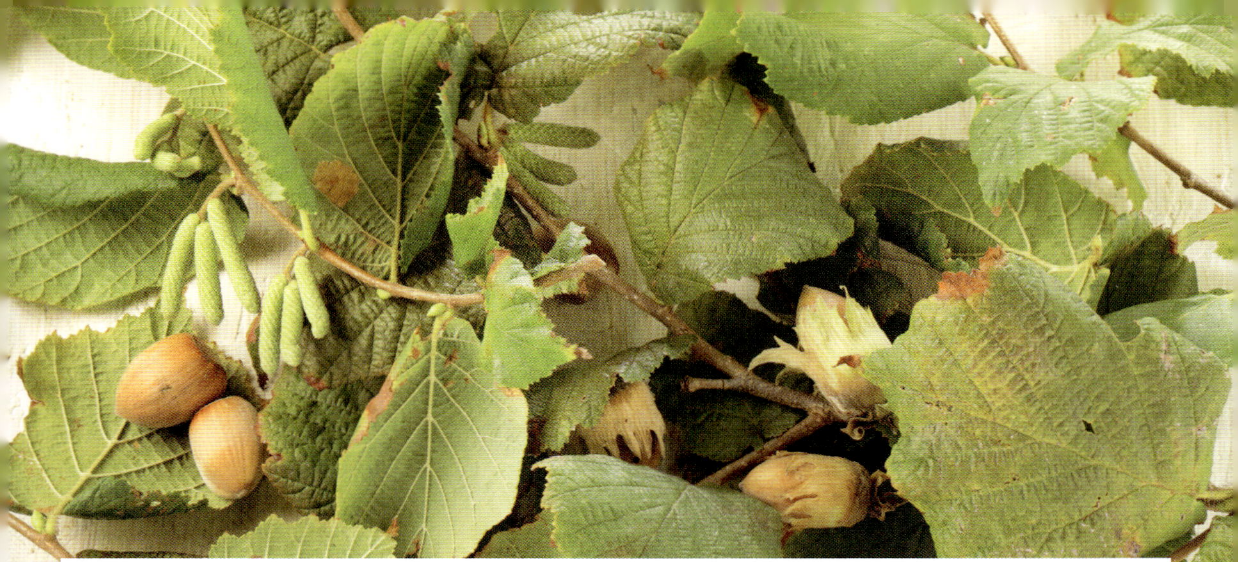

Vorfahren wichtige, weil energiereiche und vor allem lagerfähige Nahrung, aber nicht nur das.

Als Heckengehölz – eines der stattlichsten – galt die Hasel unseren Vorfahren immer auch als »Schwellenholz«: als Mittler in andere Welten. Ihr wurde wohlmeinend-freundliche Zauberkraft zugeschrieben, die der Kraft der Ahnen oder der Welt der Geister einen Weg in unsere Welt öffnet und uns daran teilhaben lässt. Darum pflanzt Aschenputtel einen Haselzweig aufs Grab ihrer Mutter und bekommt durch den Baum Hilfe, darum sind Wünschelruten und Zauberstäbe, die »Antennen« für solche Energien, aus Hasel, und natürlich auch der Besenstiel, auf dem die Hexen reiten. Mit Haselstecken wurden Wetterzauber vollzogen, und auch der schlangenumwundene Stab der Ärzte, die sich oft an der Grenze zwischen Leben und Tod bewegen, ist alten Überlieferungen zufolge aus Hasel. Und nicht zuletzt galt die Hasel aus gleichem Grunde als Fruchtbarkeitssymbol. Der Schlag mit der Birken- oder Haselrute, wie ihn noch heute junge Männer zur Wintersonnwendzeit in grausigen Kostümen bei den Mädchen des Dorfes versuchen, zeugt von dieser »Lebensrute«, wie auch »in die Haseln gehen« zu neuem Leben führen könnte!

Nutzung & Garten

Es ist selbstverständlich, dass die wohlschmeckenden, nahrhaften Nüsse als Speise dienten und aus ihnen auch leckeres und sogar recht lange haltbares Öl gepresst wird. In heutigen Mineralölzeiten ist kaum zu glauben, dass das Haselnussöl auch für verschiedene technische Zwecke eingesetzt wurde. Neben den Nüssen war auch das Holz der Haselnuss ein wichtiges Material. Mit den langen, geraden Stecken und Stangen füllte man Fachwerk aus, um Flechtwerk einzufügen, sie dienten als Jagdfallen, Fischreusen, Fassreifen, Besenstiele, Weidenkorbgriffe, Teppichklopfer und so manches andere mehr.

Als eines der wenigen heimischen Gehölze wird die Haselnuss auch als Nutzpflanze in Gärten angepflanzt. Für gute Erträge wählt man dafür am besten einen windoffenen und im Winter nicht zu warmen Standort, denn die männlichen Blüten, die allseits bekannten Kätzchen, vertragen einigen Frost und öffnen sich zeitig im Jahr. Die weiblichen Blüten aber, recht unscheinbare Knospen mit rotem Narbenbüschel, können leicht erfrieren. So sollten sich beide nicht zu früh öffnen.

Hasel treibt aus der Basis immer wieder neue kräftige Triebe, sodass mit der Zeit die Krone immer dichter und lichtundurchlässiger wird. Das schmälert den Ertrag, sodass ältere große Stämmchen alle paar Jahre mal herausgeschnitten werden sollten, um wieder »Licht zu machen«. Für die spätere Ernte ist es wichtig, sich vor dem Pflanzen die Vor- und Nachteile der zwei Arten und ihrer Sorten klar zu machen: **Zellernüsse** gedeihen in recht offenen »Bechern«, die während der Reife trocknen und die Nüsse einfach fallen lassen, die dann nur noch aufgesammelt werden müssen. Dagegen gedeihen **Lambertsnüsse** in geschlossenen Hüllblättern und bleiben auch während der Reife fest von diesen umschlossen, sodass sie gepflückt und ausgepult werden müssen. Dafür schmecken sie oft besser und sind in der Regel größer.

Und eine meiner Beobachtungen spart viel Mühe: Die Nüsse, die sich nicht freiwillig aus ihrer Schale lösen lassen, sind ganz gewiss vom Nachwuchs des Haselnussbohrers angebohrt und sowieso hohl gefressen: Weiterpulen lohnt sich nicht!

Küche und Heilkunde

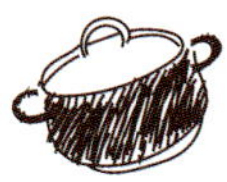

Damit sie lange halten, müssen die Nüsse zum Einlagern ganz reif und richtig trocken sein, sie werden vorher also an einem luftigen Ort nochmal einige Zeit ausgebreitet. Dann sollten sie ungeknackt und möglichst kühl und trocken aufbewahrt werden. Auf diese Weise halten sie problemlos bis zur nächsten Ernte. Sind sie aber geknackt, werden sie innerhalb weniger Wochen ranzig, wobei eine kühle Lagerung das etwas hinauszögern kann.

Haselnüsse sind nicht nur schmackhaft, sondern mit rund 60 Prozent Fettanteil auch sehr gehaltvoll und vielseitig verwendbar. Die vorwiegend ungesättigten Fettsäuren sind positiv für das Herz-Kreislauf-System und den Cholesterinspiegel, der hohe Gehalt an B-Vitaminen und wichtigen Mineralstoffen macht sie zu Nervennahrung und ideal für eine vegane Ernährung.

Haselnussöl enthält einen großen Anteil einfach ungesättigter Fettsäuren und ist ein wertvolles Speiseöl, das sich für Salatdressings und ebenso gut zum Braten von Paniertem oder Süßem eignet.

In der Phytotherapie findet die Haselnuss heute kaum mehr Verwendung, volksheilkundlich wurden die *Kätzchen* wie Holunder- oder Lindenblüten als Erkältungstee eingesetzt, und die gerbstoffreichen Blätter lassen sich äußerlich bei Hauterkrankungen anwenden.

Vorsicht!

Viele Menschen reagieren allergisch auf Haselpollen oder Haselnüsse. Die Allergene sind hitzestabil, Betroffene müssen die Nüsse und das Öl meiden und sollten vorsichtshalber auch auf die Blätter verzichten.

Die in unseren Breiten gelegentlich als Straßenbaum anzutreffende **Baumhasel** (*Corylus colurna*) wird von den meisten Menschen gar nicht als Haselnuss angesehen. Sie ist auf dem Balkan und in Kleinasien zu Hause, erträgt aber die Luftverschmutzung und Bodenverdichtung entlang unserer Straßen, ohne zu erkranken, und ist darum ein beliebter Alleebaum und Schattenspender. Über die Nutzung als Zierpflanze hinaus ist die Baumhasel kaum von Bedeutung, obwohl sich ihre unzähligen Nüsschen leicht sammeln lassen und sehr gut schmecken. Sie stecken in Bechern, die zu dicken Knäueln von zehn und mehr Nüssen verwachsen und recht klebrig sind. Und die, verglichen mit der heimischen Hasel, zumeist nur halb so großen Kernchen sind dafür von einer wenigstens doppelt so dicken und schwer zu knackenden Schale umgeben, sie schmecken aber milder, mandelartiger und sind wie andere Haselnüsse auch zu verwerten. In den letzten Jahren habe ich außerdem die eingetrockneten schwarzbraunen Nussbecherknäuel für Floristisches zu schätzen gelernt.

Heimisches Herbstpesto

1 Litermaß voll Blätter der Herbsternte: z.B. Pastinakenblätter, Möhrenblätter, Vogelmiere, Buchweizenlaub oder Rote Beete-Blätter, wenig Rettichblätter (am besten gut gemischt)
100 g Haselnüsse (schon gut getrocknet und geknackt)
100 ml Sonnenblumen- oder Haselnussöl (wenn vorhanden)
Saft von ½ Zitrone
Salz
evtl. 50 g geriebener Hartkäse

Dieses Pesto nimmt noch einen Vorrat an warmer Herbststimmung mit in die kalte Jahreszeit und hilft zu verwerten, was bei anderen Leuten auf dem Kompost landet. Es passt z.B. wunderbar zu einem Kartoffel- oder Topinamburauflauf.

Blätter putzen, aber nicht waschen, oder sehr gut trocknen und grob schneiden. Zusammen mit den ganzen Haselnüssen portionsweise so in den Mixer geben, dass die Nüsse sich am Messer befinden. Mit etwas Öl aufgießen, einen Spritzer Zitronensaft zufügen und alles zügig oder in Interwallen glatt pürieren, damit nichts warm wird. Alle Portionen mischen, so viel Öl einrühren, dass eine cremige Konsistenz entsteht und zum sofortigen Verbrauch den Hartkäse einrühren. Noch etwas ziehen lassen und evtl. mit Salz abschmecken.

Für den Vorrat lasse ich den Hartkäse weg, schmecke nur mit Salz ab (nicht zu kräftig, wenn der Käse zum Servieren irgendwann doch noch dazukommen soll) und fülle das Pesto etwa zwei Drittel hoch in sterile Schraubgläser. Der obere Rand wird nochmals gut gesäubert und mit Öl komplett aufgefüllt. Verschlossen und kalt gestellt hält sich das den ganzen Winter.

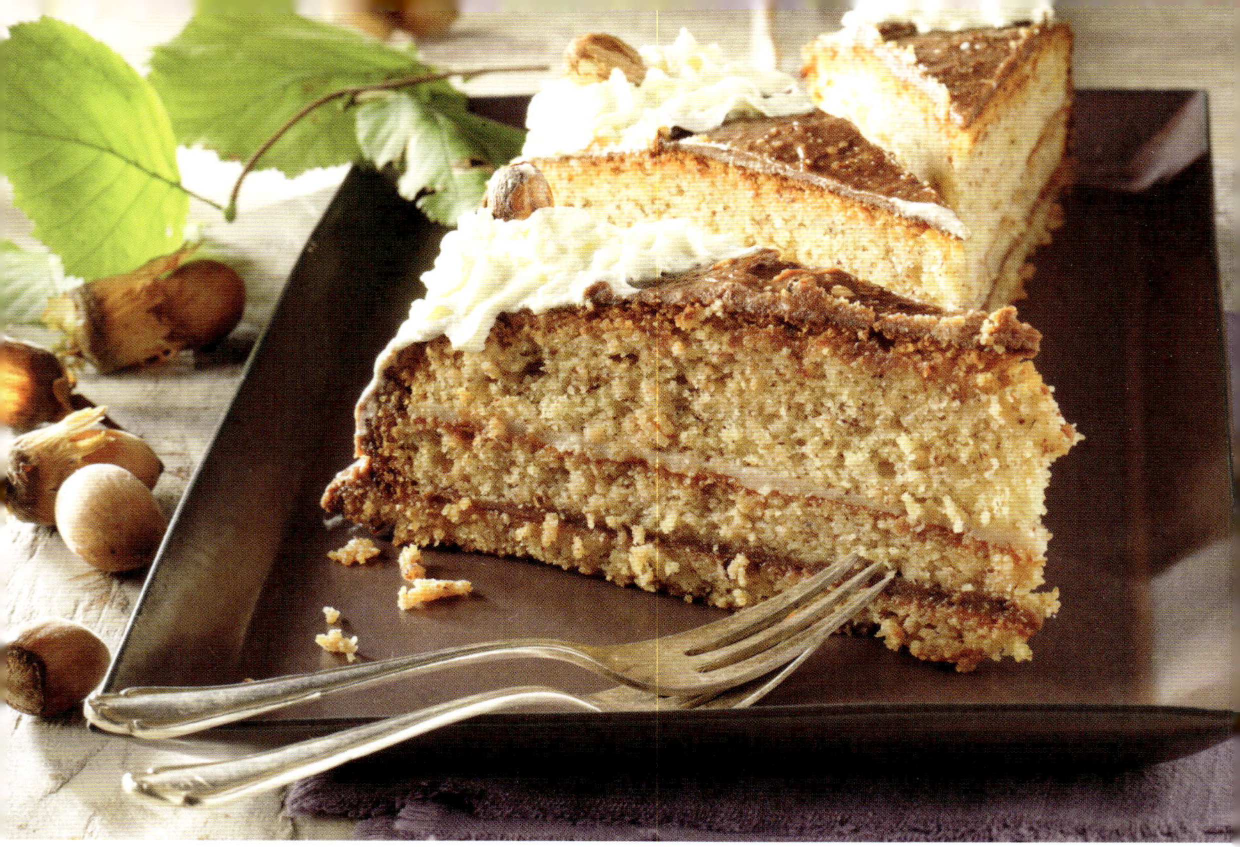

Nusscreme mit Pfiff

80 g Zartbitterschokolade
ca. 200 g cremiger Honig
120 g ganz fein gemahlene Haselnüsse
3 EL Haselnussöl
Würze nach Wahl

Dieser Brotaufstrich kann es leicht mit käuflichen Nougatcremes aufnehmen, meine Gartenhaselnüsse werden verwertet und es ist nichts drin, was ich nicht will!

Schokolade ganz fein reiben, in den Honig einrühren und so lange weiterrühren, bis sie sich glatt aufgelöst hat. Gemahlene Haselnüsse zugeben, mit dem Öl glatt rühren und kühl stellen. Bei ganzen Haselnüssen die Schokolade grob gehackt zufügen und in einem Mixer mit hoher Drehzahl ganz fein mahlen, zwischendurch die Masse auflockern. Am Schluss mit wenig Honig und Öl nach und nach glatt rühren.
Gern können noch, je nach Geschmack und Vorhandenem, noch etwas Rosenwasser, Kardamom, Limettenabrieb, getrocknete Pfefferminze oder auch Chiliflocken zugegeben werden, der Phantasie sind da kaum Grenzen gesetzt. Nur frisch, das heißt saftig oder wasserreich, dürfen die Zusätze nicht sein, damit der Honig nicht gärt.

Haselnuss-Hagebutten-Torte

↗ siehe Abb. S. 72

Für den Teig:
250 g Butter
250 g Zucker
5 Eier
1 Pck. Backpulver
180 g Mehl
80 g gemahlene Haselnüsse

Außerdem:
400 g Hagebuttenmus oder Hagebuttenmarmelade
1 l Milch
80 g Haselnussnougat (oder auch 2 EL Kakao und 2 EL gemahlene Haselnüsse)
2 EL gemahlene Haselnüsse
3 EL Zucker
4 gehäufte EL Speisestärke
200 ml Sahne
12 ganze Haselnüsse

Wenn es ums Selbermachen geht, dann ist bei Weitem das Aufwändigste und gleichzeitig Lohnendste an dieser Torte das Hagebuttenmus! Aber es muss ja auch nicht alles hausgemacht sein, um diese Torte zu genießen. Und wenn eine Alternative gebraucht wird, nehme ich gern Pflaumenmus.

Backofen auf 160 °C vorheizen. Butter und Zucker schaumig schlagen, nach und nach die Eier zugeben und weiterrühren. Die trockenen Zutaten separat mischen, zufügen und gut unterrühren. Den Teig in eine gefettete Springform (26 cm Ø) füllen und bei 160 °C etwa 45 Minuten backen (Stäbchenprobe). Wenn er zwischenzeitlich zu dunkel wird und noch nicht durchgebacken sein sollte, kann man die Form mit etwas Alufolie abdecken. Abkühlen lassen und dann zweimal waagerecht durchschneiden, sodass 3 Böden entstehen. Den unteren und mittleren Boden dick mit Hagebuttenmus bestreichen.

Milch halbieren, jeweils etwas zum Anrühren der Stärke abnehmen. Einen restlichen knappen halben Liter erhitzen, 1 EL Zucker und Nougat darin auflösen, 2 gehäufte EL Stärke in der abgenommenen Milch anrühren und unter Rühren zur Nougatmilch geben, weiterrühren und aufkochen lassen zum Binden, dann etwas abkühlen lassen. Inzwischen mit der restlichen Milch und je 2 EL Nüssen und Zucker ebenso verfahren.

Jeweils einen Teil des Puddings auf einer der Hagebuttenschichten verteilen, dann die Böden wieder aufeinandersetzen und die Torte von außen mit der restlichen Puddingmasse bestreichen. Abkühlen lassen. Sahne steif schlagen, die Torte damit verzieren und auf jedes Stück eine ganze Nuss setzen.

Energiebälle I – mit Haselnüssen

↗ siehe Abb. S. 75

80 g getrocknete Apfelringe
60 g getrocknetes Quitten»leder« (alternativ getrocknete Aprikosen oder beides)
etwas Zitronensaft
2 EL getrocknete Berberitzen oder Zitronenabrieb von 1 Zitrone
100 g Haselnusskerne
1 EL getrocknete Zitronenverbenenblätter
2 EL gemahlene Haselnüsse

Ich kann das Naschen ja nicht lassen, dann soll es aber wenigstens Natur und so gehaltvoll sein, dass ich bewusst nasche und dann auch wieder genug habe! Schlimm sind nur die Sachen, von denen ich nie genug bekomme ... Zum Beispiel diese Powerkugeln, die sich gut in großer Menge herstellen lassen, jedoch so gehaltvoll sind, dass sie sogar bei mir einige Zeit halten.

Apfelringe (und ggf. Aprikosen) für 1 Stunde in Zitronensaft und etwas Wasser einweichen. Das Obst abgießen und etwas ausdrucken, die Konsistenz soll »ledrig« und nicht zu weich sein. Abrieb von der Zitronenschale herstellen, Zitronenverbenenblätter fein zerstoßen und zugeben. (Beides kann auch durch eine Mischung Weihnachtsgewürze ersetzt werden.) Nüsse untermischen und alles zusammen durch den Fleischwolf treiben. Die Masse gut verkneten, Kugeln formen und auf die restlichen gemahlenen Nüsse legen. Den Teller so bewegen, dass die Kugel ringsherum davon bestaubt wird.

Spaghetti mit Orangen-Haselnuss-Soße

500 g Spaghetti (natürlich wahlweise auch Spirelli oder Penne)

Für die Soße:
100 g Haselnusskerne
2 Orangen, 1 Zwiebel
1 Knoblauchzehe
1 EL Sonnenblumenöl
100 ml Schlagsahne
200 ml Gemüsebrühe
Pfeffer, Salz
1 Msp. Galgant (wenn vorhanden)
1 EL getrocknete Zitronenverbenen- oder Duftgeranienblätter
200 g Putenfilet (wenn gewünscht)

Spaghetti gehen immer! Aber immer nur Tomatensoße? Jedenfalls liebe ich zur Abwechslung im Sommer allerlei Spinatversionen und in der Vorweihnachtszeit vor allem diese fruchtige Variante.

Nudeln nach Packungsanleitung zubereiten. Für die Soße die Nüsse hacken, die Orangen filetieren, den Rest ausdrücken und den Saft dabei auffangen, Zwiebel und Knoblauch schälen und würfeln bzw. hacken. Zwiebel und Knoblauch im Öl anschwitzen, mit Sahne angießen und kurz einköcheln lassen, mit Brühe auffüllen und mit Orangensaft abschmecken. Mit Pfeffer, Salz und Galgant würzen, die Nüsse und Orangenfilets sowie evtl. die Kräuter einrühren. Gegebenenfalls das Fleisch in Streifen schneiden, extra braten und unterheben. Auf den Nudeln servieren.

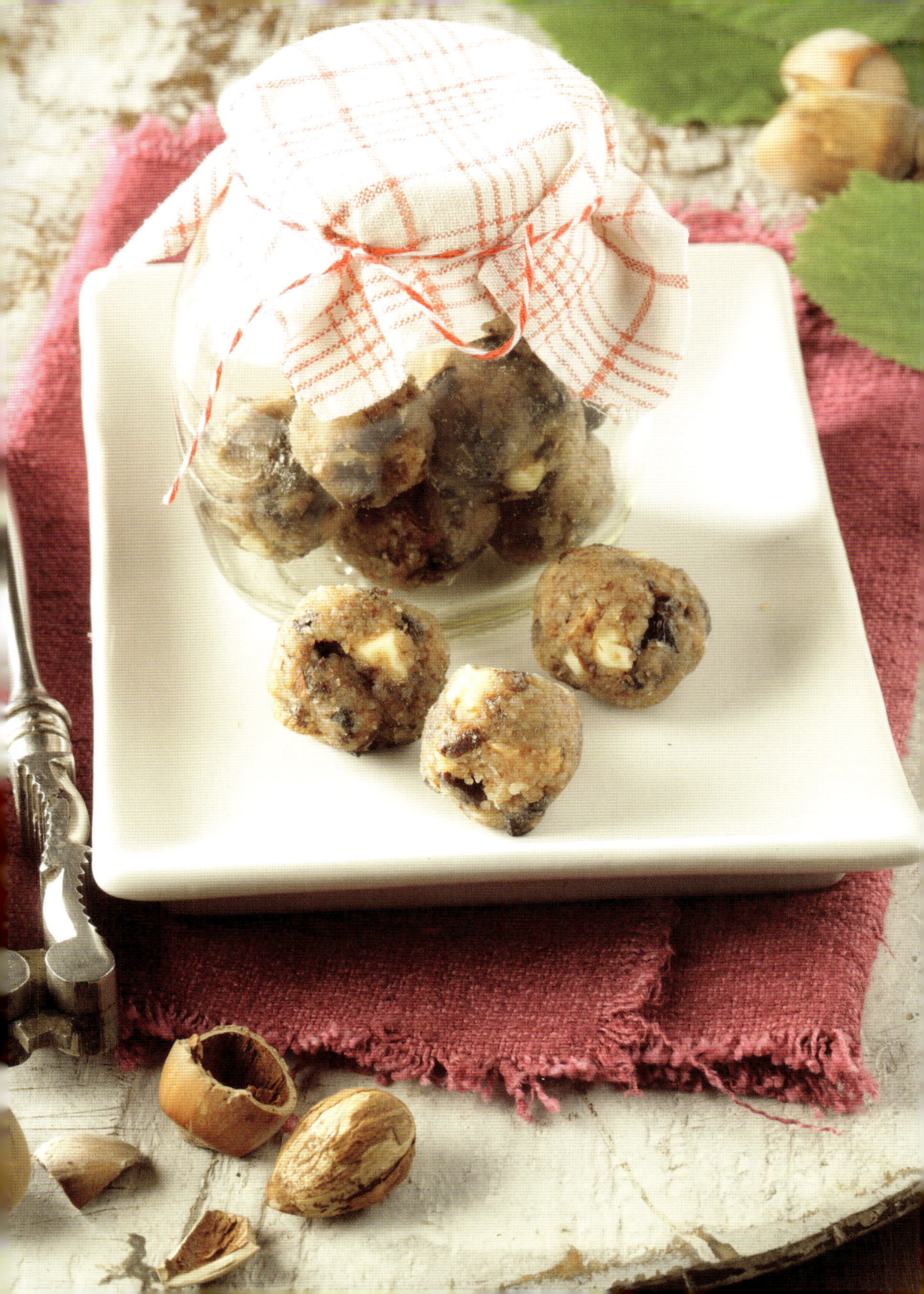

Falscher Jasmin

[Philadelphus coronarius]

Schon in Kindertagen versank meine Nase jedes Jahr für einige Tage mit einem sich selbst vergessenden »Hmmm« in unglaublich duftenden Zweigen, wenn wir auf dem Weg in unseren Garten »beim Doktor« vorbeikamen, über dessen Zaun der »Jasmin« seine blühenden Äste streckte.

Erst viel später und auch mit einer kleinen Enttäuschung musste ich lernen: Das ist **Falscher Jasmin.** Echter gedeiht hierzulande gar nicht. Fast hätte ich dem echten falschen Jasmin den Rücken gekehrt, bis ich unversehens im Urlaub vor blühendem echten Jasmin stand und für mich beschloss: Besser duftet der auch nicht, und er hat so zarte unscheinbare Blüten, dass mir der Jasmin zu Hause lieber ist – wenn es die richtige Sorte wäre. Wie bei Rosen und anderen Ziergehölzen haben nämlich verschiedene Sorten auch sehr verschiedene Eigenschaften, und wenn auf Wüchsigkeit und Habitus oder Blütenzahl und Größe gezüchtet wird, gehen leider manchmal die nichtmateriellen Eigenschaften der Zöglinge wie der Duft unter. Und auch die Aussagekraft der Sortenbeschreibungen, die man in Baumschulen beim Kauf bekommt, weisen an dieser Stelle manchmal große Lücken auf. Der schon beim Kauf reich mit Großgehölzen bestückte Garten unseres Kräuterhofes hat auch einen großen Bauernjasmin, der allerdings wirklich nur sehr schwach duftet. Schade!

Geschichtliches

In manchen Gegenden ist der deutsche Name *Pfeifenstrauch* geläufiger. Das hört sich immerhin richtig und nicht *falsch* an, aber wie der Strauch zu diesem Namen kam, lässt sich auch nicht mehr sicher sagen. Immerhin könnte man die langen, mit Mark gefüllten Triebe leicht aushöhlen und z.B. für Flöten benutzen.

Der **Falsche Jasmin** oder auch **Bauernjasmin** war bereits im 16. Jahrhundert ein beliebter Zierstrauch in hiesigen Gärten – zunächst in denen des Adels, bald aber auch in Bürger- und Bauerngärten. Ursprünglich stammt er aber aus dem Gebiet zwischen Kaukasus und Südeuropa. Seiner Beliebtheit hat neben dem wunderbaren Duft sicher auch geholfen, dass er völlig anspruchslos und leicht zu kultivieren ist. Sein naher Verwandter *Philadelphus inodorus* hielt viel später erst hier Einzug und stammt aus Nordamerika. Er schmückt sich mit bis zu fünf Zentimeter großen Blüten, die aber leider keinerlei Duft zu bieten haben.

Garten

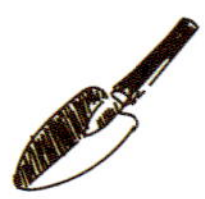

Der Falsche Jasmin gedeiht auf jedem Gartenboden und kommt mit allen Standorten von sonnig bis lichtschattig gut zurecht. Dass er bis zum Boden hin grün bleibt, schätzten frühere Parkgestalter und schlossen mit ihm Gehölzränder ab. Heute wird er deshalb gern in frei wachsende Hecken eingeordnet, lässt sich auch willig in Form schneiden, dann stutzt der Gärtner allerdings

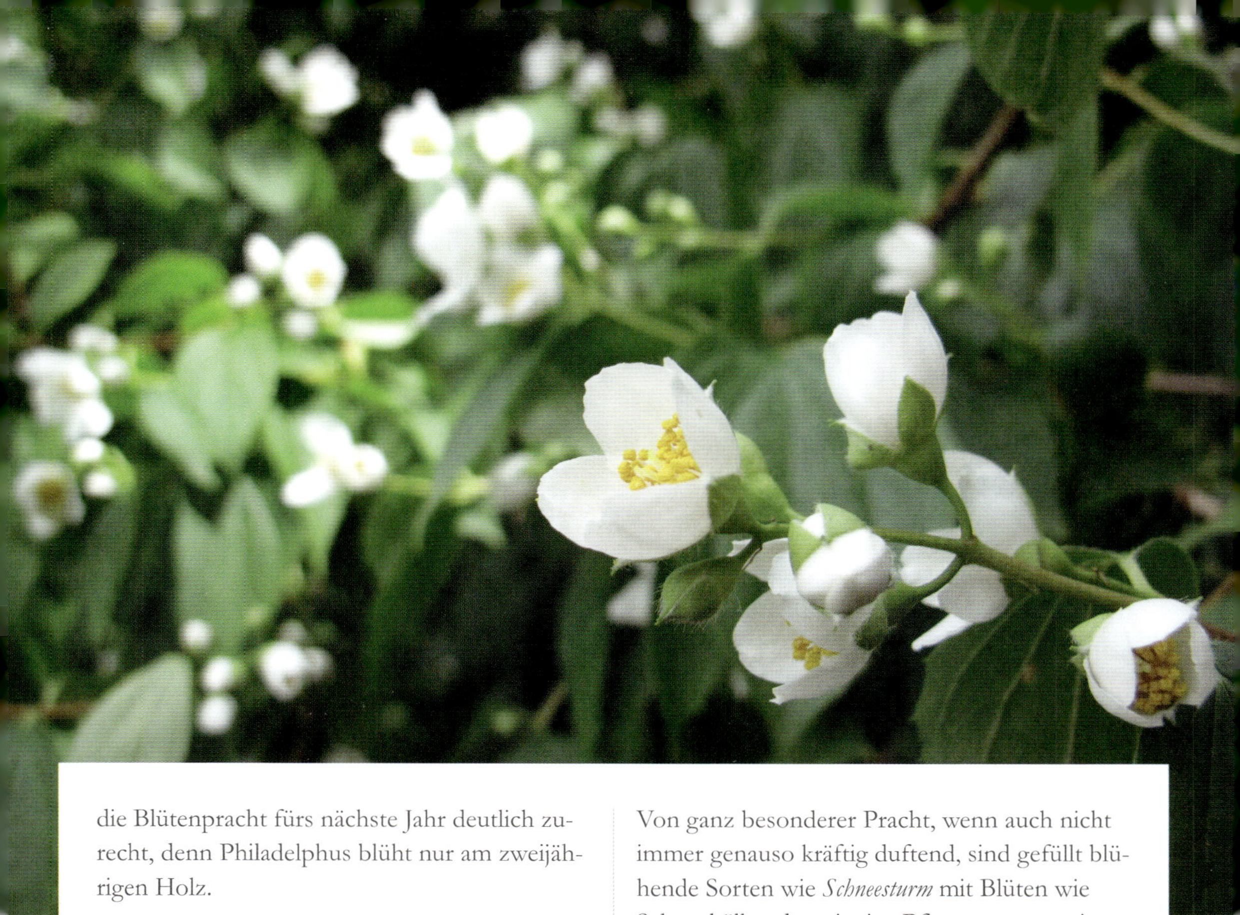

die Blütenpracht fürs nächste Jahr deutlich zurecht, denn Philadelphus blüht nur am zweijährigen Holz.

Wenn er frei wachsen darf und trotzdem zurückgesetzt werden muss, sollte man ihn am besten von der Basis her verjüngen, das heißt die alten, verholzten, immer weniger blühenden Triebe am Boden abschneiden und die jungen kräftigen Austriebe stehen lassen.

Besser ist es aber, sich in der Baumschule von Vornherein nach einer gut duftenden, aber kleinwüchsigen Sorte umzuschauen. Das sind praktisch immer Züchtungen, die auf die Kreuzung des hiesigen Bauernjasmins mit kleineren, meist amerikanischen Philadelphus-Arten durch die französische Gärtnerei *Lemoine* vor etwa einhundert Jahren zurückgehen. Diese Züchtung erhielt den Namen der Gärtnerei, wer also eine Sorte der Art *Philadelphus x lemoinei* kauft, trägt einen kleinwüchsigen Strauch nach Hause.

Von ganz besonderer Pracht, wenn auch nicht immer genauso kräftig duftend, sind gefüllt blühende Sorten wie *Schneesturm* mit Blüten wie Schneebälle oder winzige Pfingstrosen sowie die nicht ganz so dicht gefüllte Sorte *Virginal*.

Küche

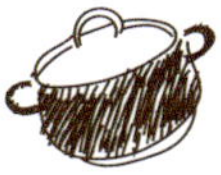

Die grünen Blütenböden sind zwar ungiftig, aber herb. Sie könnten den Charakter des Duftes geschmacklich verderben, sodass sich, wenn die Blüten nicht wieder abgeseiht, sondern mitgegessen werden, auch das etwas mühsame Auszupfen lohnt. Dabei sollte man wenn möglich alles erwischen, nicht nur die weißen Blütenblätter, die duften am wenigsten!

Wie bei allen Duftblüten versteht sich von selbst, dass sie nicht gewaschen werden, um den feinen Duft nicht abzuwaschen – darum ist eventuell auch nach Regenwetter die Qualität nicht mehr gut.

Blütentee ↗ siehe Abb. S. 79

Lindenblüten oder Holunderblüten, Jasminblüten, Pfingstrosenblütenblätter oder Duftrosen, Königskerzenblüten, Indianernesselblätter und -blüten, Himbeerblätter (Menge nach Bedarf)

Unsere Blütenteemischung ist die mildere, etwas edlere Art des Kräutertees und sehr beliebt bei unseren Gästen. Gemischt wird natürlich je nach Vorhandenem und Ertrag, aber damit die Mischung ausgewogen und nicht zu parfümiert schmeckt, sollten auch wärmere, herbere oder nur wenig süße, intensive Aromen wie Holunder oder Königskerze die Duftenden begleiten!

Alle Pflanzenteile im luftigen, nicht zu warmen Schatten trocknen und sofort, wenn alles rascheltrocken ist, verpacken. Aus den gesammelten, einzeln verwahrten Zutaten eine Teemischung herstellen, die einen Monat als Haustee ausreicht, danach sollte man zu einer anderen Sorte oder Mischung wechseln.

Blütenzucker

½ Litermaß voll intensiv duftender und völlig trockener, frischer Jasminblüten (ebenso verfährt man mit Flieder und Sommerflieder)
300 g Zucker

Nicht nur Vanille, auch eine Reihe weiterer Düfte eignet sich, in Zucker festgehalten, hervorragend für heimisches Backwerk oder Süßspeisen. Dazu nehme ich immer weißen Rübenzucker, der den Düften nicht mit eigenem Charakter die Show stiehlt. Das Aroma ist schließlich so intensiv, dass er sich sehr sparsam dosieren lässt.

Die Blüten aus ihrem grünen Becher zupfen und mit dem Zucker gut verkneten. Alles abgedeckt 1 bis 2 Tage zum Durchziehen stehen lassen und dann zum Nachtrocknen auf Backpapier im luftigen Schatten ausbreiten. Falls der Zucker klumpt, im Gefrierbeutel mit dem Fleischklopfer oder notfalls in sehr kurzen Intervallen in der Küchenmaschine wieder zerkleinern und abfüllen. Kühl und dunkel lagern.

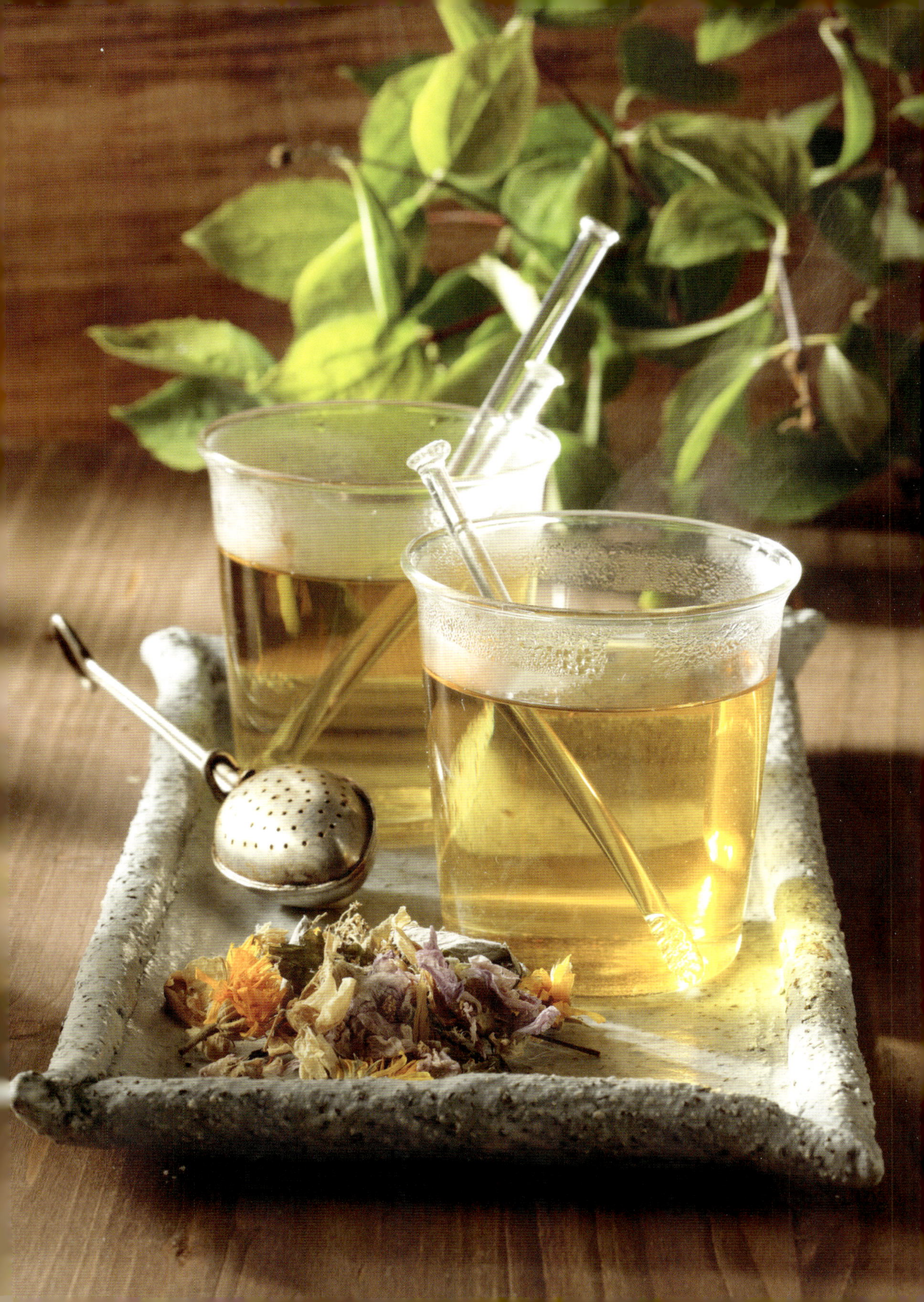

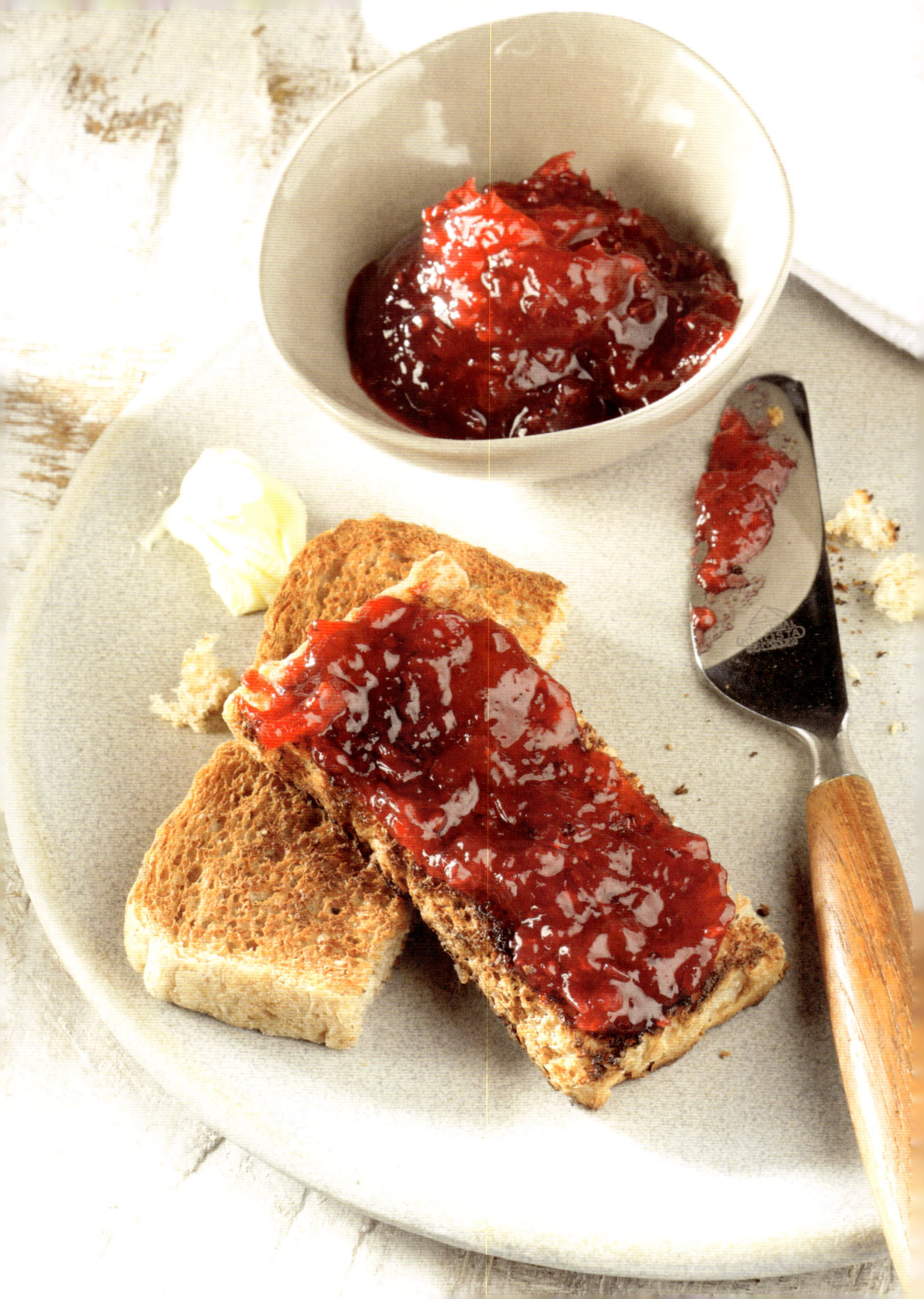

Gelee aus roten Johannisbeeren und Jasmin

↗ siehe Abb. S. 80

1 kg rote Johannisbeeren
1 Litermaß voll duftender Jasminblüten
500 g Zucker
25 g Pektin (oder Gelierzucker)

Oft passt beides zeitlich geradeso zusammen, wenn nicht, dann landet der Jasminblütenduft auch mal im hausgemachten Apfel- oder Birnensaft, in Kirsch- oder Rhabarberkompott – Hauptsache, die Säure stimmt.

Johannisbeeren abzupfen und mit ganz wenig Wasser aufkochen, bei kleiner Hitze zugedeckt 10 Minuten köcheln lassen, alles durch ein Sieb passieren und 1 Liter abmessen. In den noch warmen Saft die Blüten einrühren und mindestens eine Stunde durchziehen lassen, gern auch über Nacht. Eine Kostprobe muss zeigen, ob der Blütenduft in den Saft übergegangen ist. Pektin mit etwas Zucker vermischen, in den Saft geben und unter Rühren darin auflösen und aufkochen lassen, restlichen Zucker zufügen, nochmals zum Kochen erhitzen, Gelierprobe machen und zügig abfüllen – zu langes Köcheln treibt den Duft wieder vom Gelee in die Küche!

Verzuckerte oder kandierte Blüten

20–30 Jasminblüten
1 Eiweiß
1 Prise Salz
150 g Staubzucker

Man bepinselt die zarten Blüten immer erst von hinten, danach von vorn, denn wenn die zweite Seite dran ist, klebt die erste schon am Papier und lässt sich auch nicht mehr davon lösen, bis am nächsten Tag alles trocken ist. Und es wäre schade, wenn die grazilen Schönheiten dann die ganze Zeit auf der Nase lagen und auch so aussehen! Die fertigen Blüten sind jedenfalls eine wunderbare Torten- oder Dessertdekoration.

Die trockenen und duftenden Blüten von ihren gelben Staubfädenpinselchen befreien, das Eiweiß mit Salz cremig schlagen und immer löffelchenweise mit dem Puderzucker verrühren und verbrauchen. Die Blüten komplett (samt Grünem und Stielchen und gelbem Herz) mit der Glasur einpinseln, dabei am besten direkt auf dem Backpapier arbeiten, damit die Blüte nicht anderswo anklebt. Zum Trocknen mit dem Backpapier etwa einen Tag warm und trocken lagern und wenn alles »knuspertrocken« ist, in fest verschlossenen Dosen aufbewahren. Das Trocknen im Herd ist nicht nötig und kontraproduktiv, dann verliert sich der feine Blütenduft leichter.

JASMINTROMPETE

[Campsis radicans, Campsis grandiflora]

Nachdem ich vor Jahren ein Buch zum Thema *essbare Blüten* antiquarisch erstanden und gelesen hatte, erhöhte sich die Zahl der in unserem Garten befindlichen Nutzpflanzen spontan um ein Drittel, ohne dass ich hätte etwas tun müssen. Denn plötzlich entdeckte ich ganz neue Potenziale in vorhandenen Schönheiten – dazu gehörte auch die Jasmintrompete an der Wohnhausfassade.

Bis dahin nur als schön betrachtet, trieb mich die Neugier zu einem herzhaften Biss in eine Blüte, um mir ein Urteil zu bilden – und sie schmecken! Seitdem gibt's bei uns eine ganze Hauswand voll orangenfarbener *Gartenchampignons*, die in allerlei Zubereitungen ausprobiert und gegessen werden.

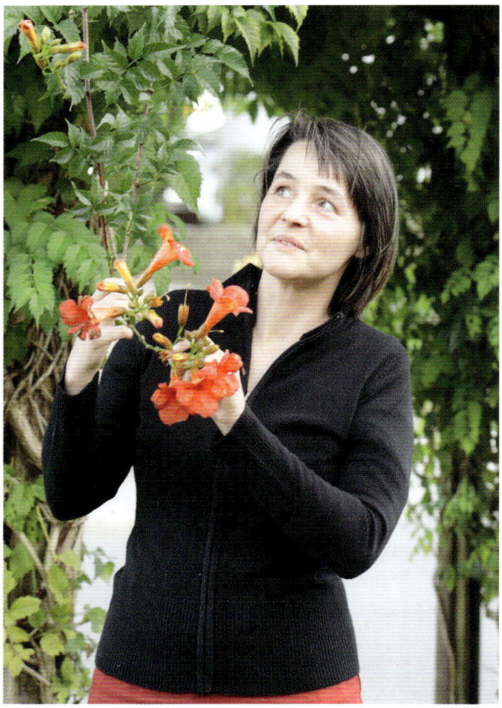

Geschichtliches

Die Trompetenbaumgewächse sind unter den verschiedensten Namenskombinationen bekannt: *Klettertrompete*, *Kletterjasmin*, *Jasmintrompete* oder auch *Trompetenwein*.

Die *Amerikanische Jasmin-* oder auch *Klettertrompete* ist im Osten Nordamerikas zu Hause und gelangte bereits im frühen 17. Jahrhundert als Zierpflanze nach Europa. Hier hat sie sich inzwischen vor allem im Mittelmeerraum als Neophyt etabliert. Die in China und Japan beheimatete *Chinesische Klettertrompete* wurde bereits in ihrer Heimat seit Langem als Zierpflanze z. B. zum Begrünen von Lauben und Mauern eingesetzt. Sie traf erst gut einhundert Jahre später in Europa ein. Heutzutage sind vor allem Kreuzungen bzw. Hybriden aus beiden im Handel und in unseren Gärten anzutreffen.

Garten

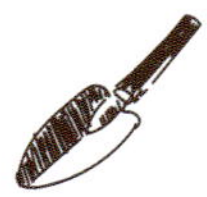

In der Gattung *Campsis* gibt es nur zwei Arten. Die Amerikanische Jasmintrompete (*Campsis radicans*) ist sehr frosthart und klettert mit Haftwurzeln selbstständig bis zu zehn Meter in die Höhe, braucht unter Umständen aber eine Absturzsicherung. Die Chinesische Jasmintrompete (*Campsis*

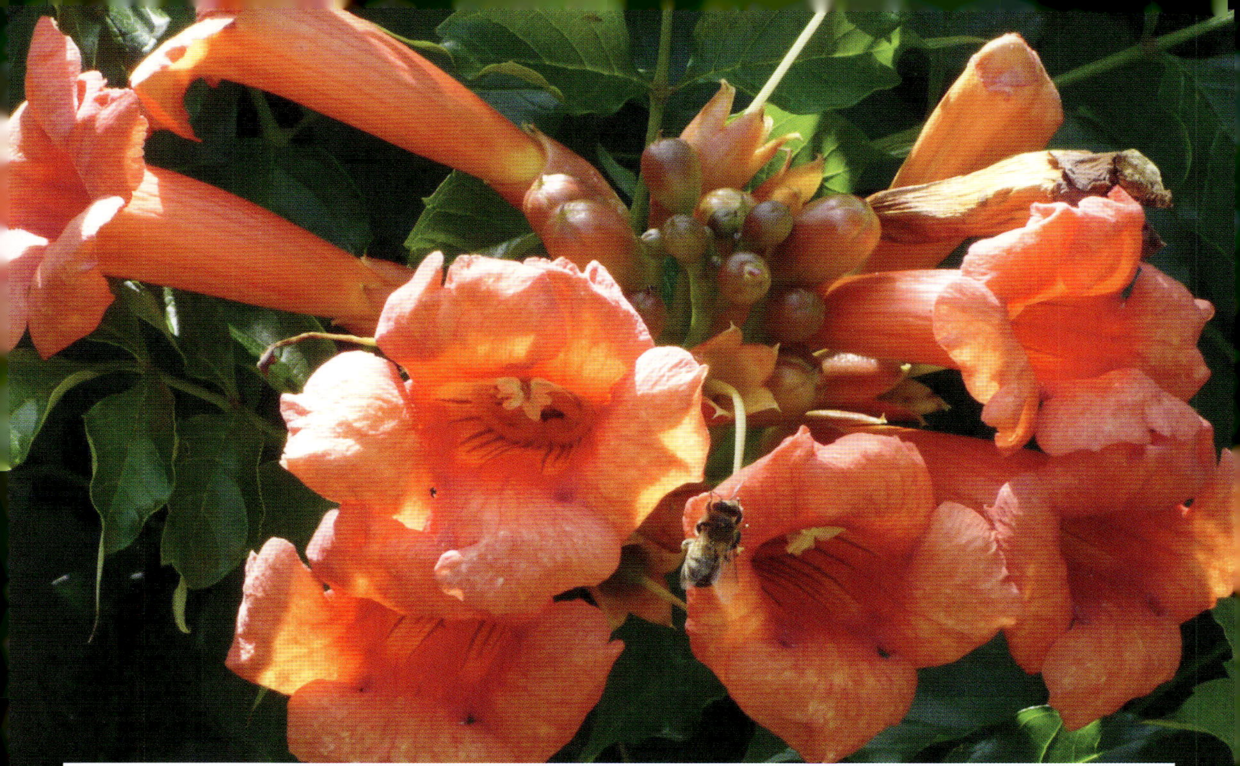

grandiflora) aus Asien wächst buschiger, muss an Rankhilfen angebunden werden und schafft es nur etwa halb so hoch, ist außerdem weniger frosthart.

Heute wird als Zierpflanze häufig eine Kreuzung der beiden Arten angepflanzt, bzw. eine aus einer ganzen Reihe von Hybriden, die sich in ihren Eigenschaften zum Teil stark unterscheiden, was Klettervermögen und Frosthärte angeht. In jedem Fall beginnen die *Trompetenwinden*, wie sie auch genannt werden, erst einige Jahre nach der Pflanzung mit dem Blühen, sodass es sich lohnt, ein bereits recht stattliches Exemplar zu erwerben, wenn Sie den Kletterer neu pflanzen wollen. Vorhandene Exemplare sollten regelmäßig im Spätwinter geschnitten werden, das sorgt für üppigere Blüte und einen frühen Blühbeginn.

Im Sommer wird dagegen möglichst nicht geschnitten, denn die Jasmintrompete blüht an den Enden junger Triebe, sodass schlimmstenfalls die gesamte Blütenpracht vorzeitig abgeschnitten würde. Für eine reiche Blüte sollte die Pflanze außerdem in voller Sonne stehen, aber keine trockenen Füße bekommen.

Küche

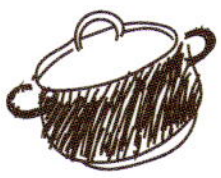

Die schönen Trichterblüten lassen sich recht gut einzeln aus ihren Kelchen ziehen. Sie haben bereits roh das typische Aroma von Steinchampignons oder Waldpilzen. Allerdings haben sie eine sehr feste Struktur und schmecken je nach Farbintensität roh auch recht bitter. Wenn man das überhaupt mag, taugen eher die hellen, gelben Sorten für Salate. Unsere rötlich-orangefarbene Sorte auf dem Kräuterhof wird eigentlich immer nur gegart gegessen. Trotzdem sollte beim Zubereiten nicht zu viel Hitze im Spiel sein: Am besten im Teigmantel frittieren oder nur recht kurz dünsten. Ansonsten sind der Phantasie keine Grenzen gesetzt.

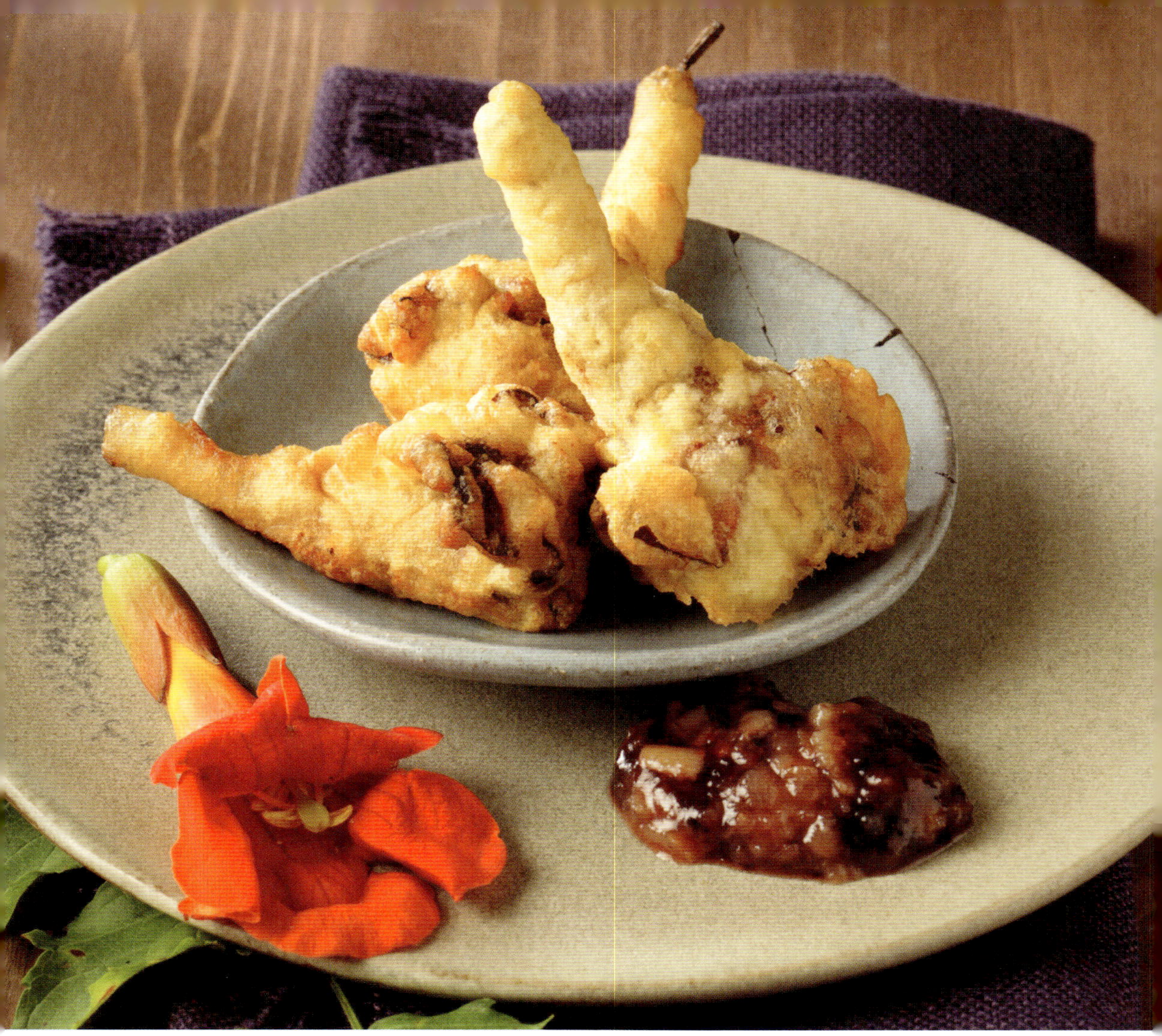

Jasmintrompeten-Rührei

8 Eier
Pfeffer, Salz
1 Zwiebel
etwas neutrales Öl
etwa 12 Trompetenblumen
einige Speisechrysanthemenblätter
oder Anisysopblätter
(alternativ z.B. Kerbel)

Mit Zwiebeln kombiniert und kurz angeschmort, schmecken diese Blütenchampignons prima auch auf Kartoffelmus zu Leber oder im Risotto.

Eier separat aufschlagen und verquirlen, mit Pfeffer und Salz würzen. Die Zwiebel würfeln und in wenig Öl glasig anschwitzen, Blüten grob zerschneiden, kurz mitdünsten. Temperatur herunterdrehen, Eier zugeben und unter leichtem Rühren stocken lassen. Kräuter fein hacken und die Eier beim Servieren damit bestreuen.

Gefüllte Trompetenblumen ↗ siehe Abb. S. 84

80 g Kichererbsen
1 Zwiebel
Öl
1 Handvoll Giersch
5 Blättchen Gundermann
1 Ei
Pfeffer, Salz
20 Trompetenblumen
100 g Mehl
150 ml eiskaltes Mineralwasser mit Kohlensäure
Öl zum Ausbacken

Jede denkbare Füllung, die auch in Zucchiniblüten oder Champignonköpfe passen würde, eignet sich grundsätzlich für dieses Rezept. Kichererbsen sind aber eine gute Alternative zu Gehacktem, sie sind wie alle Hülsenfrüchte enorm eiweißreich.

Kichererbsen über Nacht einweichen und ohne Salz so weich kochen, dass sie sich mit der Gabel zerdrücken lassen, aber noch nicht zerfallen. Abgießen und in einer Schüssel zerdrücken (nicht pürieren). Zwiebel schälen und würfeln, in etwas Öl glasig dünsten und zu den Kichererbsen geben. Giersch und Gundermann fein hacken und auch dazugeben. Ein Ei unter die Masse kneten und mit Pfeffer und Salz abschmecken.
Die Staubgefäße aus den Blüten zupfen. Die Masse mit einem Löffelstiel oder mit einer Spritztüte mit großer Tülle in die Blüten füllen. Öl zum Frittieren erhitzen (Stäbchenprobe). Mehl, eine Prise Salz und ein Ei verrühren und so viel kaltes Mineralwasser unterrühren, dass ein glatter cremiger Teig entsteht. Die Blüten durch den Teig ziehen und im heißen Öl goldgelb ausbacken, auf Backpapier abtropfen lassen.

Zwiebel-Pilzblüten-Chutney

200 g Zwiebeln
1 EL Butter
1 Birne
6–8 Jasmintrompetenblüten
2 Knoblauchzehen
1 EL Rohrzucker
4 EL milder Weinessig
4 EL Rotwein
1 Msp. Cayennepfeffer
Salz
1 Msp. gemahlene Waldpilze (wenn vorhanden)

Schon lange kommen keine gekauften Grillsoßen mit all ihren undefinierbaren künstlichen Zutaten mehr auf unseren Tisch. Dafür liefert der Garten viel köstlichere Zutaten für eine bunte Vielfalt an Chutneys: je unterschiedlicher, desto besser.

Zwiebeln in dünne Scheiben schneiden und in der Butter glasig dünsten. Birne grob raspeln, Blüten grob schneiden, Knoblauch hacken, alles zugeben und kurz mitdünsten. Mit den restlichen Zutaten ablöschen und würzen, zugedeckt noch 10 Minuten leise köcheln lassen, dann zügig in heiß ausgespülte Gläser füllen und zudrehen oder z.B. auf einem gegrillten Steak im Brötchen servieren.

Kastanie

[Castanea sativa]

Wer einmal auf einem Fleckchen Erde gestanden hat, auf dem die Esskastanie zu Hause ist, der versteht, dass Bewohner dieser Gegenden wirklich gelernt haben, alle Ressourcen nutzbar zu machen.

Die sonnenverwöhnten, aber steilen Hänge im Südschwarzwald, im schweizerischen Wallis, am Gardasee oder im Hinterland der italienischen Amalfiküste bieten kaum Raum für Anbau und Ernte von Feldfrüchten, da waren diese »Baumkartoffeln« ein willkommenes Grundnahrungsmittel.

Meine erste Begegnung hierzulande waren gebrannte Maronen auf dem Weihnachtsmarkt, nur mit der Erwartung, ich würde eine andere Art gebrannte Mandeln bekommen. Den Geschmack fand ich enttäuschend, ich war sicher, das muss ich nicht wieder haben! Schade, auch bei mir hat die eigentliche Entdeckung danach noch einige Jahre auf sich warten lassen. Doch sie lohnt sich! Als ich erst einmal auf den Geschmack gekommen war und loszog, um in meiner Umgebung »Beute« zu machen, wurde ich öfter enttäuscht. Große, gut fruchtende Kastanien zu finden, war nicht schwer – umso schwieriger war es aber, wirklich etwas zu ernten. Fast alle braunschaligen Früchtchen waren winzig und hohl, nur »taube Nüsse«! Das Klima in der Leipziger Tieflandsbucht erlaubte damals nur etwa alle sieben Jahre eine gute Ernte, inzwischen ist das dank des Klimawandels schon alle drei bis vier Jahre möglich. In Weinbauklima und milden Flusstälern ist die Ernte natürlich besser, in den Mittelgebirgen ist sie dagegen ausgeschlossen.

Geschichtliches

Die Kastanie wird als Nutzpflanze schon so lange kultiviert, dass ihr natürliches Verbreitungsgebiet nördlich des Mittelmeeres heute kaum mehr genau einzugrenzen ist. Grundsätzlich unterscheidet sich

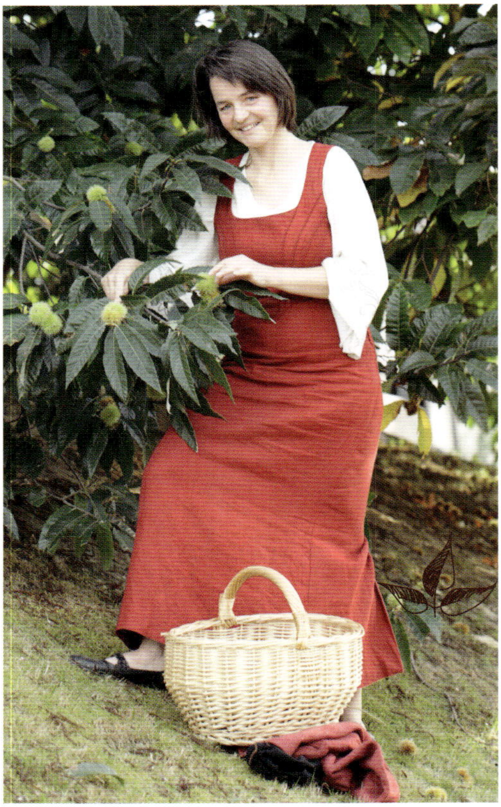

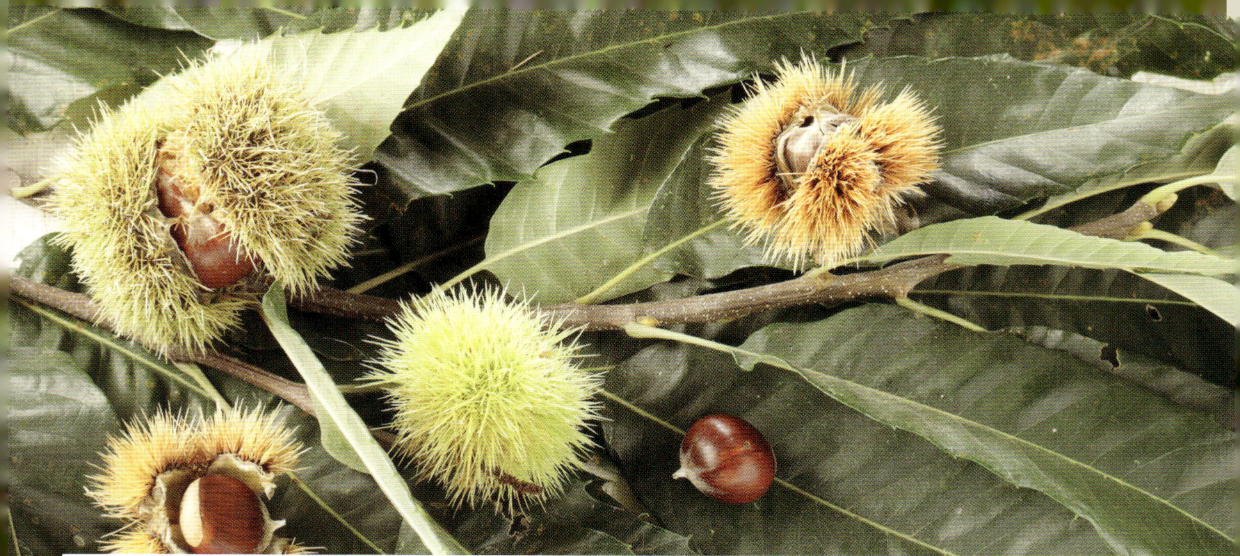

der Kastanienanbau zur Frucht- oder zur Holzproduktion. Für die **Fruchternte** kultivierte man einen lichten Hochwald mit weiten Abständen und großen Bäumen, für die **Holzernte** entstand ein dichter, immer wieder durchforsteter und beernteter Niederwald – beide Formen gab es wohl bereits in römischer Zeit.

Später wurden Kastanien verbreitet zu einem Grundnahrungsmittel, zum *Brot der Armen*. Hildegard von Bingen beschreibt die Esskastanie ausführlich, empfiehlt Blätter, Rinde, Holz, Früchte und deren Schalen in unterschiedlichen Zubereitungen und gegen verschiedene Krankheiten. Sogar aphrodisische Wirkungen werden ihr zugeschrieben.

Nutzung

Wo die Esskastanie natürlich vorkommt oder sich mit gutem Ertrag kultivieren lässt, werden ihre Samen genutzt, um daraus ein nahrhaftes Mehl herzustellen. In manchen Gegenden, wo Ackerbau unmöglich ist oder kaum Erträge brachte, ist die Kastanie jahrhundertelang ein entscheidendes Grundnahrungsmittel wie anderswo Kartoffeln und Getreide. Neben dieser vielfrüchtigen Wildform sind durch Auslese Sorten mit großen Einzelfrüchten entstanden, die dann als Maronen angeboten werden.

Kastanienholz ist auch im Außenbereich recht fäulnisresistent, sodass es gern zu Weidepfosten, Gartenzäunen und Türrahmen, aber auch zu Fassdauben verarbeitet wird. Als Brennholz hat es einen mittleren Brennwert und knistert laut beim Verbrennen. Wo Kastanien als Waldbäume angepflanzt werden, dienen außerdem die Stockausschläge in großen Mengen der Gerbstoffgewinnung und dann der Papierherstellung.

Nicht unerwähnt bleiben sollte auch, dass Kastanien einen sehr edlen dunklen Honig ergeben und mit einer ganzen Reihe wertvoller essbarer Speisepilze in Symbiose leben, die natürlich ebenfalls genutzt werden.

Küche und Heilkunde

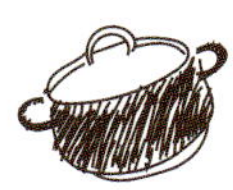

Heilkundliche Verwendung finden seit Jahrhunderten in der Volksmedizin die großen Blätter, die von August bis Anfang Oktober gesammelt und für Tee getrocknet werden. Sie werden bei Bronchitis, Asthma und anderen Erkrankungen der Atemwege eingesetzt.

Wie viele Nussfrüchte sind auch Kastanien nach der Ernte nicht allzu lange haltbar. Für den heutigen Hausgebrauch kommt zum Konservieren eigentlich nur das Einfrieren in Betracht, da Fermentieren, Säuern usw. zu aufwändig wären. Am besten, man isst die frische Herbsternte gleich!

Um ganze Kastanien zu garen, müssen die Früchte angeritzt werden, die Feuchtigkeit im Inneren der harten Schale würde sich soweit ausdehnen, dass die braune Schale ruckartig platzen würde – die Frucht quasi »explodiert«. Dann gibt man die Kastanien entweder für 10 Minuten bei 240 °C in den Backofen oder für 10 bis 15 Minuten in Salzwasser und testet ihren Garpunkt wie bei Kartoffeln.

Inzwischen werden aber zu bestimmten Zeiten oder in gut sortierten Geschäften Kastanien schon vorgegart und eingefroren, vakuumiert, als Mus oder Mehl für die Weiterverarbeitung angeboten.

Kastanienmehl ist ein sogenanntes *Streckmehl*, das kein Klebereiweiß besitzt und darum keine Luft in Teigen halten kann. Zum Backen sollte es also mit Weizenmehl gemischt werden, meist halb und halb.

Herbstfeuerwerk

1 Hokkaidokürbis

Für die Füllung:
100 g Kastanien
1 Rote Bete mit Blättern
Lorbeer
Rosmarin
2 Tassen Hagebutten
1 Zwiebel
1 Pastinake mit Blättern
½ Tasse Kürbis- oder Walnusskerne
½ Tasse restliches Fleisch vom Sonntagsbraten (Rind oder Wild) oder guten Bauernschinken gewürfelt (wenn gewünscht)
Pfeffer, Salz
Galgant
Koriander, gemörsert

Mit so einem Kürbis voller Geschmack hat man alles Gute beisammen, das das Jahr gebracht hat. Fehlen nur noch roter Wein und gute Freunde – und das Leben ist schön …

Vom Kürbis einen Deckel abschneiden, aushöhlen, und auf eine feuerfeste Müslischale oder Schüssel aufrecht stellen.
Für die Füllung Kastanien anritzen, Rote Bete von den Blättern befreien und zusammen mit Lorbeer und Rosmarin in ein Stück Alufolie wickeln. Kastanien und Rote Bete auf ein Backblech setzen und im Backofen bei 180 °C etwa 30 Minuten garen. Die Hagebutten von Stiel und Blüte befreien, halbieren, entkernen und gründlich auswaschen. Die Blätter von Roter Bete und Pastinake grob schneiden, die Zwiebel würfeln, das Fleisch schneiden – den Schinken ggf. in einer Pfanne anbraten. Pastinake grob stiften. Kastanien abkühlen lassen, schälen und vierteln, Rote Bete schälen und stiften. Alle Zutaten für die Füllung miteinander mischen, mit Pfeffer, Salz, Galgant und gemörsertem Koriander abschmecken und in den Kürbis füllen. Brühe mit der Stärke verrühren und ebenfalls in den Kürbis geben. Bei 180 °C für 40 bis 50 Minuten in den Backofen schieben.

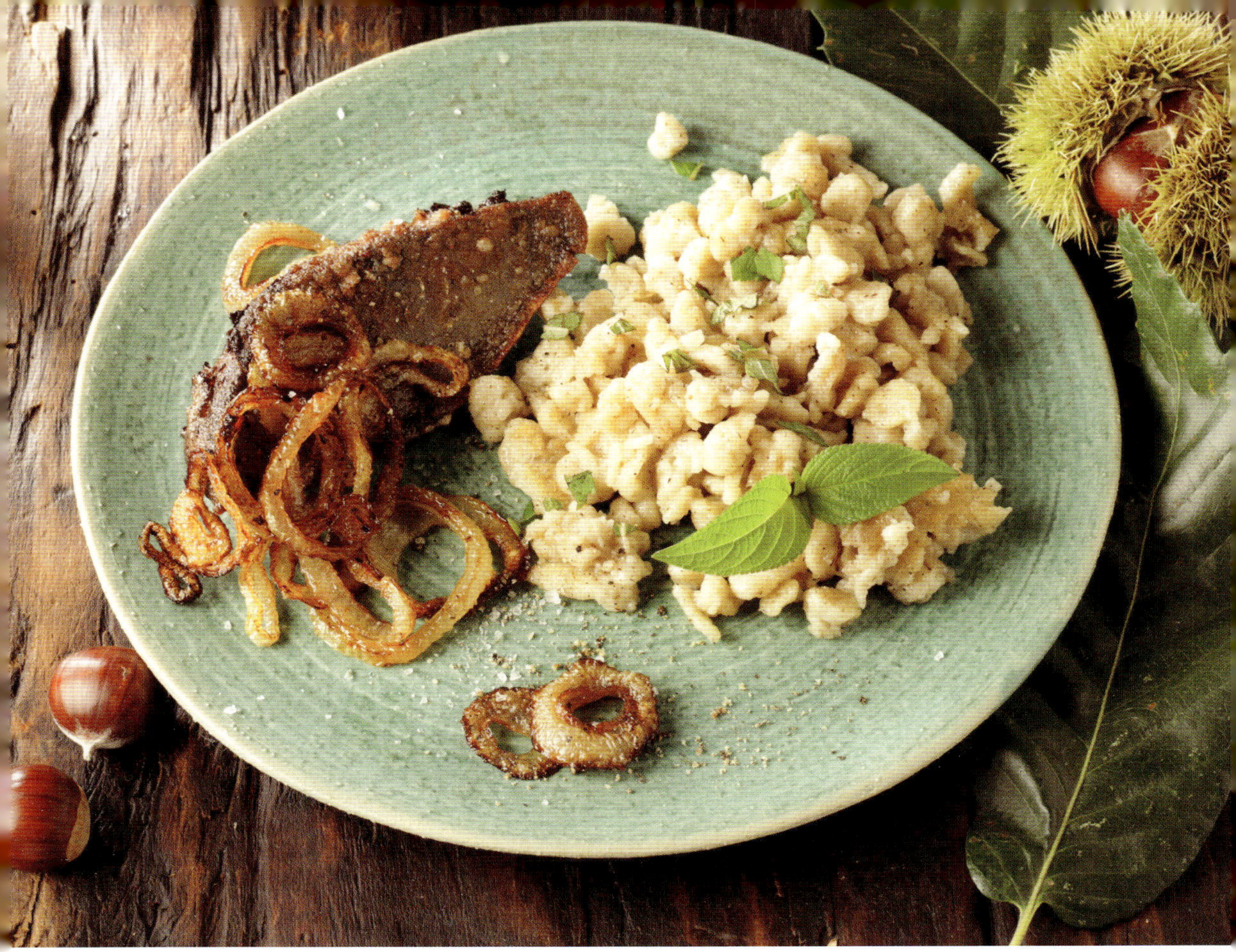

Kastanienmehl-Spätzle zu gebratener Leber

Für den Teig:
150 g Dinkelmehl
150 g Kastanienmehl
3 Eier
200 ml Wasser
Salz

Für die Beilage:
2 Zwiebeln
350 g Leber
3 EL Mehl
Öl zum Braten
Salz

Ich beherrsche leider das Schaben des Spätzleteigs vom Brett nicht so gut, und der durchs Sieb gestrichene Teig ergibt bei mir meist eher Knöpfle. Das tut aber dem Genuss überhaupt keinen Abbruch!

Für die Spätzle alle Teigzutaten zu einem cremigen Teig verrühren und etwas ruhen lassen. Einen großen Topf Wasser zum Kochen bringen, salzen. Dann den Teig über ein Brett ins kochende Wasser schaben oder durch ein Spätzlesieb streichen. Wenn sie aufschwimmen, noch 2 bis 3 Minuten ziehen lassen, herausschöpfen und gut abtropfen lassen.
Die Zwiebeln in Ringe schneiden, die Leber in Mehl wenden, beides in etwas Öl knusprig braten. Kurz vor Ende die Spätzle zugeben oder separat in etwas Butter noch einmal aufbraten. Leber erst jetzt salzen und alles auf Tellern anrichten.

Kiefer

[Pinus sylvestris]

Als mein Mann und ich unseren Hof gekauft hatten und uns erste Erkundungsradfahrten in den Wald führten, stellte ich fest: »Hier riecht es wie im Urlaub.« Der harzige Duft von Kiefernwald verband sich in meiner Kindheit eben mit Urlaub an der Berliner Seenplatte oder an der Ostsee, die Wälder zu Hause waren Laubwälder und rochen völlig anders!

Das Harz ist wohl eines der wichtigsten Charakteristika dieses Baumes. In den Urlaubswäldern meiner Kindheit wurde es noch mit großen V-Einschnitten unter die Rinde abgezapft, und damit haben mir Kiefern auch beigebracht, was *Überwallen, Vernarben, Verwundungen verkraften* und *trotzdem gesund Weiterwachsen* bedeutet. Die V-Schnitte zur Harzgewinnung, die so viele Bäume in der DDR erleiden mussten, waren noch lange deutlich sichtbar und sind mancherorts noch immer gut zu erkennen. Aber die Bäume wuchsen Jahr für Jahr um einen Ring weiter, die glatte Rinde verbarg die angeschnittenen Wundränder, überwuchs millimeterweise auch die V-Narbe und verbarg mehr und mehr die im wahrsten Sinne des Wortes einschneidenden Erinnerungen an abgezapfte Lebenskraft.

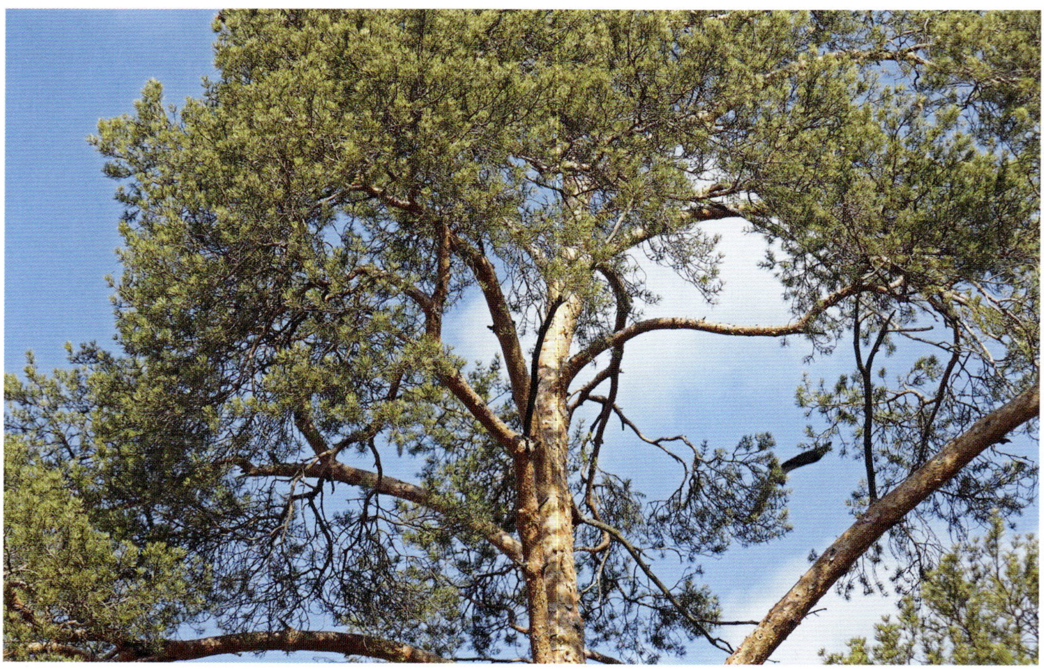

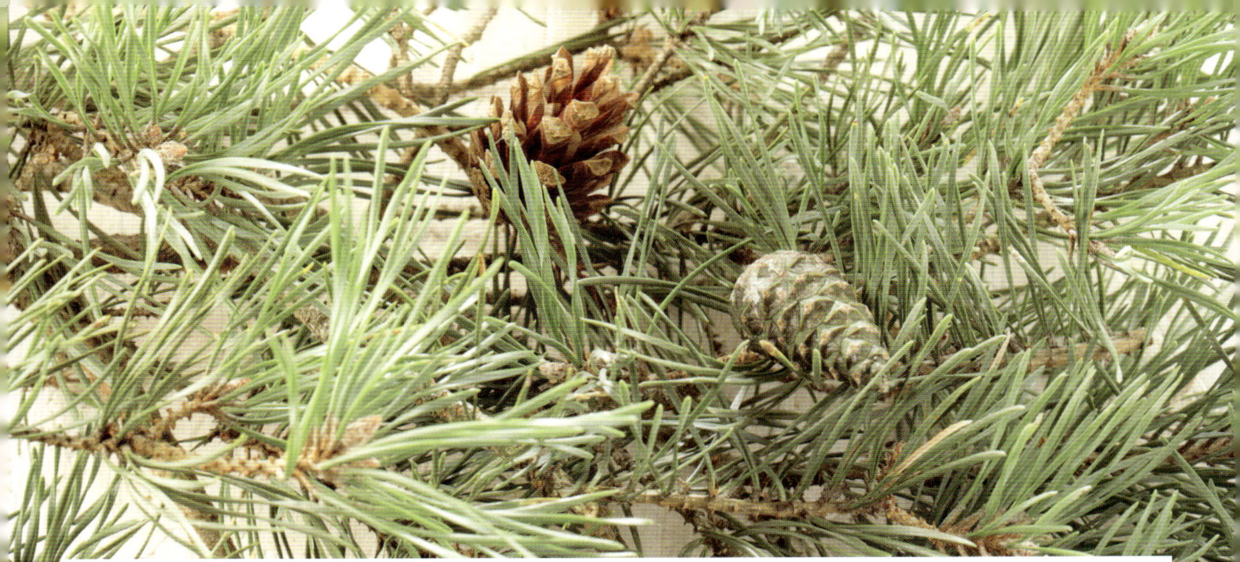

Die Kiefern-Familie ist groß, Kiefern gehören zudem immer noch zu den Charakterbäumen meiner liebsten Urlaubsregionen. Was wäre z. B. die Mittelmeerküste ohne die Pinienpilzköpfe in der Landschaft? Kanarische Kiefern feiern nach dortigen Waldbränden eine für mich wirklich beeindruckende Wiederauferstehung, wenn sie scheinbar völlig verbrannt aus dem verbliebenen Stammholz wieder vital austreiben. Die *Zirbe* wird in der Alpenregion zu Recht verehrt, sie säumt nicht nur Wanderwege, sondern liefert auch das Urlaubsbett und den Rest der wohltuenden Zimmereinrichtung. Und auch in unseren Gärten findet man neben der in kargen Sandregionen heimischen *Gemeinen Kiefer* oft die *Schwarzkiefer* und die *Weymouth-Kiefer*.

Geschichtliches

Die Kiefer ist unglaublich anpassungsfähig und genügsam. Selbst auf kargen Sandböden oder felsigem Untergrund und in salziger Meeresluft gedeiht sie noch willig und gesund. Sie war neben der Birke der erste Baum, der nach der Eiszeit die frei werdenden Flächen neu besiedelte. Mit enormer Anpassungskraft und heute fast einhundert Arten hat sie sich alle Standorte der nördlichen Halbkugel erobert, an denen die »Konkurrenz« aufgeben würde. Krüppelwuchs treibt sie weit über die Baumgrenze, natürliche Bonsaibildung lässt sie direkt auf nacktem Fels ausharren, auf den trockenen Kanaren kämmen ihre langen Nadeln die Feuchtigkeit aus den Wolken und die enorm dicke Borke bietet bei Waldbränden Feuerschutz, an der See trotzen die Windflüchter der salzigen Luft … – eine echte Überlebenskünstlerin eben.

Nutzung

Heute ist die Kiefer die zweithäufigste Nutzholzart Deutschlands, mit der sich z. B. auch auf mecklenburgischen Sandböden noch Holzerträge erzielen lassen. Obwohl dieses Holz recht leicht ist, ist es härter als das der Fichte und durch den hohen Harzgehalt auch widerstandsfähiger. Damit ist es unter anderem für Möbel oder Türblätter gut geeignet. Von ganz besonderer Qualität ist das Holz der **Zirbelkiefer**, Zirbe oder auch Arve genannt, das auch verarbeitet einen wunderbaren Duft verströmt und für Möbel, Spielsachen, Kunsthandwerk usw. verwendet wird.

Der Harzreichtum der Kiefer sorgte dafür, dass **Kienspäne** seit jeher als taugliche Feueranzünder genutzt wurden und selbst Hütten und

Häuser erleuchteten: Gut getrocknet und noch zusätzlich in Harz getaucht, spannte man sie in *Kienhalter*, steckte sie an und erhielt damit in Zeiten ohne elektrische Beleuchtung je nach Größe Funzel- oder Fackellicht.

Das durch das Einschneiden der Rinde abgezapfte **Terpentin**, das noch flüssige, mit ätherischen Ölen vermischte Harz, wird weltweit in sehr unterschiedlichen Qualitäten aus verschiedenen Kiefernarten, sogar aus Lärche, Tanne und Fichte, gewonnen. Meist wird es zu Terpentinöl destilliert, das wiederum als Lösungsmittel für Öl und Harz eingesetzt wird, es ist Binde- und Verdünnungsmittel in der Ölmalerei und hält Siegellack geschmeidig. Das zu DDR-Zeiten in größeren Mengen gewonnene Kiefernharz ersetzte neben dieser Verwendung auch Erdöl und wurde unter anderem zu Lackfarben oder Teer weiterverarbeitet. In vielen Gegenden wurden Kiefernnadeln genauso wie Fichtennadeln zu Waldwolle verarbeitet. Eine ganz besondere Karriere machte die Kiefer aber in Japan als Gartengewächs. Dortige Gärtner wissen bis heute die Eigenheiten dieses Baumes besonders zu nutzen und zu steigern. Während nämlich die verwandten Tannen und Fichten aufrecht nach oben streben, geben sich die meisten Kiefern dem Wind und dem Licht oder eben auch Gärtnerscheren hin.

Küche und Heilkunde

Frisches Kiefernholz riecht wunderbar nach Harz, sogar die frischen grünen Maitriebe schmecken stark harzig. Das Harz ist auch der Grund für die medizinische Verwendung der Kiefer: Vor allem Salben, die Terpentin (Harz) oder gereinigtes Terpentinöl enthalten, werden bei müden Füßen, Muskelschmerzen, stumpfen Verletzungen und auch Gicht und Rheuma oder sogar bei rissiger Haut eingesetzt. Auch in der Tiermedizin werden sie angewendet. Innerlich sollte man auf Standardpräparate zurückgreifen und kein unverarbeitetes Harz oder Öl einnehmen, das kann zu Reizungen von Magen und Darm führen.

Den nussigen Samen allerdings kann ich keinen Harzcharakter unterstellen, die schmecken einfach gut. Leider ist die Ernte im Vergleich zu Nüssen wenig ertragreich, am ergiebigsten sind die am Mittelmeer beheimateten Pinien, deren Nüsschen wir auch hierzulande genießen können: Die **Pinienkerne** haben sich zu einer beliebten Zutat gemausert.

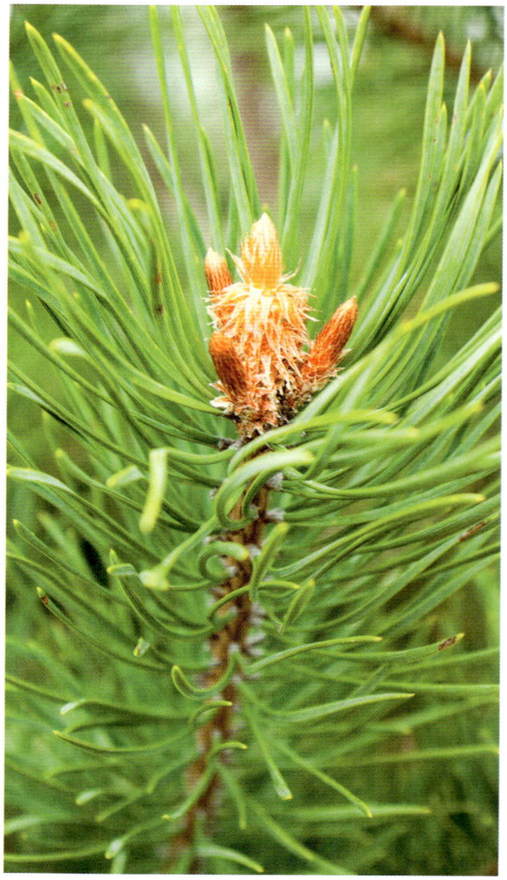

Wollte man aber den heimischen Kiefern ihre viel kleineren, aber ebenso schmackhaften Kernchen entlocken, müsste man schneller sein als Wind und Wetter. Die etwa im Frühsommer voll ausgereiften Zapfen öffnen noch am Baum hängend bei trockenem Wetter ihre Schuppen, um den geflügelten Nüsschen eine gute Startposition zu verschaffen und dann verstreut der Wind die gesamte potenzielle Ernte! Da würde nur helfen, die nahezu reifen, noch geschlossenen Zapfen zu pflücken (wenn man sie erreichen kann) und einige Zeit nachreifen zu lassen, bis sie sich öffnen – genau so aufwändig werden Pinienkerne in den Mittelmeerländern geerntet! Die heraus fallenden Samen der heimischen Kiefer müssen nur noch durch Reiben von ihrem seidigen Flügel befreit und können dann z. T. gleich so verwendet werden, solange sie frisch sind. Die der Mittelmeerpinien müssen dagegen erst geknackt werden.

Pinienkern-Birnen-Kuchen

Für den Teig:
- 200 g brauner Zucker
- 250 g zimmerwarme Butter
- 5 Eier
- 250 g Dinkelmehl
- 1 Pck. Backpulver
- 80 g Pinienkerne

Für den Belag:
- 3 reife, weiche Birnen
- 100 g Schlehenmarmelade (notfalls auch Aronia-Marmelade oder ungesüßtes Pflaumenmus)
- 100 g Pinienkerne

Natürlich lassen sich eigentlich alle Pinienkernrezepte auch mit heimischen Walnüssen oder Haselnüssen zubereiten, aber genauso wie die beiden schon einen sehr verschiedenen Charakter haben, ist auch das Aroma der Pinienkerne nicht zu vergleichen!

Gesamtmenge Pinienkerne in einer fettfreien Pfanne etwas anrösten und dann grob hacken. Für den Teig Butter und Zucker schaumig schlagen, nach und nach die Eier zugeben und weiterrühren. Mehl, Backpulver und 50 g Pinienkerne separat mischen, zufügen und gut unterrühren. Den Teig in eine große gefettete Springform (26 cm Ø) füllen. Birnen schälen, halbieren und das Kerngehäuse herausheben. Die Hälften nach oben offen in den Teig hineinsetzen, die Kerngehäusestellen mit Schlehenmarmelade auffüllen, alles mit den restlichen, gerösteten Pinienkernen großzügig bestreuen. Bei 180 °C ca. 30 Minuten backen (Stäbchenprobe).

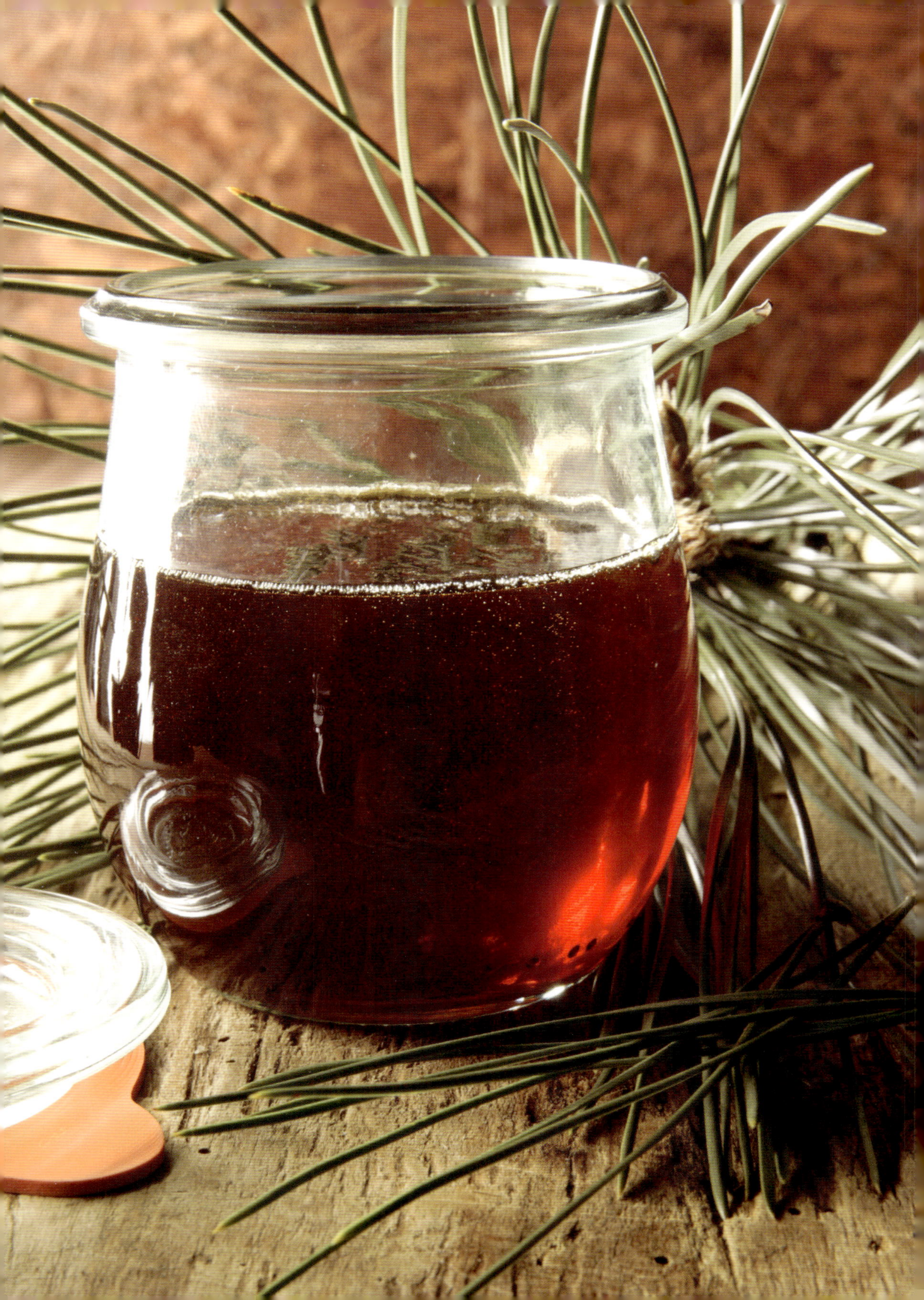

Kiefernnadelsirup

↗ siehe Abb. S. 94

2 Litermaß voll zarter Kiefernspitzen
2 Liter Wasser
2 Bio-Zitronen
2 kg Zucker

Das Rezept wird in den Bergen gerne mit Zirbe zubereitet und funktioniert ebenso mit Fichtenmaiwuchs, dann schmeckt das Ganze milder und taugt auch als Brotaufstrich.

Kiefernspitzen und Wasser kalt ansetzen und zum Kochen bringen. Vom Herd nehmen und noch ein paar Minuten ziehen lassen, dann abseihen. Zitronen auspressen und zusammen mit dem Zucker zum Sud geben. Alles wieder erhitzen und so lange rühren, bis der Zucker aufgelöst ist. Den Herd auf die kleinste Stufe drehen, jetzt darf das Ganze nicht mehr kochen, nur noch dampfen, um alles so weit zu reduzieren, dass ein zäher Sirup daraus wird. Je flacher und größer der Topf ist und je öfter Sie rühren, desto schneller geht es. Anfangs kann man den Topf auch alleine dampfen lassen, später muss ständig wieder gerührt werden, damit der Sirup nicht zu heiß wird und kandiert. Da der Vorgang insgesamt je nach Topf bis zu 4 Stunden dauert, ist es kein Problem, alles zwischendurch abkühlen zu lassen und später wieder zu erwärmen. Dann kann man gleich die Konsistenz des kalten Sirups prüfen, die etwa flüssigem Honig entsprechen sollte. Anderenfalls sollte man für die Prüfung einen kalten Kaffeelöffel oder Unterteller verwenden. Wenn die richtige Konsistenz erreicht ist, heiß in Gläser füllen, zudrehen und umdrehen.

LÄRCHE

[Larix decidua]

Mein Mann hatte die Lacher auf seiner Seite, als er vor einigen Jahren zu Silvester auf der Terrasse der von uns wiederholt gemieteten Ferienwohnung verschmitzt feststellte: »Na, die zwei Nadelbäume könnten sie auch fällen, die waren ja voriges Jahr schon kahl!« und sein Freund – ebenfalls ein studierter Landschaftsgärtner – darauf hereinfiel und ihm beipflichtete, obwohl es sich einfach nur um stattliche winterkahle Lärchen handelte.

Dieser Irrtum sorgte für Erheiterung. Ebenso heiter und licht erscheint das Wesen der Lärche, in deren Schatten es nie wirklich dunkel ist und die es mit dem Farbwechsel von frühem Zartgrün und sommerlichem Sattgrün zum furiosen gelben Finale im Herbst den Laubbäumen gleichtut – dafür muss man, anders als bei den anderen Nadelbäumen, die kahle Zeit eben auch in Kauf nehmen.

Geschichtliches

Wie die Birke unter den Laubbäumen, so ist die Lärche die holde Weiblichkeit unter den Nadelbäumen. Im Volksglauben wurde sie mit Waldfeen assoziiert, die dem Menschen helfen und Schutz anbieten, solange dieser *mit* der und nicht *gegen* die Natur lebt. Lärchen sind sehr anspruchslos und schnellwüchsig, lassen sich aber nicht mit gleichem Erfolg wie Kiefer und Fichte zu großen Monokulturen anpflanzen. Dafür erklimmen sie zusammen mit Bergkiefern recht große Höhen und bilden ihre schönsten Bestände in den europäischen Hochgebirgsregionen.

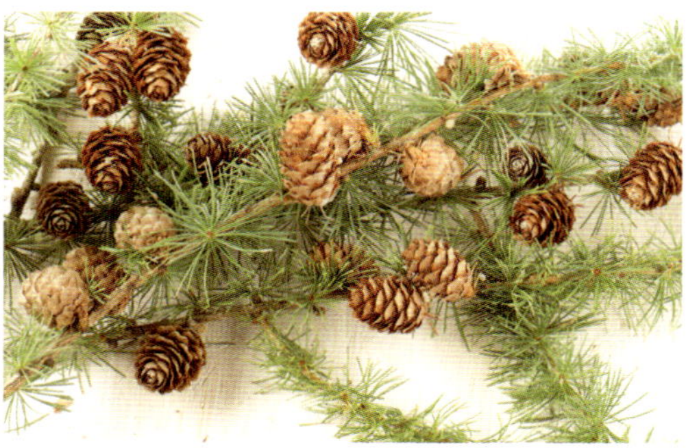

Nutzung

Lärchenholz enthält noch mehr Harz als Kiefer und ist daher sehr dauerhaft, fest und witterungsbeständig sowie widerstandsfähig gegen Schädlingsbefall. Daher wird es für Fußböden und Treppen, vor allem aber gern im Außenbereich für Terrassen, Abgrenzungen, Hochbeete und Ähnliches verwendet. Früher waren diese Eigenschaften eher für hölzerne Wasserleitungen, Bottiche und auch Holzschindeln zur Dach- und Fassadenbedeckung gefragt. Auch die Gewinnung des Lärchenharzes ist in ihrem Verbreitungsgebiet seit Jahrhunderten Tradition. Hier wird es in der Volks- und Tiermedizin sowie als Dichtungsmaterial von Böttchern und Bootsbauern gebraucht.

Küche und Heilkunde

Medizinische Verwendung findet das Terpentinöl aus dem Lärchenharz – heutzutage nur noch zur äußerlichen

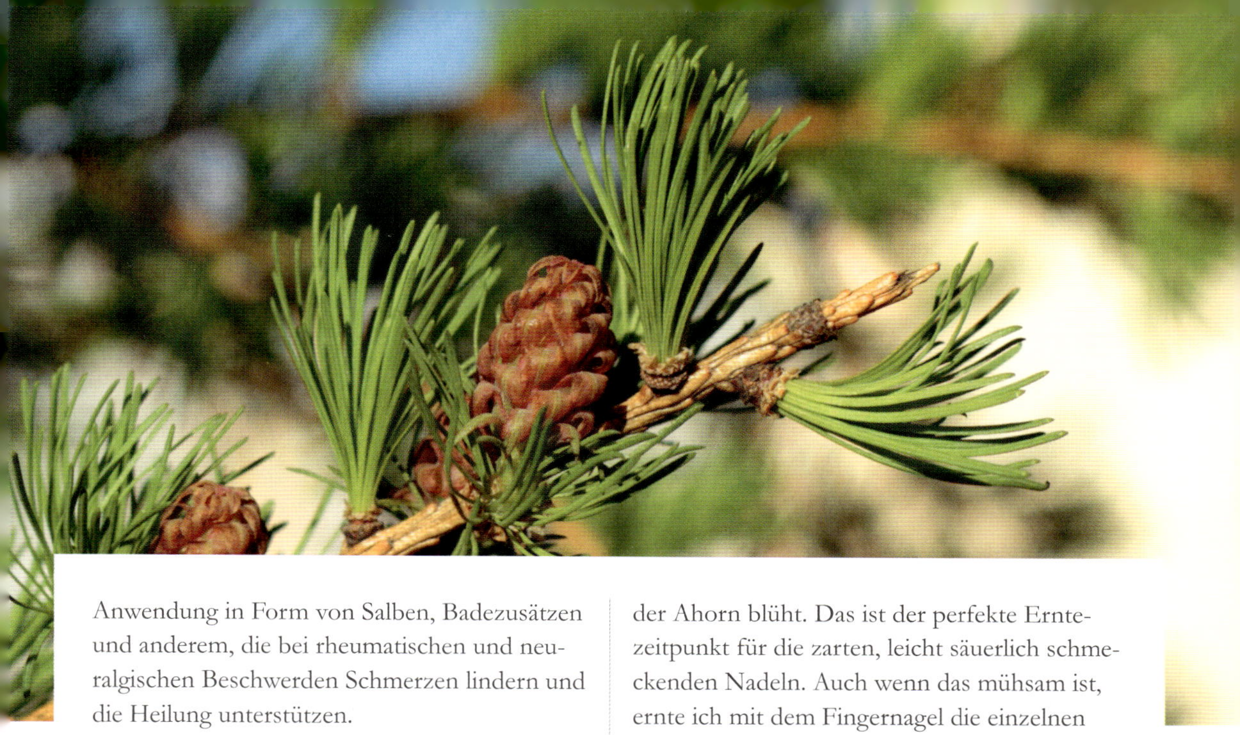

Anwendung in Form von Salben, Badezusätzen und anderem, die bei rheumatischen und neuralgischen Beschwerden Schmerzen lindern und die Heilung unterstützen.

Die Lärche ist im Frühling der schnellste der heimischen Nadelbäume. Ihr zartes Grün sprießt schon, wenn auch die Birke grünt und der Ahorn blüht. Das ist der perfekte Erntezeitpunkt für die zarten, leicht säuerlich schmeckenden Nadeln. Auch wenn das mühsam ist, ernte ich mit dem Fingernagel die einzelnen Büschelchen, ohne dabei den verholzenden Ansatz mit zu erwischen. Dann sind sie quasi sofort küchenfertig, je nach Rezept werden sie nur noch grob gehackt.

Ziegenfrischkäsepralinen mit Quittenchutney und Lärchennadeln

↗ siehe Abb. S. 99

250 g Ziegenfrischkäse
100 g Quittenchutney (alternativ andere Chutneys, Fruchtsenf oder Meerrettich ausprobieren)
1 Kaffeetasse voll Lärchenmaiwuchs

Unsere Chutneyauswahl ist immer recht groß, und cremig-süßes Quittenchutney passt, finde ich, am besten zu den säuerlichen Lärchennadeln, aber Sie können auch herbe (Orangen- oder Aronia-)Marmelade dazu probieren. Und dann muss man nur noch entscheiden: Sollen diese Pralinen Teil der Vorspeise sein oder, auf Nusscrackern platziert, das Käsedessert?

Pralinenförmchen mit Ziegenfrischkäse füllen, eine Mulde hineindrücken. Mit zwei Teelöffeln oder dem Spritzbeutel das Chutney in die Mitte geben, die Pralinen mit Frischkäse verschließen und einige Zeit kalt stellen. Inzwischen den Lärchenmaiwuchs von allen trockenen Schuppen befreien, fein hacken und in eine Müslischüssel geben. Die festen Pralinen vorsichtig aus den Formen lösen, in die Nadeln geben und die Müslischale so bewegen, dass jede Praline komplett von gehackten Nadeln bedeckt wird.

Doradenfilet mit Lärchennadelsoße auf wildem Frühlingssalat

für 2 Personen
2 Doradenfilets à ca. 160 g
2 EL neutrales Öl
Pfeffer, Salz
Salat (insgesamt etwa so viel wie ein Kopfsalat), z. B.: Blattsalat, zarte Lindenblätter, zarte Gierschblätter, Gänseblümchenblüten, Vogelmierespitzen oder andere wilde Salatkräuter und -blüten nach Geschmack

Für die Soße:
ca. 400 g gemischte Kräuter – etwa zu gleichen Teilen: Lärchennadeln, Knoblauchraukenblätter und Pimpinelle
200 g saure Sahne
500 g Joghurt (3,5%)
je 1 TL milder Senf
Salz, Zucker
1 EL Zitronensaft

Wenn diese Portion Fisch mehr als nur ein Salatabendessen sein soll, mache ich einfach mehr Soße und gebe noch ein paar Pellkartoffeln dazu – ein herrlich leichter Frühlingsmittagstisch – und zu viel von dieser Soße gibt es eigentlich nie! Sollte doch mal was übrig sein, hält sie sich verschlossen im Kühlschrank 1 bis 2 Tage.

Salat verlesen, waschen und zerzupfen. Für die Soße die Kräuter mit der sauren Sahne zügig glatt pürieren, den Joghurt einrühren und mit den Gewürzen und dem Zitronensaft abschmecken. Über den Salat geben. Doradenfilets bei mittlerer Hitze im Öl von der Hautseite langsam braten, erst kurz vor dem Servieren pfeffern und salzen und für 1 bis 2 Minuten in der Pfanne auf die Fleischseite drehen, dann auf dem Salat anrichten.

Lärchen-Lauch-Creme als Brotaufstrich

10 cm Porreestange
1 Kaffeetasse voll Lärchennadeln
400 g Mascarpone
200 g zimmerwarme Butter
Pfeffer, Salz

Da ich im Kombinieren nicht zimperlich bin, ist Porree nur ein möglicher Partner für Lärchennadeln. Sehr fein wird das Ganze auch mit Lindenblättern oder Pimpinelle.

Porree in Ringe schneiden und anschließend mit dem Wiegemesser fein hacken. Lärchennadeln vom Zweig zupfen und ebenfalls fein hacken. Mascarpone und Butter miteinander gut verrühren, mit Pfeffer und Salz abschmecken und Porree und Lärche unterrühren. Alles kalt stellen und gut durchziehen lassen.

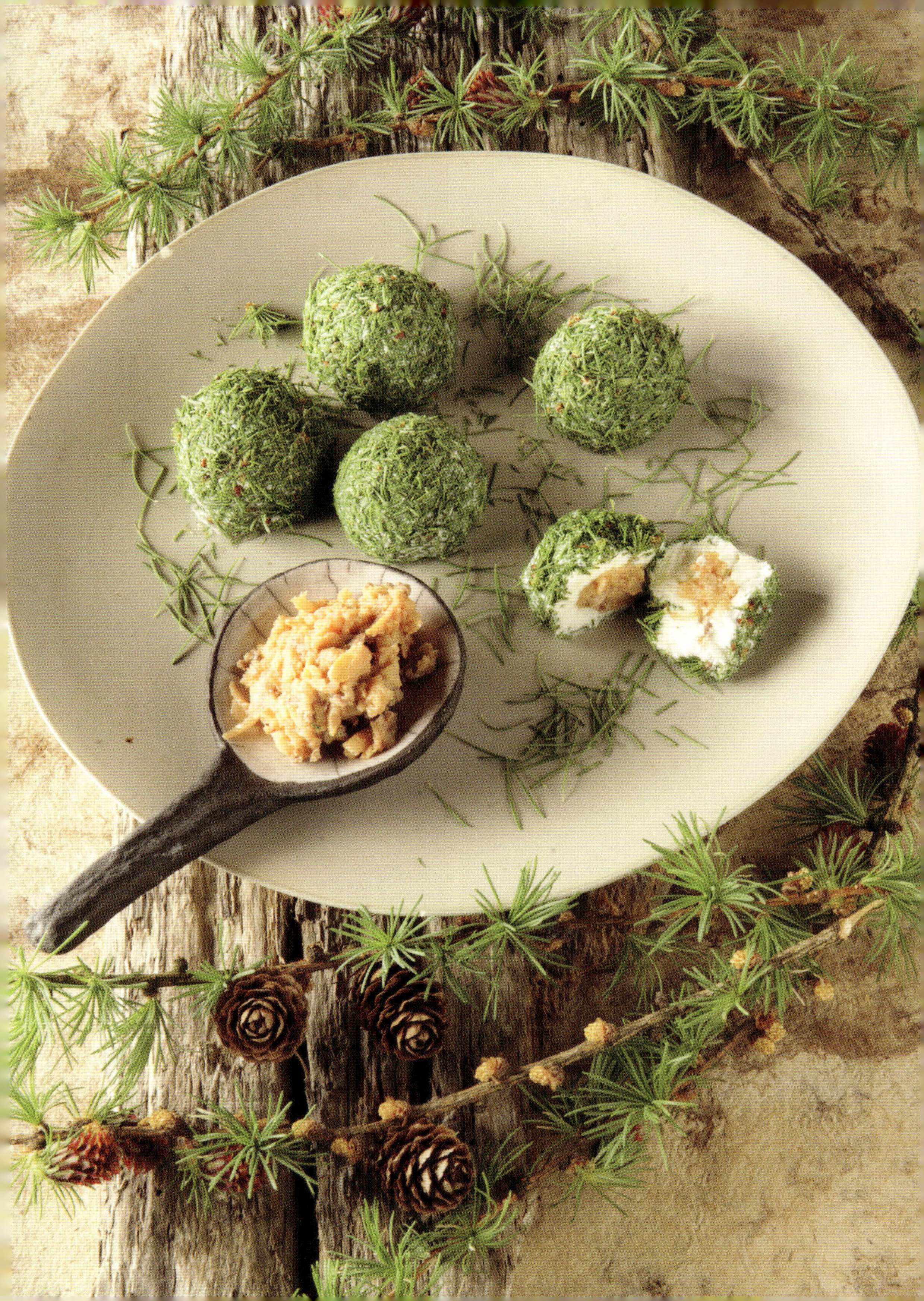

LINDE

[Tilia cordata, Tilia platyphyllos]

Als ich in Kindertagen mit dem Kräutersammeln begann, um Taschengeld zu verdienen, boten sich Lindenblüten als Sammelgut an. Sie sind leicht zu trocknen, duften schon beim Ernten wunderbar, schmeckten mir (das war ein wichtiges Kriterium!) und wurden recht gut entlohnt (obwohl sie ja fast nichts wiegen).

Das Sammeln war allerdings nicht überall so einfach, man muss ja erstmal an die Zweige heranreichen können. Mit einem Trick sorgte ich damals für einen deutlich besseren Ausgangspunkt: In der Nähe der Linden auf unserem Schulhof gab es die Sitzgruppe aus dicken Stammstücken, und ich schaffte es tatsächlich mit reichlich phantastischen Erklärungen, die Jungs anzustiften, diese Stämme unter den Lindenästen zu platzieren. Die wussten natürlich nicht, dass ich vorhatte, nach Hortschluss zum Ernten wiederzukommen …

Heute gehören Linden für mich zu den faszinierendsten und schönsten Bäumen, die als ganzer Baum – wenn sie frei wachsen dürfen – die *herzliche* Form ihrer Blätter und damit ihr *lindes* Wesen zeigen. Die Frühlingsblätter sind einfach nur zarte, wirklich milde Salatblätter, von denen niemand sagen könnte, sie schmecken nicht. Die Blüten haben einen wunderbar milden Duft, der weich einhüllt und selbst dann nicht »nervt«, wenn er intensiver ist. Wenn Linden stören, weil ihr Baumsaft unsere Autos verklebt, dann haben wir sie vorher »verletzt« mit diesen Autos! Linden mögen weichen offenen Boden um sich herum. Müssen sie dagegen mit verdichtetem, »zugeparktem« Wurzelraum auskommen, haben sie Stress. So, als ob wir ständig in der Zugluft einer Klimaanlage sitzen und das Immunsystem irgendwann damit überfordert ist, weiß sich auch eine gestresste Linde nicht mehr genügend gegen die Lästlinge zu wehren, die ihre Leitungsbahnen anbohren, um an den süßen Saft zu gelangen. An einem guten Ort wird vermutlich der Platz auf der Bank unterm Baum niemals kleben!

Geschichtliches

Eigentlich ist die Linde *der* deutsche Baum – anders als Nationalisten behaupten, die uns Deutschen seit dem 19. Jahrhundert die Eigenschaften der Eiche andichten. Die Linde steht *am Brunnen vor dem Tore* oder auf dem Dorfplatz, unter ihr wurde *Think*, also *Gericht* gehalten. So versprachen Urteilssprüche von *Herzen* zu kommen, ausgewogen und milde zu sein – und das könnte dem Baum sogar zu seinem lateinischen Namen *Tilia* verholfen haben, der aber ebenso gut auf das griechische *tilos* für *Faser* zurückgehen kann. Unter ihr spielte die Musik zum Tanz auf und meist steht da auch eine Bank, auf der sich die Alten zum Schwätzchen versammeln (*wo wir uns finden, wohl unter Linden, zur Abendzeit* …) und sich Liebespaare Schwüre zuflüstern – unter einem ganzen Geäst voll *linder Blattherzen.*

Alte Linden sind die »Baumheiligtümer«, die auch in der christlichen Zeit Bestand hatten.

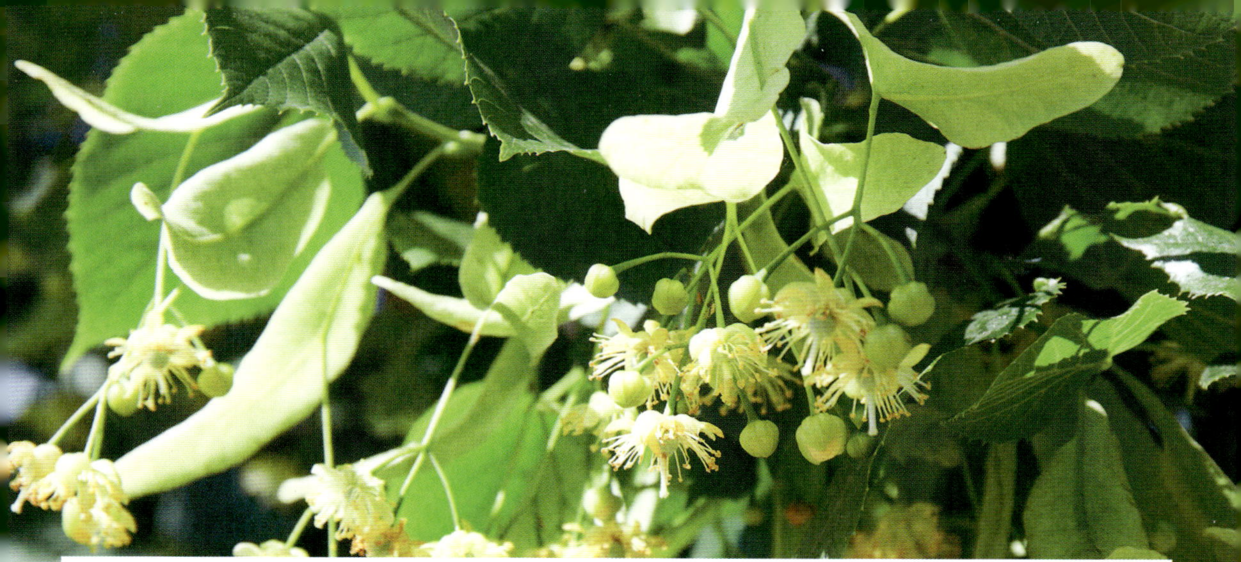

Viele der Liebesgeschichten und Urteilssprüche sind über die Jahrhunderte auch literarisch verewigt worden, allerdings sorgt auch ein Lindenblatt dafür, dass Siegfrieds Unsterblichkeit einen Makel behält, als er im Blute des von ihm besiegten *Lindwurms* badet. Und nicht zuletzt stand die Sommerlinde als Hofbaum auf so manchem Bauernhof, und das gleich mit mehrfachem Nutzen. Auch der Schatten einer Linde ist weich und mild, ihre Blüten duften ganz wunderbar und bieten den Bienen Nahrung für den Honigwintervorrat und den Menschen ein wichtiges Hausmittel für die Gesundheit der Familie. Übrigens sind die großen Sommerblätter auch ein sehr taugliches Ersatztoilettenpapier – dieses Wissen hätte ich schon gern in Kindertagen gehabt auf unseren Streifzügen durch die Natur, als wir »im Notfall« lieber die großen Blätter auswählten statt der etwas weicheren und trotzdem stabilen …

Nutzung

Das weiche **Lindenholz** eignet sich weder als Bau- oder Möbelholz noch als Kaminholz. Während daraus heute Reißbretter, Hutformen, Pinselstiele und Zündhölzer gemacht werden, war es früher das bedeutendste Schnitzholz, mit dem Tilman Riemenschneider arbeitete, aber auch Künstler wie Veit Stoß und andere ihre Plastiken und ganze Altäre schnitzten.

Mindestens ebenso wichtig wie der Rohstoff Holz war in früheren Jahrhunderten der **Lindenbast**. Die innere Rinde ist sehr weich und unglaublich langfaserig und lässt sich im Frühling leicht abschälen. Entsprechend verarbeitet gewann man daraus Bastfasern, die ein stabiles Bindematerial boten und noch immer bieten, das bereits in jungsteinzeitlichen Pfahlbausiedlungen Verwendung fand. Über Jahrhunderte hinweg wurde es auch zu Matten, Schuhen, Bienenkörben, Seilen und anderem weiterverarbeitet.

Der wichtigste Nutzen von Linden war und ist aber wohl die **Bienenweide**. Schon ein einzelner großer Baum liefert genug Futter für einen ganzen Bienenstaat und sehr viel Honig!

Erwähnt sei noch die Verwendung des Holzes für medizinische **Aktivkohle** und **Zeichenkohle**. Diese Lindenholzkohle wurde außerdem zu Schießpulver verarbeitet und wird als Räucherkohle genutzt.

Küche und Heilkunde

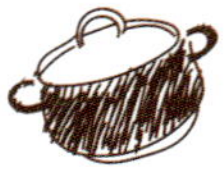

Gern sage ich bei meinen Führungen mal bewusst missverständlich: »Lindenblüten sind ein guter Fiebertee. Bedeutet das, dass das Fieber steigt oder sinkt?« Die korrekte Antwort lautet: Es ist ein schweißtreibender **Tee**, und die Natur richtet es so ein, dass die Körpertemperatur je nach Bedarf steigt *oder* sinkt. Wenn Kinder fiebern, fühlen sie sich heiß und trocken an. Verhilft eine Tasse Lindenblütentee zum Schwitzen, sinkt damit die Körpertemperatur. Wir Erwachsenen fiebern viel zu spät. Wenn wir fröstelnd heimkommen, kann eine Tasse Schwitztee helfen, die Krankheitserreger zu vertreiben, die durch eine zu kalte Nase erst eingeladen wurden.

Aktivkohle, die für medizinische Zwecke oft aus Lindenholz besteht, wird aufgrund ihrer enormen reaktiven Oberfläche vor allem in Vergiftungsfällen eingesetzt, um die aufgenommenen Giftstoffe im Magen-Darm-Trakt zu binden und abzutransportieren.

Lindenblätter sind die mildesten und schmackhaftesten Baumblätter hierzulande überhaupt, und Ernte und Verarbeitung sind denkbar einfach. Solange die Blätter zartgrün und lind sind, die Sonne also noch hindurchscheint, sind sie wirklich tolle Salatblätter mit allen Dressings, die Ihr Hausrepertoire zu bieten hat. Etwas später, in einem kräftigeren Grün, aber noch nicht zäh, eignen sie sich immer noch wunderbar als Blattgemüse in Aufläufen, Tartes usw. Wenn man Glück hat, lassen sich solch zarte Blätter sogar im Sommer ein zweites Mal finden: Linden neigen zu erheblichem Stockaustrieb, und wenn der Gärtner diesen heruntergeschnitten hat und der Baum es hartnäckig erneut versucht, ist kein Gärtner böse über das Abernten des unverhofft zarten Angebots.

Auch die **Lindenblüten** taugen zu weit mehr als nur zu Schwitztee. Um ihr Aroma in Sahne, Zucker, (Apfel-)Säure oder auch Alkohol einzufangen, werden sie ebenso wie für den Tee mit Flugblatt gesammelt und verwendet. Sollen sie in Salat oder Süßspeise mitgegessen werden, dürfen sie natürlich weder Blatt noch Stiel haben, und in beiden Fällen werden sie selbstverständlich nicht gewaschen, um den köstlichen Duft nicht abzuspülen. Speise- (und auch heil-)tauglich sind selbstverständlich nur Blätter und Blüten, die nicht kleben: Nur sie stammen von einem gesunden Baum an einem stressfreien Standort.

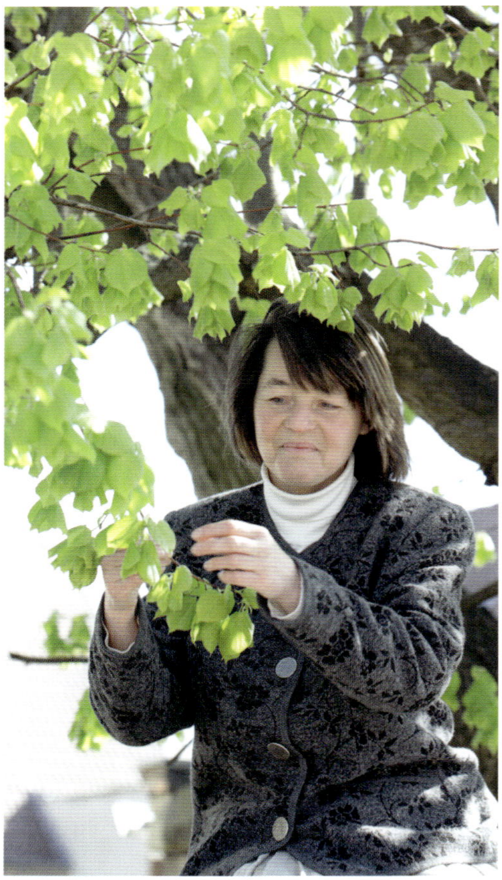

Linden-Panacotta

500 ml Sahne
1 Litermaß voll gut duftender Lindenblüten
2 EL Zucker
4 Blatt weiße Gelatine

Mit Sahne kann man am besten und einfachsten Blütendüfte einfangen. Lindenblüten sind für mich nur *ein* möglicher Geschmacksgeber von vielen Blüten, die der Garten bietet. Versuchen Sie das gleiche Rezept zu anderer Zeit also auch mit Jasmin-, Flieder-, Robinien- oder Rosenblüten. Aber Lindenblüten sind auch wintertauglich. Getrocknet lassen sie sich ebenso verwenden.

Sahne in einem Topf erwärmen, Zucker darin auflösen und die Lindenblüten einrühren. Vom Herd nehmen. Zusammen mindestens ½ Stunde ziehen lassen, dann abseihen, aufkochen und 15 Minuten leise köcheln lassen. Inzwischen Gelatine in kaltem Wasser einweichen, dann ausdrücken und in der heißen Sahne auflösen. In kalt ausgespülte Förmchen portionieren und für 2 Stunden kühl stellen. Dazu z.B. gezuckerte Erdbeeren oder pürierte Himbeeren servieren.

Obstsalat mit Lindenhonig und Lindenblüten

insgesamt ca. 1 kg Obst, z.B.: Mango, säuerlicher Apfel, evtl. Weinbeeren, erste Felsenbirnen oder Himbeeren (sonst TK oder Dose, aber ungesüßt)
½ Litermaß Lindenblüten ohne Flugblatt und Stiel

Für das Dressing:
Saft von 1 Zitrone
1–2 EL Lindenhonig
einige Blättchen Zitronenverbene (alternativ zitronige Duftgeranie oder Melisse)
1 Prise Salz

Wenn die Linden blühen, ist noch nicht die Zeit für viel heimisches Obst, deshalb sollten Sie das Rezept variieren, je nachdem, was frisch im Angebot ist und vielleicht nicht von allzu weit herkommt.

Das Obst waschen bzw. schälen, in etwa gleich große Stücke schneiden und mischen. Aus Zitronensaft, Honig, Salz und 5 EL Wasser ein Dressing rühren. Die Blättchen ganz fein hacken und ins Dressing geben, den Obstsalat damit marinieren, die Blüten unterheben und alles noch einige Minuten durchziehen lassen.

Dinkelfladen mit wildem Salat

↗ siehe Abb. S. 105

Für die Fladen:
200 g frischer Dinkelschrot
300 ml Wasser
1 Msp. Salz
Öl zum Braten

Für das Dressing:
100 g Magerquark
100 g griechischer Joghurt
50 g Schmand
1 TL Weinessig
3 EL Öl
150 ml Milch
Pfeffer, Salz, Würzkräuter

Für den Salat:
zarte Blätter und Blüten je nach Saison und Geschmack: z.B. Lindenblätter, Gänseblümchen, Primelblüten, Schaumkraut, Knoblauchsraukenblätter

Dazu:
je nach Geschmack ca. 150 g geriebener Emmentaler, zerkrümelter Feta, Sonnenblumen- oder Sesamsamen

Die Dinkelfladen, die wir in der Saison fast wöchentlich auf verschiedenen Bauernmärkten der Region anbieten, haben natürlich immer eine andere Salatauflage – je nach saisonalem Angebot. Aber die wichtigste Frühlingsgrundlage bilden jedes Jahr die Lindenblätter, wenn nötig, sogar in der Vase vorgetrieben.

Dinkelschrot in kaltem Wasser für ½ Stunde einweichen, kräftig salzen. Inzwischen das Dressing aus den angegebenen Zutaten anrühren und abschmecken (Veganer können hierfür auch einfach gut gewürzte Tomatensoße verwenden).
Blüten ausschütteln, ggf. Tierchen abstreifen, Salat waschen, gut trocken schütteln und grob schneiden. Die Dinkelmasse schöpflöffelweise in der heißen Pfanne mit wenig Öl dünn ausbraten wie sonst Kartoffelpuffer. Vor dem Servieren auf den Fladen das Dressing großzügig verteilen, den Salat aufsetzen und mit Kernen oder Käse bestreuen.

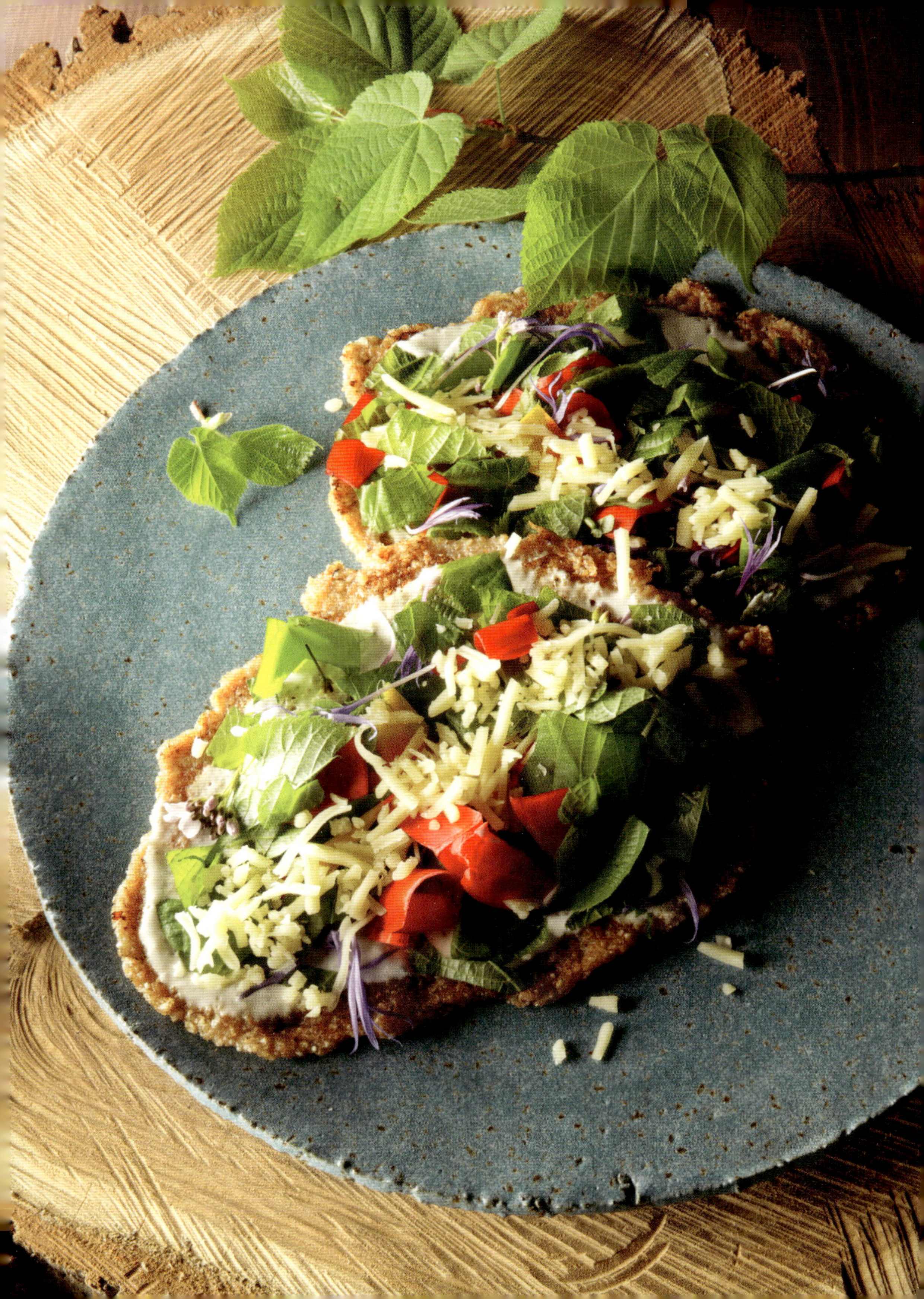

MAGNOLIE

[Magnolia spec.]

Vor Jahren las ich in einem Roman, dass man in Japan Magnolienblütenblätter in Backteig frittiert – ich war begeistert, denn das hieß ja, dass man Magnolienblütenblätter essen kann! Ärgerlich nur, dass ich das im Sommer las, da kann man ja nicht mehr kosten …

Aber bei mir frisst sich so eine Information irgendwo ganz hinten im Gehirn fest, und im nächsten Frühling zog ich meinen Mann in den Vorgarten, um gemeinsam zu kosten: Die zarte, kleinblütige Sternmagnolie blühte gerade. Mein Mann probierte ein Blütenblatt, ich gleich eine ganze Blüte – aber oh schrecklich! Ich hatte bis dahin nie aus einer Parfümflasche gekostet – an dem Tag habe ich sie leer getrunken! Bah, naja, Japaner, dachte ich. Erst zwei oder drei Jahre später, anlässlich einer Führung zu essbaren Bäumen durch eine Leipziger Baumschule, bot sich wieder die Gelegenheit, daran zu erinnern. Dort stand aber eine der wunderbaren, großblütigen Magnolien zum Kosten parat – und ich wagte es, diesmal nur vorsichtig, erneut: Die schmeckt wie Chicoree mit Duft! Zu Hause musste sich dann mein Mann anhören, die falsche Magnolie gepflanzt zu haben. Er konnte das natürlich nicht wissen und inzwischen steht an dieser Stelle auch ein Strauch mit sehr wohlschmeckenden großen rosa Blüten …

Geschichtliches

Magnolien haben – einmal von Strauchpfingstrosen abgesehen – die größten Einzelblüten aller hier heimischen oder kultivierten Gehölze. Nicht nur in Japan, sondern in ganz Ostasien sind die wilden Vorfahren heutiger Sortenzüchtungen zu Hause. Hierzulande gehören Magnolien bis heute zu den teuersten Ziergehölzen, die Baumschulen zu bieten haben. Das war auch schon früher so, schöne Magnolien vor Gehöften oder Bürgerhäusern gaben also auch Auskunft über den wohlgefüllten Geldbeutel der Bewohner. Namenspatron ist *Pierre Magnol*, Doktor der Medizin und Direktor des Botanischen Gartens in Montpellier, Frankreich. Seine Überlegungen

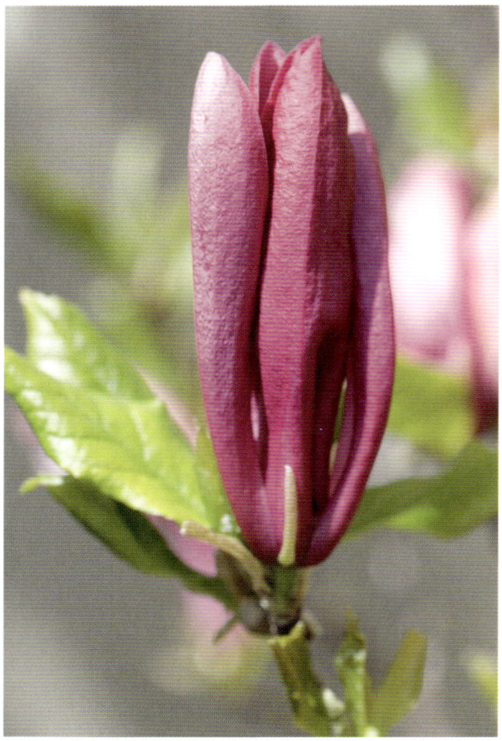

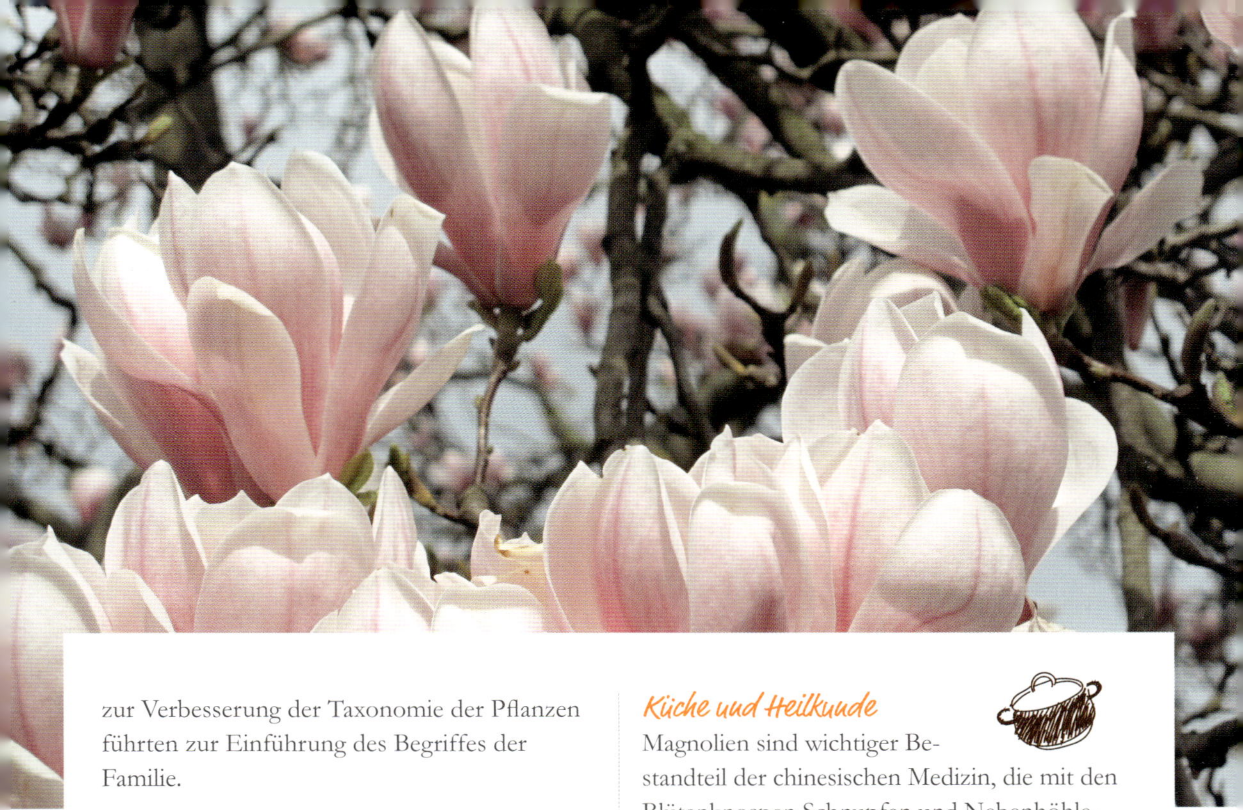

zur Verbesserung der Taxonomie der Pflanzen führten zur Einführung des Begriffes der Familie.

Garten

Die Gehölze vertragen zwar hiesige Frostwinter völlig problemlos, sind die Blüten aber erst einmal entfaltet, könnten schon wenige Minusgrade die ganze Pracht zunichte machen. Deshalb stehen sie so gern auf der Sonnenseite, eine schützende Hauswand in ihrem Rücken. Und auch Wind mögen sie nicht sonderlich. Ansonsten haben sie keine großen Ansprüche, danken aber nährstoffreichen lockeren Boden, auf dem sie ungestört wachsen können. Dann entwickeln sie sich ganz langsam, aber vehement zu stolzen Exemplaren, deren Platzbedarf man schon bei der Pflanzung bedenken sollte. Da es zahlreiche Magnoliensorten mit Farben von Reinweiß über Cremegelb bis zu tiefem Bordeaux mit sehr unterschiedlich intensivem Duft gibt, sollte man sich bei der Wahl mit Blick auf kulinarische Qualitäten Beratung holen und Zeit lassen – vielleicht bis zum nächsten Frühling, um sogar vorher zu kosten.

Küche und Heilkunde

Magnolien sind wichtiger Bestandteil der chinesischen Medizin, die mit den Blütenknospen Schnupfen und Nebenhöhlenerkrankungen sowie mit der Rinde Blähungen, Übelkeit und Appetitlosigkeit behandelt. Außerdem hat sich erwiesen, dass Magnolienextrakte hilfreich sein können bei den Hormonumstellungen und damit verbundenen Beschwerden von Frauen in den Wechseljahren und danach. Während der Schwangerschaft darf Magnolie deshalb nicht medizinisch verwendet werden.

Für die Verwendung in der Küche sollte man schon beim Pflücken vorsichtig und pfleglich vorgehen. Auch beim Verarbeiten bitte nicht zu viel quetschen, knicken oder rühren – und das Ganze recht bald servieren, denn Magnolienblütenblätter oxidieren rasch an Knicken und Bruchkanten, werden braun und unansehnlich. Der *Geschmack* ist *Geschmackssache* – wie ich ja erfahren musste, sollte man stark duftende Blüten zunächst sparsam probieren! Je dickfleischiger die Blütenblätter sind, desto interessanter sind sie auch zum Verspeisen.

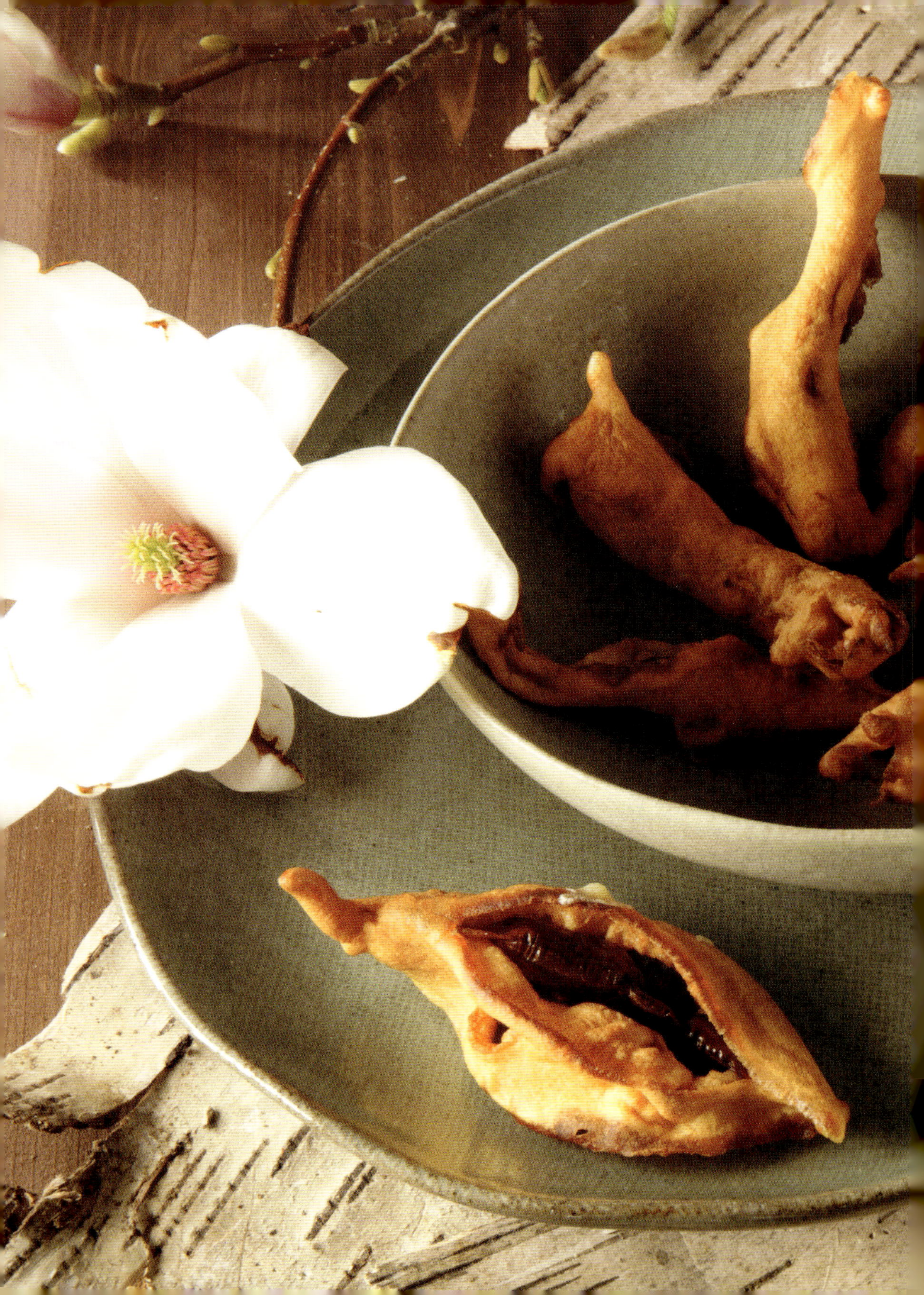

Ausgebackene Magnolienblüten

↗ siehe Abb. S. 108

Für den Teig:
320 g Dinkelmehl
2 Eier
250 ml Weißwein
1 gehäufter EL brauner Zucker
1 Prise Salz

Außerdem:
10–12 Magnolienblüten
Frittieröl

Mein erster Versuch, die Blütenblätter in Backteig zu frittieren, endete schon, bevor er begonnen hatte. Der »normale« Eierkuchenteig war wohl nicht stramm genug und ich hatte nicht mit dem Lotuseffekt gerechnet. Die Blütenblätter in den Teig getaucht, zog ich sie zunächst so sauber wieder heraus, als hätten sie nie Berührung damit gehabt. Also rühren Sie den Teig bloß nicht zu dünnflüssig!

Aus den Teigzutaten einen etwas zähflüssigen Teig rühren, deshalb die Flüssigkeit nur nach und nach zugeben und noch etwas ruhen lassen. Frittierfett erhitzen (Stäbchenprobe), Blütenblätter einzeln in den Teig tauchen, im heißen Fett ausbacken.

Magnolienblütensalat mit Ananas-Senf-Dressing

8–10 Magnolienblüten
1 Chicorée
1 Fenchelstaude
4 Ananasscheiben (ungesüßt)
10 cm Porreestange
150 g roher Schinken in Würfeln
1 Kaffeetasse Walnusskerne

Für das Dressing:
100 ml Ananassaft (oder -püree)
1 TL milder Senf
1 TL Honig nach Geschmack
etwa 250 ml Öl
1 TL rosa Pfefferkörner
Salz

Salat mit frischen Zutaten schmeckt immer, und da ich mich persönlich kaum an Rezepte halte, sind oft auch Vogelmiere und Lindenblätter dabei, aber der saftige Biss, den Magnolie, Chicorée und Fenchel gemeinsam haben, passt gut zusammen – sogar mit anderen Dressings, wenn man es nicht fruchtig mag!

Chicorée und Fenchel in feine Halbringe schneiden, Ananas in Stiftchen, Porree in Ringe und Magnolienblütenblätter grob schneiden. Alles mischen. Für das Dressing Saft, Senf und Honig mischen, unter kräftigem Rühren Öl einlaufen lassen, bis das Dressing sämig ist, rosa Pfeffer mörsern und zugeben. Mit Salz abschmecken und den Salat damit marinieren.
Walnusskerne in der trockenen Pfanne anrösten, herausnehmen. Wenig Öl in die Pfanne geben und den Schinken darin braten, beides über den Salat geben.

Magnolien-Happen mit Ricotta und Mandeln

↗ siehe Abb. S. 111

6–8 Magnolienblüten
200 g Ricotta
100 g gemahlene Mandeln
Salz
1 Msp. Chiliflocken
10 Duftgeranienblätter (alternativ Ananassalbei)
ggf. Dekorationsblättchen und Blüten

Die Kombination aus Milchprodukten und Nüssen mit den herb-saftigen Magnolienblütenblättern ist wunderbar, noch ein Gewürz als Gaumenkitzel und dann genießen – übrigens auch in Abwandlungen dieses Rezeptes. Viel Erfolg beim Ausprobieren!

Ricotta und Mandeln verrühren, mit Salz und Chiliflocken abschmecken. Duftgeranienblätter fein hacken und unterrühren. Die Magnolienblütenblätter abzupfen, säubern und auslegen, die Masse in einen Spritzbeutel füllen und auf die Blütenblätter spritzen, eventuell verzieren.

Avocadosalat mit Magnolienblüten

2 reife Avocados
1 reife Mango
200 g grüner Spargel
Öl
1 Tasse voll zarte Lindenblätter
etwa 4 Magnolienblüten
Salz, Kubebenpfeffer

Für das Dressing:
Saft von ½ Zitrone
2 EL Sojasoße
4 TL Orangenmarmelade
4 EL Nussöl
Kubebenpfeffer

Nichts geht über eine fruchtig-herbe Mischung wie in diesem Salat. Je nach Blütezeit und vorhandenem saisonalen Gemüseangebot können die Zutaten auch variiert werden – und mit einer selbst gemachten Zitronen-Orangen-Marmelade schmeckt es sogar noch besser.

Avocados halbieren, Kerne entfernen und Schale abziehen. Mango ebenfalls schälen, Fruchtfleisch vom Stein lösen. Beides in Scheiben schneiden.
Spargel in mundgerechte Stücke schneiden und in einer Pfanne mit wenig erhitztem Öl ca. 5 Minuten anbraten. Lindenblätter säubern und klein zupfen, ebenfalls die Magnolienblüten.
Alles miteinander vorsichtig unterheben, vorsichtig mit Salz und Kuebenpfeffer würzen.
Für das Dressing Zitronensaft, Sojasoße und Orangenmarmelade verrühren, dann das Öl unterschlagen und ebenfalls mit Kubebenpfeffer würzen. Über den Salat geben.

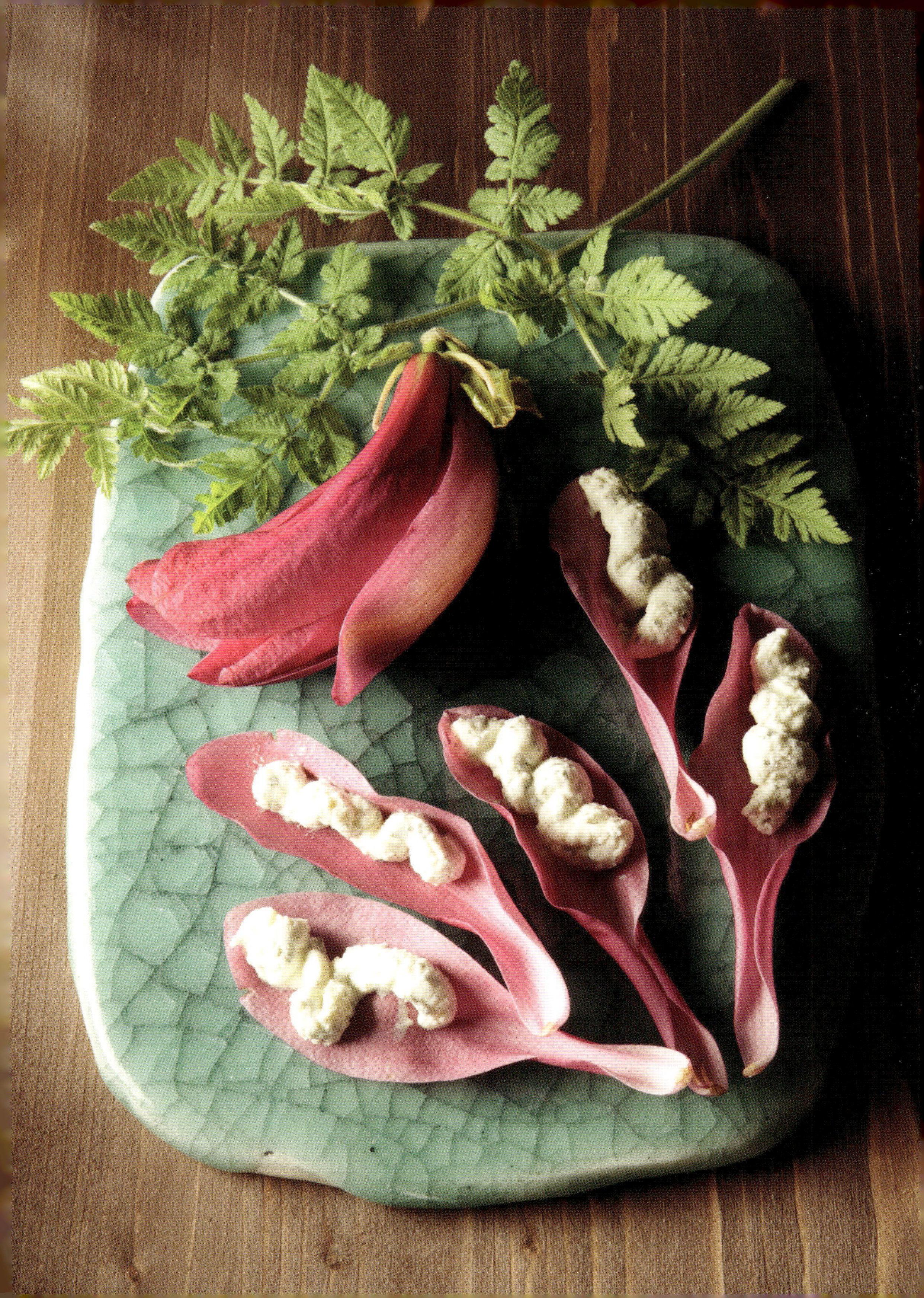

ROBINIE

[Robinia pseudoacacia]

Schon vor langer Zeit muss aufgefallen sein, dass eine Robinie keine Akazie ist, nur herumgesprochen hat sich das scheinbar immer noch nicht überall. Vielleicht liegt es daran, dass Imker den Honig, den ihre Bienen in den ungeheuer nektarreichen Robinienblüten gesammelt haben, noch immer als *Akazienhonig* verkaufen – und das trotz EU-Regulierungen sogar dürfen?

Jedenfalls nannten auch die lateinischen Namensgeber den Baum, der vorgibt, eine Akazie zu sein, schon *Robinia pseudoacacia*. In unseren Gefilden nördlich der Alpen gibt es Akazien aber bestenfalls als gehegte Zöglinge in Botanischen Gärten, sie sind nicht akklimatisiert und darum seltener Gast.

Und auch die Robinie ist hier nicht heimisch, sondern ein Zuzug aus Nordamerika. Ihr gefällt aber das mitteleuropäische Klima so gut, dass sie sich etabliert und richtig breit gemacht hat. Aus ihrer Heimat ist sie kargen Boden gewöhnt und als Vertreterin der Legominosen bessert sie diesen selbst auf. Diese Pflanzenfamilie lebt in Gemeinschaft mit Knöllchenbakterien, die den Luftstickstoff binden, im Boden den Pflanzen als Dünger verfügbar machen und damit für deren grünes Wachstum sorgen. So wächst sie prächtig auf Brachen, bessert gestörte Böden auf, besiedelt Bahndämme … und ist so überall in unserer Nähe zu finden.

Geschichtliches

Die in den Wäldern Nordamerikas beheimatete Robinie wurde erst um 1630 vom Hofgärtner von Versailles, Jean Robin, als Zierpflanze nach Europa gebracht und später nach ihm benannt. Im 19. Jahrhundert begann man, mit diesem Baum die zum Teil stark dezimierten europäischen Wälder wieder aufzuforsten, und stellte auch bald fest, dass die Robinie schnell Bahndämme befestigt, ein duldsamer Straßen- und Stadtbaum ist, mit Staub und Abgasen gut zurechtkommt, schlechten Boden und verdichteten Wurzelraum gut aushält und sogar Streusalz erträgt.

Nach dem Zweiten Weltkrieg verbreitete sich die Robinie dann enorm. Wie sie in ihrer Ursprungsheimat nach Sturm, Brand und Erdrutsch freie Flächen wiederbesiedelte, so

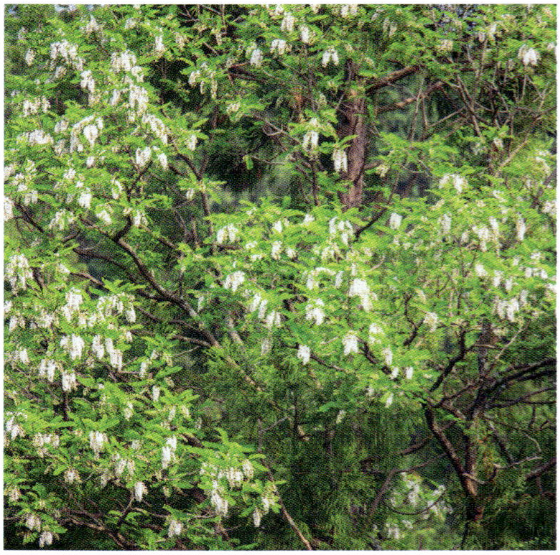

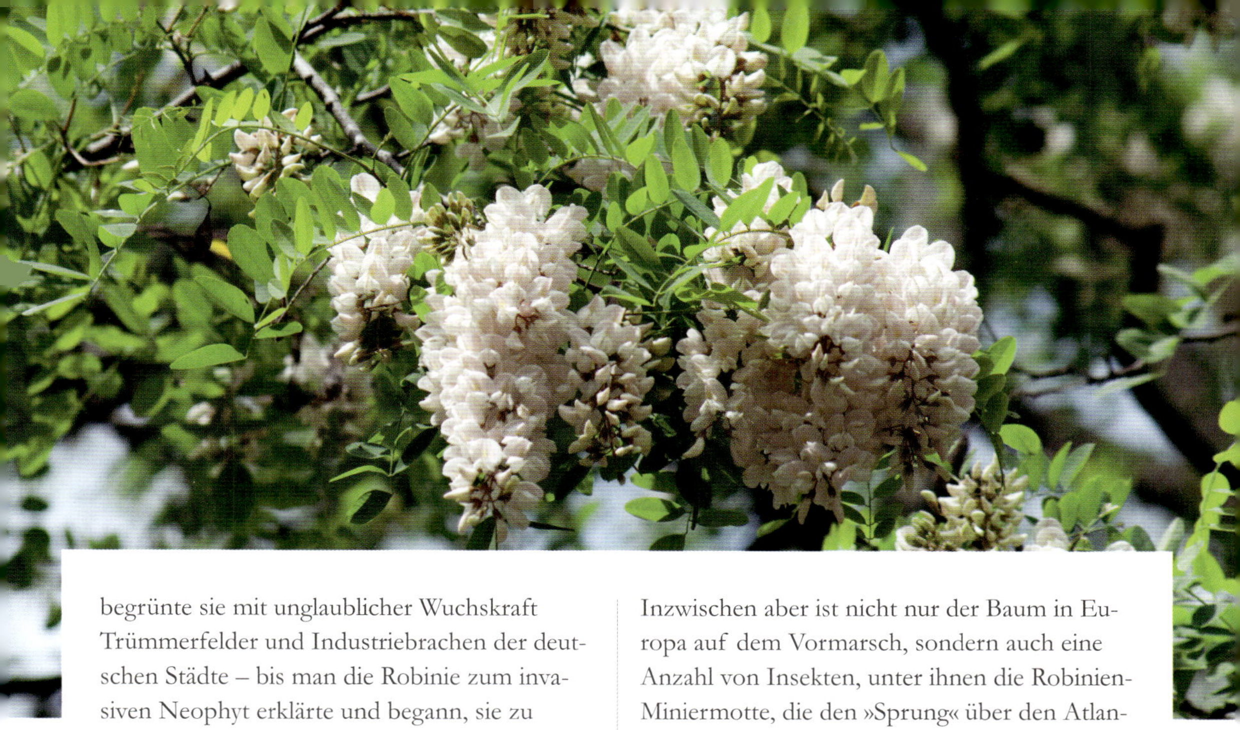

begrünte sie mit unglaublicher Wuchskraft Trümmerfelder und Industriebrachen der deutschen Städte – bis man die Robinie zum invasiven Neophyt erklärte und begann, sie zu bekämpfen.

Auch unter Forstwirten erhielt der Baum das Attribut *Unkraut des Waldes*, obwohl er als Waldbaum nahezu nicht vorkommt, da er ausgesprochen lichthungrig und wärmeliebend ist und daher lieber Waldränder und waldärmere Standorte bevorzugt. Das ausgeprägte vitale Wurzelgeflecht sorgt dafür, dass – besonders nach einer Fällung – unzählige Sprösslinge daraus austreiben, und das trotz Rückschnitt mehrere Jahre. Deshalb wurde das *Ringeln* entwickelt, eine Prozedur, bei der dem Baum bis auf einen kleinen verbleibenden Rest ringsum seine Rinde in einem breiten Streifen abgeschält wird. So hat die Robinie kaum noch die Möglichkeit, die durch Photosynthese gewonnene Energie in die Wurzeln einzulagern. Für den Neuaustrieb im nächsten Frühjahr werden dann alle verbliebenen Reserven mobilisiert und mit großem Überlebenswillen durchs Nadelöhr gezwängt. Damit verausgabt sich der Baum so, dass nach einer Fällung kaum noch Kraft für Wurzelschösslinge oder Stockausschläge zurückbleibt.

Inzwischen aber ist nicht nur der Baum in Europa auf dem Vormarsch, sondern auch eine Anzahl von Insekten, unter ihnen die Robinien-Miniermotte, die den »Sprung« über den Atlantik geschafft haben und zu Gegenspielern der Expansion werden.

Nutzung

Die Imker fanden schnell Freude an dem Baum, denn die duftenden Blüten bieten den Bienen mit einem Nektar mit besonders hohem Zuckeranteil einen reich gedeckten Tisch. Aber auch das Holz der Robinie ist nicht zu verachten! Als beste Eigenschaft ist wohl seine Resistenz gegen Fäulnis und Pilze zu nennen, die es auch unbehandelt nicht nur außentauglich macht, sondern sogar wasserverbaubar. Trittplatten, Zaunsäulen, Böschungssicherungen oder Brücken – alles hält viele Jahre! Ob Grubenholz oder Gartenmöbel: Das zähe, sehr harte Holz ist wirklich zu schade zum Verheizen, obwohl es sich auch dafür wunderbar eignet, denn es brennt ruhig, sehr heiß, mit wenig Rückständen und einer Heizleistung, die der von Kohle nicht nachsteht und die ich keinesfalls bei einem so schnell wachsenden Gehölz vermutet hätte!

Küche und Heilkunde

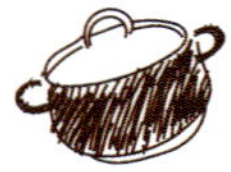

Heilkundlich nutzt nur die Homöopathie Robinienextrakte aus der frischen Rinde junger Zweige. Die aromatherapeutische Verwendung des Blütenduftes ist dagegen nicht gebräuchlich. Beim Ernten der Blüten muss man zunächst an die Wehrhaftigkeit des dornenbewährten Gehölzes und an sein Gift denken. Aus eigener Erfahrung weiß ich, dass Kratzer, die man sich beim Pflücken leicht zuziehen kann, extrem schlecht heilen. Es gilt sie also gleich zu vermeiden, statt sie mit Spitzwegerich behandeln zu müssen.

Natürlich ist das Interessanteste an den Blüten ihr Duft und deshalb gilt wie bei anderen Duftblüten auch, dass sie nicht nach Regenwetter gesammelt und nach dem Sammeln natürlich auch nicht gewaschen werden. Wer sich möglichst früh am Tag ans Sammeln macht, erhält dabei die süßeste Ernte – man muss eben nur schneller sein als die Bienen.

Vorsicht!

Alles an diesem Baum bis auf die weißen Blüten ist giftig: Blätter, Rinde, Samen, Wurzeln, sogar das Holz. Aus Sägewerken, die größere Mengen Robinienholz zu verarbeiten hatten, werden auch Vergiftungsfälle berichtet, die durch das Einatmen des Holzstaubes entstehen. Vergiftungserscheinungen zeigen sich bei Aufnahme entsprechender Mengen in Form von Erbrechen und Durchfall, Sehstörungen und Krämpfen, für das Kauen von Samen sind sogar Todesfälle überliefert. Auch für viele Haustiere wirkt Robinie toxisch. Allerdings können die Giftstoffe durch längeres Kochen neutralisiert werden – eine Mühe, die sich vor allem die Siedler in Nordamerika machten.

Blütenessig

reichlich ½ Litermaß Robinienblüten
750 ml Weinessig

Essig lässt sich problemlos mit Blütendüften aromatisieren. Dazu nehme ich immer guten Weinessig, damit sich die Arbeit auch lohnt! Sollte das milde duftige Ergebnis mal für ein Rezept nicht genug Säure mitbringen, lässt sich das mit neutralem Essig immer noch ausgleichen. Nicht alle Blütendüfte sind gleich interessant in Essig aufgehoben. Robinien gehören zu den Blüten mit Charakter und Volumen, sie duften nicht nur süß-blumig. Darum ist auch der Essig wunderbar für Blattsalate oder Dressings geeignet.

Robinienblüten von der Mittelrippe abstreifen und ggf. von Tierchen befreien. Die Blüten in eine weithalsige Flasche füllen und mit dem Weinessig bedecken, gut verschließen. 4 bis 6 Wochen durchziehen lassen, dabei gelegentlich schütteln. Danach abseihen und abfüllen.

Robinienblüten-Schwipsobst-Bowle

1500 ml-Glas Likörfrüchte in Zuckersirup
1 Litermaß voll duftender Robinienblüten
750 ml trockener Weißwein
750 ml Sekt
750 ml Mineralwasser
2 EL Zucker

Das Vorratsregal weist immer eine Auswahl an Schwipsobst auf, das vom Liköransatz übrig bleibt und viel zu schade zum Wegwerfen wäre. Da unsere Liköransätze zunächst noch keinen Zucker enthalten, wird das abgeseihte Obst einfach mit heißem Zuckerwasser wieder übergossen und verschlossen aufbewahrt. Ganz besonders mag ich »Schwipskirschen« oder die »betrunkenen« schwarzen Johannisbeeren. (Wer keinen solchen Vorrat hat, nimmt frisches Obst, Blüten und Zucker und setzt das Ganze über Nacht mit Wodka an.)

Die Früchte abseihen, einige Robinienblüten zurückbehalten und kühl stellen. Den Rest mit Sirup bedecken und mindestens 2 bis 3 Stunden, besser über Nacht ziehen lassen. Wenn die Blüten nicht bedeckt sind, etwas beschweren oder wiederholt umrühren. Blüten abseihen, den Sirup mit Wein aufgießen und gut unterrühren, dann das Obst und die zurückbehaltenen frischen Robinienblüten zugeben, mit Sekt und Mineralwasser auffüllen.Für den Ansatz über Nacht braucht man Früchte und Blüten optisch (nicht vom Gewicht!) etwa zu gleichen Teilen sowie Zucker nach Geschmack. Das Ganze wird mit Wodka gerade so aufgefüllt, dass alles bedeckt ist.

Sommerfrüchtesalat mit Robinienblüten

300 g Erdbeeren
½ Honig- oder
¼ Wassermelone
etwa 2 Kaffeetassen voll ausgezupfter Robinienblüten
ggf. einige Mandelsplitter

Für die Marinade:
1 EL Robinienblütensirup (Fliedersirup-Grundrezept S. 61)
½ TL heller Balsamico
2 EL Mandelöl
50 ml Birnensaft

Robinienblüten sind nicht nur süß-aromatisch, sondern auch knackig und ergeben eine sehr gute Salatzutat.

Die Früchte in kleine Stücke schneiden. Sirup, Balsamico, Saft und Öl miteinander in ein Schraubglas geben und kräftig schütteln. Das Obst für wenigstens 15 Minuten damit marinieren, dann mit den ausgezupften Blüten und den Mandelsplittern anrichten.

Sommerflieder

[Buddleja davidii]

Das erste Mal begegnete mir die Frage, ob Sommerflieder denn auch essbar sei, im Garten einer Freundin, als von meinen leckeren Duftblütenzubereitungen aus Flieder und Pfingstrosen die Rede war. Ihre sonst so gar nicht experimentierfreudige Mutter suchte angesichts des Sommertages und der Zeit, die bis zur nächsten Fliederblüte vergehen würde, nach einer Alternative.

Ich hatte noch nicht darüber nachgedacht und war in meinen Büchern auch nicht über Sommerflieder als Speisezutat gestolpert, aber jetzt hatte ich eine Rechercheaufgabe und siehe da … die Blüten sind essbar und eine echte Sommeralternative! Es ist nur immer schwer, die Leute davon zu überzeugen ...

Mit Freude habe ich kürzlich entdeckt, dass eine kleine Blütenmanufaktur in Österreich ihren Limonadensirup auch aus Sommerflieder anbietet. Noch immer haben die meisten im Kopf, dass der Strauch giftig sei – aber Holunder ist auch komplett giftig, bis auf die weißen Blütensterne, sogar die Beeren dürfen roh keinesfalls gegessen werden! Zudem weiß ich, dass alle Kapitel in Büchern wie diesem die diffuse Angst nicht so effektiv vertreiben können wie schöne Flaschen mit professionellem Etikett in einem etablierten Laden: Die müssen es ja schließlich wissen, oder?

Geschichtliches

Der Sommerflieder, der wegen des Farbspektrums und der Form seiner Blüten den Namen des Flieders erhielt, hat botanisch keine Verwandtschaft zu Flieder und kam auch erst sehr viel später nach Europa. Der französische Missionar Pater David entdeckte den Strauch in den 1860er Jahren auf seinen Reisen in die Wälder im südwestlichen China und wurde Namenspatron dieses hübschen Gehölzes. Um 1900 wurde es hierzulande erstmals kultiviert.

Sein wundervoller Duft fand sofort Gefallen bei Gärtnern und Schmetterlingen. Er wiederum fand Gefallen an den wärmeren Gegenden seiner neuen Heimat und etablierte sich an Bahndämmen, auf Industriebrachen und an Flussufern – und gilt darum da, wo er nicht in strengen Wintern erfriert, als invasive Art, die bekämpft wird. Dabei befestigt er Böschungen, besiedelt erodierenden Boden und sollte also eine willkommene Pionierpflanze sein.

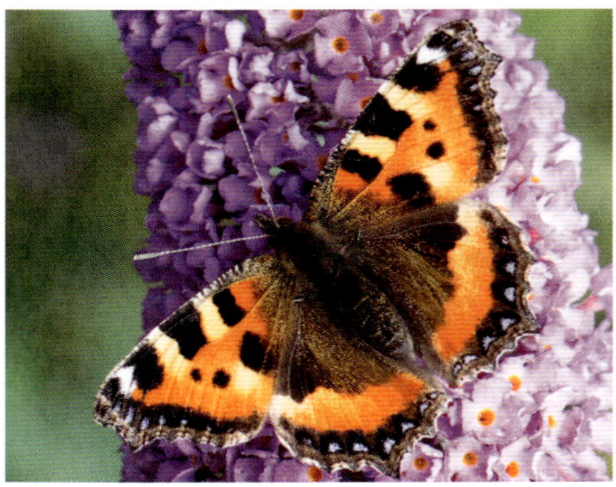

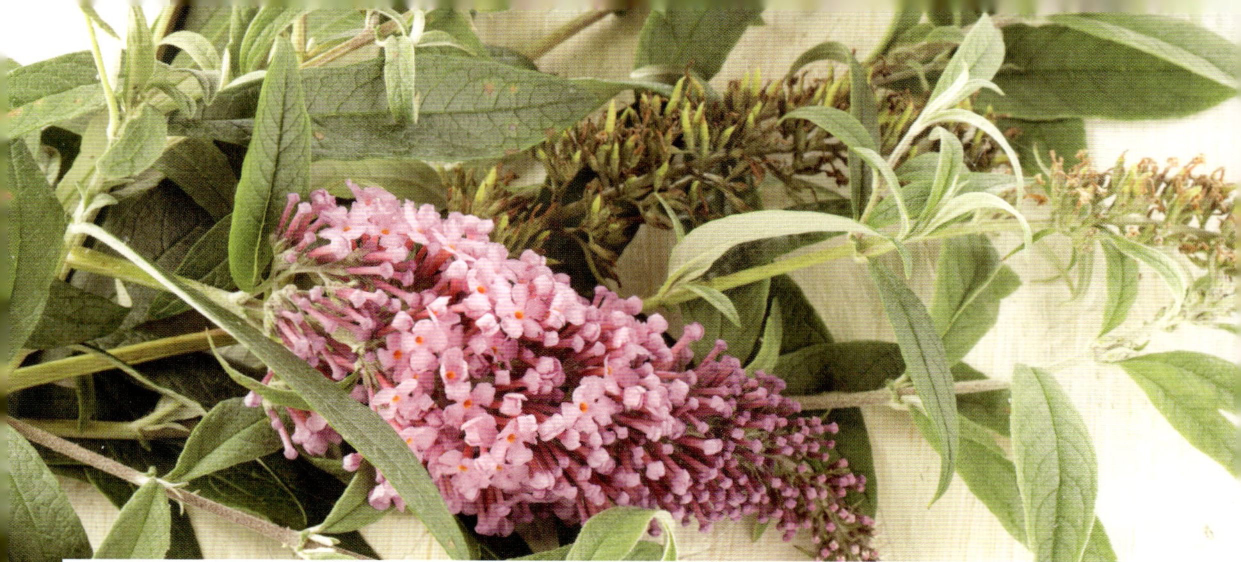

Garten

Der Strauch ist frostempfindlich und erfriert in Wintern unter minus 20 °C. Das, was an einer Südwand geschützt auf unserem Hof steht, ist quasi auch schon der dritte Strauch derselben Pflanze, denn bereits zweimal haben ihn die Winter der letzten fünfzehn Jahre bis zur Basis zurückfrieren lassen, die aber, geschützt durch eine dicke Schneeschicht, jedes Mal kräftig wieder ausgetrieben hat. Inzwischen wird er immer im Spätherbst mit Reisig umgeben, soweit das bei dem inzwischen wieder stolzen, vier Meter hohen Exemplar möglich ist, um so noch einige Grad puffern zu können.

Die Gattung *Buddleja* ist sehr groß, zahlreiche Arten sind in den wärmeren Gebieten der Erde beheimatet. Vom hier beschriebenen Sommer- oder Schmetterlingsflieder gibt es inzwischen unzählige Sorten und auch Kreuzungen mit anderen Arten, die sehr verschiedene Eigenschaften bieten, aber eigentlich immer kräftig duften.

Küche und Heilkunde

Die Blüten einiger Buddleja-Arten werden in der chinesischen Medizin als Heilmittel verwendet, das vor allem bei Augenproblemen helfen soll, wie es hierzulande traditionell ein kleines Kräutlein namens *Augentrost* tut. Wie Flieder und andere Duftblüten ist Sommerflieder ein wunderbarer Aromageber für Süßes, Getränke, Gebäck oder Salatdressings, darf aber nicht so allein stehen, dass aus Blütenduft »Parfüm im Glas« wird! Da sind »Mitspieler« wichtig, im Falle von Sommerflieder mag ich dazu säuerliche Stachelbeeren ganz besonders, aber auch frühen Klar- oder Kornäpfeln gebe ich allerlei Aromen zu, zu denen Sommerflieder gehört.

Vorsicht!

Die gesamte Pflanze mit Ausnahme der ausgezupften Blüten ist leicht giftig. Vor allem die Blätter und Samen enthalten Glykoside, die Übelkeit hervorrufen können.

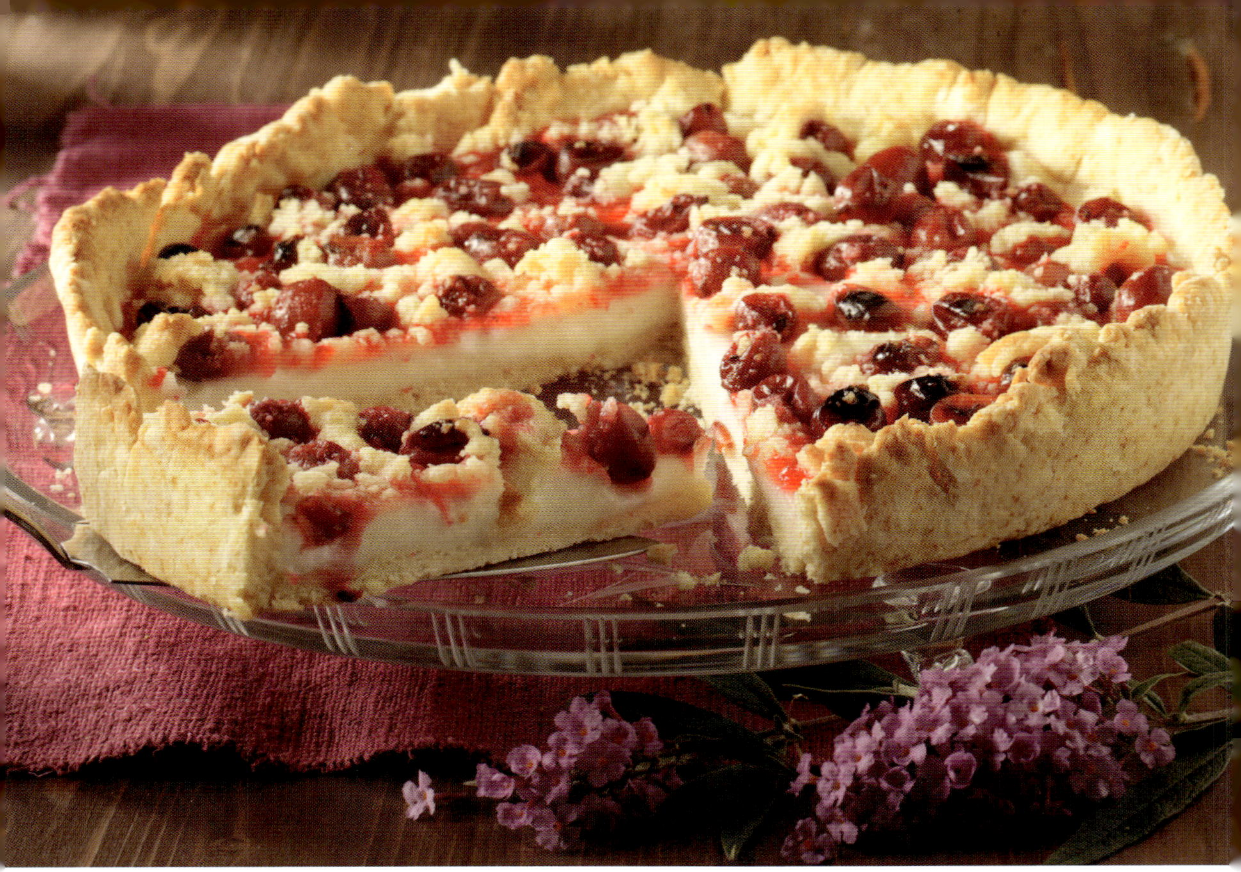

Sommerflieder-Johannisbeer-Dessert

1 Kaffeebecher ausgezupfte Sommerfliederblüten
200 ml Schlagsahne
3 EL Zucker
100 g schwarze Johannisbeeren
2 Eigelb
2 EL weißer Rum
250 g Mascarpone
25 Eierbiskuits
3 EL Saft von schwarzen Johannisbeeren
Blüten und Johannisbeeren zum Dekorieren

Gerade schwarze Johannisbeeren sind recht herbe Gartenfrüchte, die jemanden brauchen, der sie »streichelt«. Dafür sind die Düfte von Sommerflieder oder Phlox wie gemacht, finde ich!

Blüten in die Sahne einrühren und über Nacht im Kühlschrank ziehen lassen. Am nächsten Tag abseihen und die Sahne mit 1 EL Zucker steif schlagen und wieder kalt stellen. Die Johannisbeeren von den Blüten befreien und glatt pürieren (gegebenenfalls durch ein Sieb streichen). Eine Metallschüssel in einen Topf mit kochendem Wasser setzen und die Eigelb mit dem restlichen Zucker und dem Rum über dem Wasserbad aufschlagen, bis eine luftige Creme entsteht. Die Schüssel aus dem Wasserbad nehmen und Creme weiter schlagen, bis sie abgekühlt ist. Mascarpone löffelweise vorsichtig unterheben, danach auch die Sahne so unterziehen, dass die Luft nicht herausgerührt wird. Die Masse teilen und das Fruchtpüree unter die Hälfte ziehen. Die Biskuits mit dem Saft beträufeln und alles in Schichten in Gläsern anrichten und dekorieren. Vor dem Servieren noch für einige Zeit zum Durchziehen kalt stellen.

Stachelbeerkuchen mit Sommerfliederpuddingfüllung

↗ siehe Abb. S. 118

Für den Boden:
240 g Mehl
1 TL Backpulver
1 Prise Salz
80 ml Sonnenblumenöl
80 ml kochendes Wasser

Für den Belag:
500 ml Milch
2 Tassen duftender ausgezupfter Sommerfliederblüten
2 EL Zucker
2 EL Speisestärke

Außerdem:
800 g halbreife Stachelbeeren

Für die Streusel:
70 g Zucker
100 g Mehl
100 g zimmerwarme Butter

Ich mochte Omas Kuchen sehr und schaue gelegentlich in ihre Rezepte, aber so »verrückte Sachen« wie Blumen oder Grünzeug kamen darin nicht vor! Das tat immer ein Päckchen Vanillezucker. Wenn Sie wie ich die alten Rezepte *und* Experimente mögen, ersetzen Sie einfach in Ihrem Kuchenrezept Vanille (oder meist Vanillin) durch Gartendüfte.

Die trockenen Zutaten für den Boden und das Öl miteinander verrühren, das kochende Wasser abmessen, einrühren und sofort alles heiß verkneten. Eine Springform (26 cm Ø) damit auslegen sowie einen Rand formen. Dabei schnell arbeiten, der Teig ist nur heiß elastisch.
Für den Belag Milch erwärmen, ein wenig zurückbehalten, Zucker und Blüten einrühren, mindestens 30 Minuten ziehen lassen (Kostprobe) und wieder abseihen. Speisestärke im Rest anrühren, in die Milch einrühren und unter Rühren zum Abbinden aufkochen. Beim Abkühlen weiterrühren, damit keine Haut entsteht und noch lauwarm auf den Boden streichen. Die Stachelbeeren von Stielchen und Blüte befreien und gleichmäßig auf dem Pudding verteilen. Aus Zucker, Mehl und Butter Streusel kneten, ebenfalls auf den Kuchen geben und alles bei 180 °C 35 bis 40 Minuten backen.

Gebackene Apfelringe mit Sommerflieder-Apfelkompott

↗ siehe Abb. S. 121

Für das Apfelkompott:
4 Kornäpfel
250 ml Cidre oder guter säuerlicher Apfelsaft
1 Tasse ausgezupfte, duftende Sommerfliederblüten
2 EL Zucker
1 gehäufter EL Speisestärke

Für die Apfelringe:
500 ml Milch
2 EL Zucker
1 Prise Salz
10 g Hefe
100 g Mehl
4 Kornäpfel
½ l Öl zum Ausbacken

Gerade wenn der Sommerflieder blüht, sind die Korn- oder Klaräpfel reif und wollen in Windeseile verarbeitet sein, um nicht völlig teigig zu werden. Für die klassische Zutat Zimt zu Apfelspeisen ist es mir aber noch viel zu früh im Jahr! Der Blütenduft macht das Dessert schlanker und sommerlicher.

Äpfel schälen, ausschneiden und in fingerdicke Würfel schneiden. 3 bis 4 EL Cidre oder Apfelsaft zurückbehalten, den Rest erwärmen, Zucker und Sommerflieder einrühren und zugedeckt mindestens 10 Minuten ziehen lassen. Eine Kostprobe zeigt, ob der Blütenduft ausreichend in die Flüssigkeit übergegangen ist. Blüten abseihen, Apfelstücke zugeben, langsam erhitzen und einen Moment köcheln lassen, die Äpfel sollen gar, aber nicht zerfallen sein. Inzwischen Speisestärke in der restlichen Flüssigkeit anrühren, Topf vom Herd nehmen und einrühren, zum Abbinden nochmal aufwallen und dann abkühlen lassen.

Für die Apfelringe: Milch leicht erwärmen und Zucker, Salz und Hefe darin auflösen. Mehl einrühren und einige Minuten quellen bzw. gehen lassen. Kerngehäuse aus den Kornäpfeln ausstechen, in ca. 1 cm dicke Ringe schneiden. Öl in einem Topf erhitzen (Stäbchenprobe), die Apfelscheiben durch den Teig ziehen und im heißen Fett von beiden Seiten schwimmend ausbacken. Auf Küchenpapier abtropfen lassen, möglichst noch warm zusammen mit dem abgekühlten Kompott servieren und mit weiteren Sommerfliederblüten bestreuen.

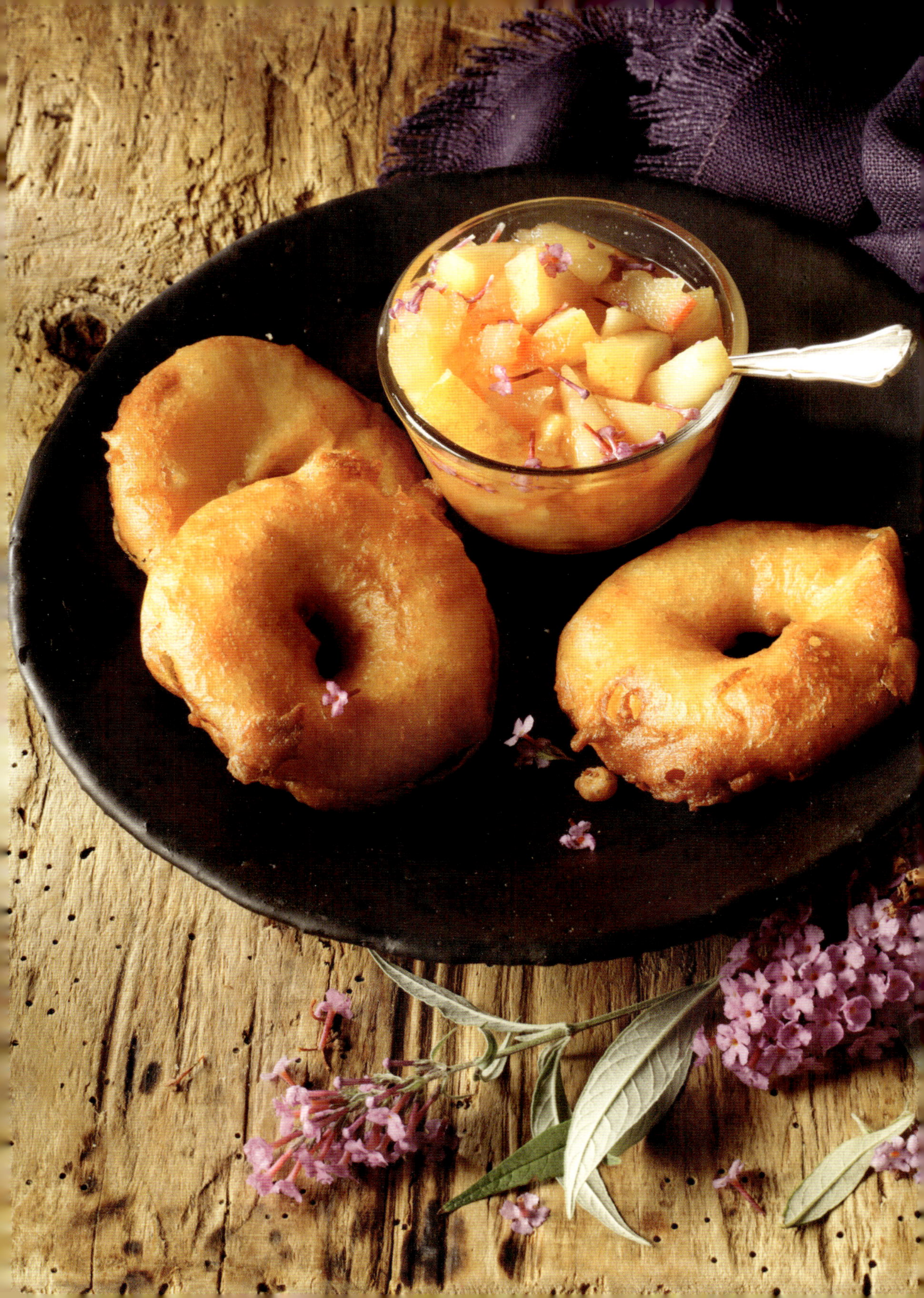

Ulme

[Ulmus campestris, Ulmus laevis, Ulmus glabra]

Die meisten wissen heute von Ulmen wohl nur, dass es sie eigentlich gar nicht mehr gibt, weil sie doch krank sind und alle sterben. Aber es gibt sie noch! Das Ulmensterben betrifft vor allem große alte Bäume, die der Ulmensplitkäfer bevorzugt befällt und bei dieser Gelegenheit den verursachenden Pilz überträgt.

Vorher jedoch ist in der Regel schon für reichlich Nachwuchs gesorgt, den man auch heutzutage zahlreich vor allem in Flussauen und an feucht-waldigen Standorten finden kann. Ulmen heischen nicht um Aufmerksamkeit, sie haben »normale« Blätter und Rinde, keine herabfallenden Früchte und werden so, wenn überhaupt, nur auf den zweiten Blick identifiziert – meist an ihren »schiefen« Blättern, die bei allen drei europäischen Ulmenarten asymmetrisch aus dem Blattstiel wachsen.

Auch ich habe den Baum erst vor einigen Jahren »entdeckt«, und zwar in einer Bodenvase als Strauß dekorativer Zweige mit lichtgrünen Blättchen, die eigentlich Blüten waren und über die ich beim neugierigen Nachlesen herausfand: essbar – und lecker, wie ich durch sofortiges Probieren entdeckte!

Geschichtliches

In vielen europäischen Mythen und Legenden hat die Ulme einen Platz. Glaubt man der *Edda*, wurde der erste Mann aus Eschenholz und die erste Frau aus Ulme gemacht. Bei den Griechen und auch bei den Briten wird die Ulme als Baum für den Übergang aus der Welt der Lebenden ins Reich der Toten angesehen.

Das sich bereits seit den 1920er Jahren von Frankreich und den Niederlanden her verbreitende Ulmensterben hat mittlerweile alle mitteleuropäischen Standorte der *Feld-*, *Berg-* und *Flatterulme* erreicht und die Bestände erheblich dezimiert. Schuld ist ein sechs Zentimeter kleiner, schwarz-brauner Käfer, der sich sozusagen »zwischen Baum und Borke« hindurchfrisst, dadurch das lebendige, wachsende Zellgewebe des Baumes zerstört und bei seinem Schadwerk obendrein einen Pilz einschleppt, der in die Leitungsbahnen des Baumes hineinwächst und diese verstopft. Bereits in alter Zeit findet man Berichte über Ulmensterben, das derzeitige ist nach wie vor nicht am Abebben, weder durch Behandlungs- oder Züchtungsversuche

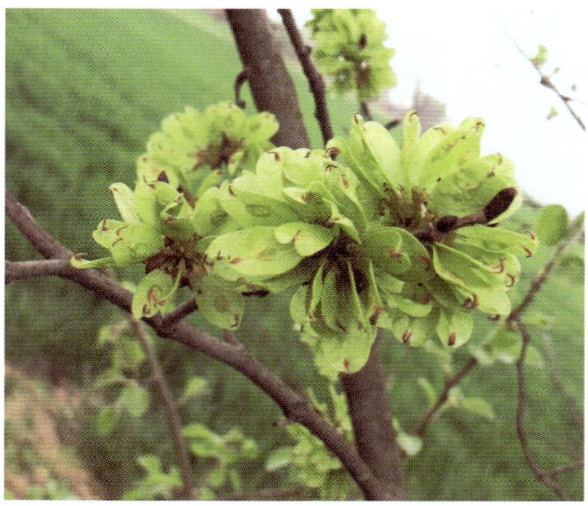

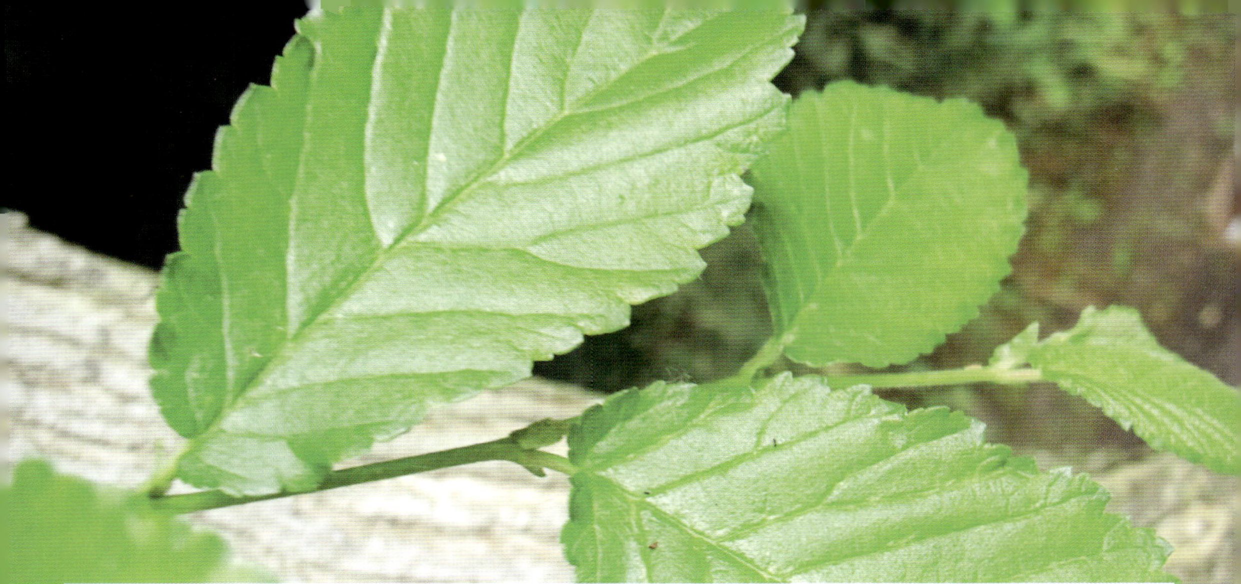

des Menschen noch durch die Natur selbst. Bleibt zu hoffen, dass der viele Ulmennachwuchs (für den sich der Ulmensplintkäfer nicht interessiert, solange die Rinde nicht dick genug ist) eine Chance erhält, zu stattlichen Bäumen heranzuwachsen.

Nutzung

Ulmenholz wurde in früherer Zeit militärisch genutzt. Nach Eibenholz war es der zweitwichtigste Rohstoff für Bögen. Als man feststellte, dass Ulmenholz den Rückschlag von Gewehren besser abfedert als andere Hölzer, wurde es verstärkt dafür eingesetzt. Diese mechanische Festigkeit wurde aber auch zivil für bestimmte Teile an Karren, Kutschen und Rädern, an Glockenstühlen und Zugtiergeschirren verarbeitet.

Das Holz ist zudem sehr gut und dauerhaft im Wasser verbaubar, sodass es zu Brückenpfeilern, Fundamentpfählen, hölzernen Wasserleitungen und Trögen wurde. Wesentlich ist aber auch die Nutzung von Ulmenlaub als Viehfutter. Ihr hoher Proteingehalt macht die Ulme nicht nur für Weidetiere, sondern auch für die Schweinemast interessant.

Küche und Heilkunde

Die zarte Rinde junger Zweige und Äste wird für Heilzwecke im zeitigen Frühling gesammelt, abgeschält und getrocknet. Sie enthält u. a. recht viele Schleimstoffe und wirkt so entzündungswidrig auf Schleimhäute. Der daraus bereitete Tee bzw. Kaltauszug kann entzündete Magen- und Darmschleimhäute beruhigen oder als Gurgelmittel für Mund- und Rachenraum verwendet werden. Volksmedizinisch dient Ulme zur Wundbehandlung, für Sitzbäder bei Hämorrhoiden und auch zur Waschung bei unreiner Haut.
Leider haben die zarten Samenblättchen nur eine recht kurze Erntezeit und sind auch nicht gut lagerfähig. Sie müssen also frisch verarbeitet – oder abgestreift und feucht eingeschlagen für wenige Tage im Kühlschrank gelagert werden. Außerdem halten sie nicht allzu viel Hitze aus und schmecken roh am allerbesten.

Zarte junge Ulmenblätter habe ich erst nach den Samen kulinarisch entdeckt – sie schmecken wunderbar mild würzig und bieten anders als viele andere Baumblätter auch kein allzu störrisches Mundgefühl. Sie lassen sich gut trocknen und als Pulver zum Würzen verwenden.

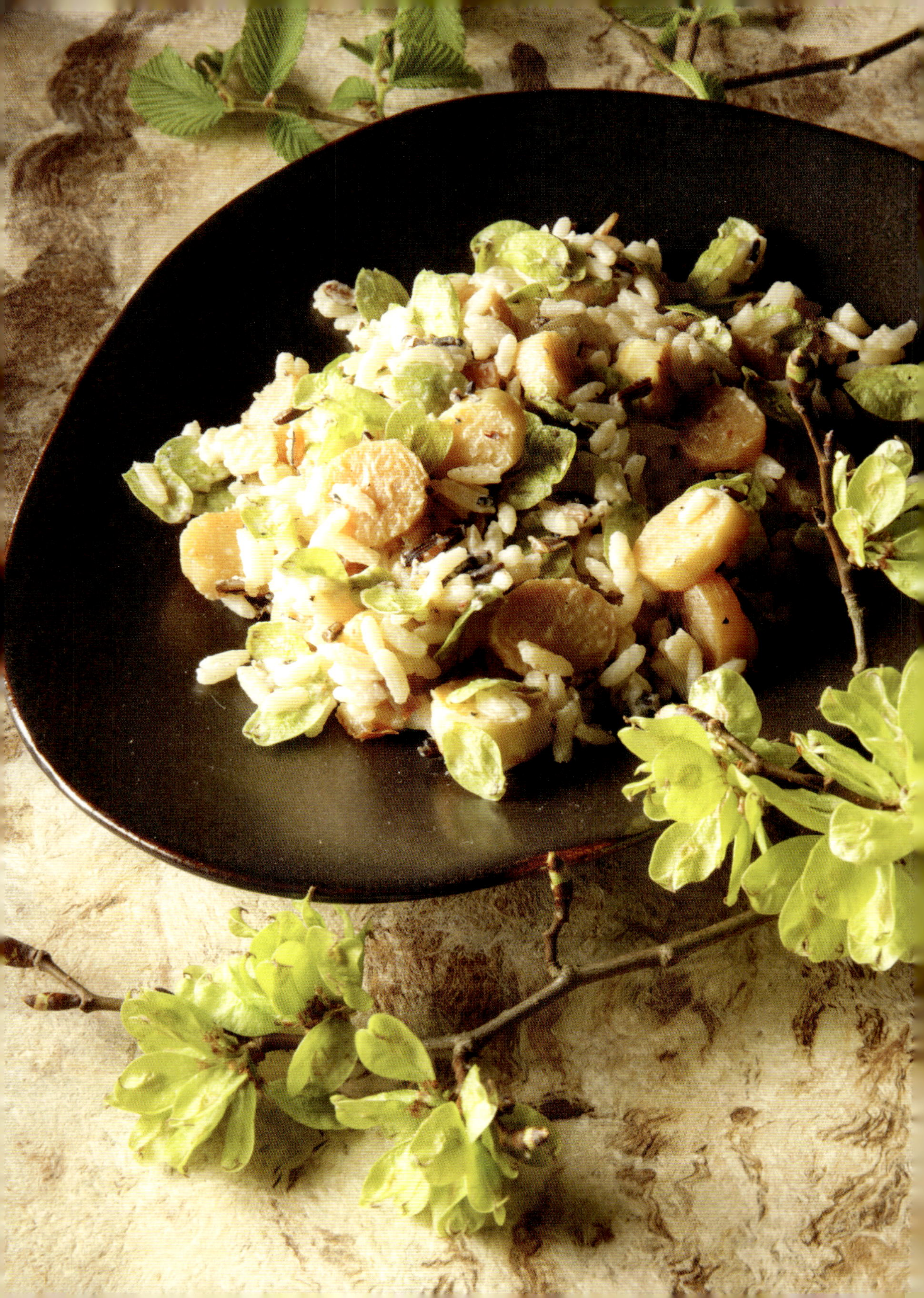

Schwarz-weißer Reissalat

↗ siehe Abb. S. 124

(für 6 Personen)

250 g schwarzer und weißer Reis gemischt
500 g weißer Spargel
80 ml Öl
Pfeffer, Salz
2 EL Zucker
Saft von 1 Zitrone
je 3 EL schwarzer und weißer Sesam
1 Tasse getrocknete Datteln
blühende Ulmenzweige (etwa 1 Tasse Blüten)

Für das Dressing:
1 TL Schwarzkümmel
1–2 Knoblauchzehen
300 g griechischer Joghurt

Dieser Reissalat ist ursprünglich nur wegen der Optik als »schwarz-weißer« entstanden und wird jedes Jahr mindestens einmal zur richtigen Erntezeit genauso zubereitet. Er ist einfach prima so, wie er ist.

Den Reis in 500 ml Salzwasser zum Kochen ansetzen, Hitze reduzieren und darin ausquellen lassen, abkühlen.
Spargel schälen, trockene Enden abschneiden und in höchstens fingerbreite Stücke schneiden. In wenig Öl in einer Pfanne kräftig anbraten, dabei etwas pfeffern und salzen, mit einer Prise Zucker bestreuen, der den Spargel karamellisiert. Zwischendurch mit einem Schuss Wasser ablöschen und wieder verdampfen lassen, schließlich noch den Saft von ½ Zitrone zugeben und reduzieren lassen. Der Spargel sollte gut bissfest sein. Auskühlen lassen.
Sesam in einer fettfreien Pfanne kurz anrösten, dabei gut rühren und ebenfalls abkühlen lassen. Datteln ohne Kerne in kleine Stücke schneiden, Ulmensamen von den Zweigen streifen. Beides mit Reis, Sesam und Spargel mischen.
Für das Dressing Schwarzkümmel mörsern. Joghurt mit restlichem Öl und dem restlichen Zitronensaft vermischen, Knoblauch und Schwarzkümmel zugeben und mit Pfeffer und Salz abschmecken. Den Reissalat damit marinieren und durchziehen lassen.

Blumenkohlauflauf mit Ulme und Sauerampfer ↗ siehe Abb. S. 427

2 kleine Blumenkohlköpfe
blühende Ulmenzweige (1 Kaffeepott voll abgestreifter Samenblättchen)
1 Handvoll Sauerampferblätter
100 g Butter
300 ml Milch
25 g Mehl
Salz
1 Msp. Galgant
½ Kaffeetasse Sauerampfersamen
½ Kaffeetasse Semmelbrösel

Man sollte vor allem die Ulmensamen und den Ampfer gut mit der Kruste bedecken, beides hält leider nicht viel Hitze aus.

Beide Blumenkohlköpfe in kleine Röschen teilen und in kochendem Salzwasser fast bissfest blanchieren. Ulmensamen abstreifen, Sauerampferblätter waschen und in Streifen schneiden.
Milch erhitzen. 80 g Butter in einer Pfanne schmelzen, Mehl zugeben und verrühren, aufwallen lassen. Mit etwas Milch ablöschen, gut verrühren und ausquellen lassen. Vorgang wiederholen, bis die Milch aufgebraucht und die Soße sämig ist. Mit Salz und Galgant abschmecken.
Blumenkohl, Ulmensamen und Ampfer mischen und in eine Auflaufform geben. Mit der Bechamelsoße begießen, Semmelbrösel und Ampfersamen mischen, den Auflauf großzügig damit bestreuen. Mehrere kleine Butterflöckchen aufsetzen und etwa 20 Minuten bei 180 °C überbacken, bis die Kruste goldbraun und knusprig ist.

Ulmen-Bratwursttaschen

Für den Teig:
125 g Mehl
125 g Quark
125 g zimmerwarme Butter
1 Prise Salz

Für die Füllung:
ca. 500 g rohe Bratwürste
1 Bund Frühlingszwiebeln
1 gute Handvoll zarte Ulmenblätter
1 Handvoll Gänseblümchenblätter und -blüten
1 Sträußchen frische Pimpinelle
1–2 Knoblauchzehen
Pfeffer, Salz

Der Teig ist eine meiner »Verpackungsmöglichkeiten« für »Rum-fort-Rezepte«, in denen alles landet, was *rum*steht und *fort* muss – und diese Teigtaschen sind ein wunderbarer Proviant für unterwegs.

Alle Teigzutaten gut miteinander verkneten und etwas ruhen lassen. Die Bratwürste aufschneiden und die Füllung komplett aus dem Darm drücken. Frühlingszwiebel, Ulmenblätter, Gänseblümchenblätter und Pimpinelle klein schneiden, zusammen mit den Blüten unter das Bratwurstbrät mischen, Knoblauch hacken oder pressen und zugeben. Alles mit Pfeffer und Salz abschmecken.
Den Teig ausrollen, ausstechen und etwas Füllung darauf geben. Zusammenklappen und die Teigtaschen fest verschließen. Auf ein mit Backpapier belegtes Blech setzen und im vorgeheizten Backofen bei 180 °C etwa 15 Minuten (je nach Größe) backen.

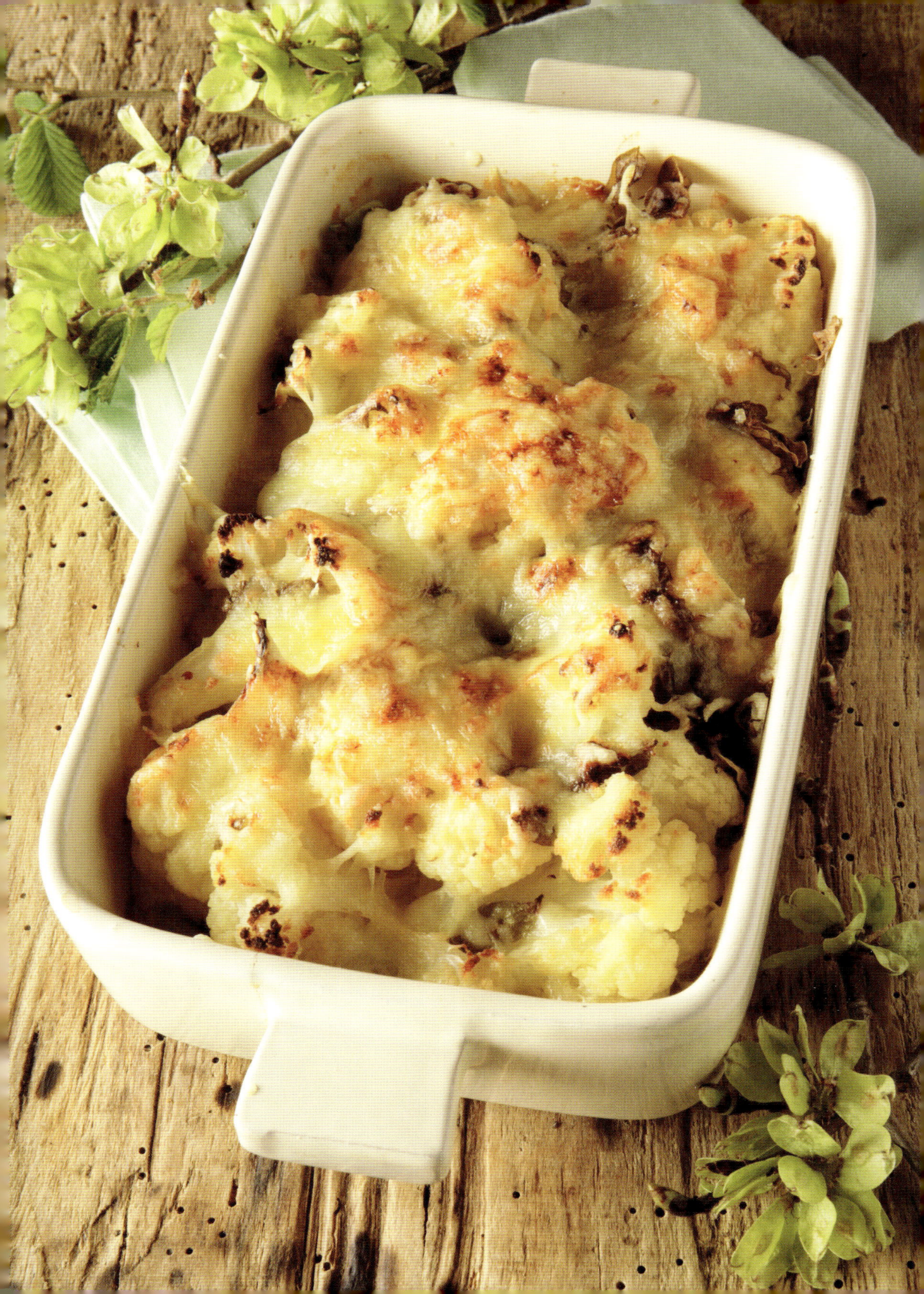

Wacholder

[Juniperus communis]

Wacholder ist bis heute für mich ein faszinierend-seltsames Gewächs: Es ist weder Baum noch Strauch, hat weder Beeren noch Zapfen – und davon gleich mehrere Generationen bzw. Reifestadien gleichzeitig an seinen Zweigen.

Der seltsame Nadelbaum steht europaweit auf der *Roten Liste* der bedrohten Arten, ohne selbst als gefährdet zu gelten; bedroht sind die Lebensräume, in denen er natürlich gedeiht. Hierzulande sind die Wacholderarten die einzigen heimischen Vertreter der Zypressengewächse. Zweige, die so gut riechen, und Beeren, die man prima für allerlei Speisen verwenden kann, mussten mich früher oder später in ihren Bann schlagen. Beim Kochen half dann nur Ausprobieren, denn Rezepte mit Wacholderbeeren sind nicht allzu zahlreich. Aber inzwischen mache ich kein Sauerkraut mehr ohne Wacholder, diese »Nase voll Herbst und Wald« ist für mich der viel bessere »Wind-im-Bauch-Vertreiber« als Kümmel (der geht irgendwie gar nicht!). Und auch in anderen Rezepten möchte ich auf diese Spur »Wald« nicht mehr verzichten.

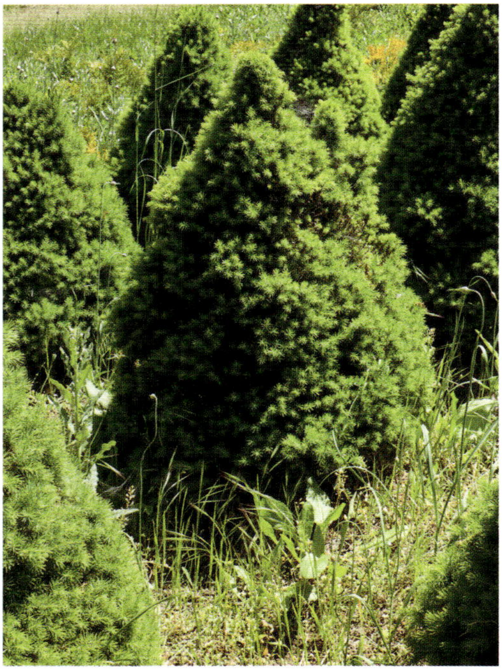

Geschichtliches

Schon seit der ausgehenden Steinzeit begleitet der Wacholder (*Wachhalter*) die Seelen der Toten in die nächste Welt. Sein würzig duftendes und heiß brennendes Holz wurde zum Verbrennen der Toten verwendet, und man schrieb ihm die Kraft zu, die Seele auf ihrem Weg zu beschützen, böse Geister fernzuhalten – und damit erst die Wiederkehr der Seele möglich zu machen.

Noch im Mittelalter wurden Sterbehäuser mit dem aromatischen Wacholder ausgeräuchert, in Pestzeiten sollte sein würziger Duft vor Ansteckungen schützen. Kräutermischungen, mit denen bis heute in der Zeit »zwischen den Jahren«, wenn in der Natur alles vergangen ist und sich erneuern muss, Haus und Hof ausgeräuchert werden, um böse (z. B. Krankheits-)Geister fernzuhalten, enthalten Wacholder.

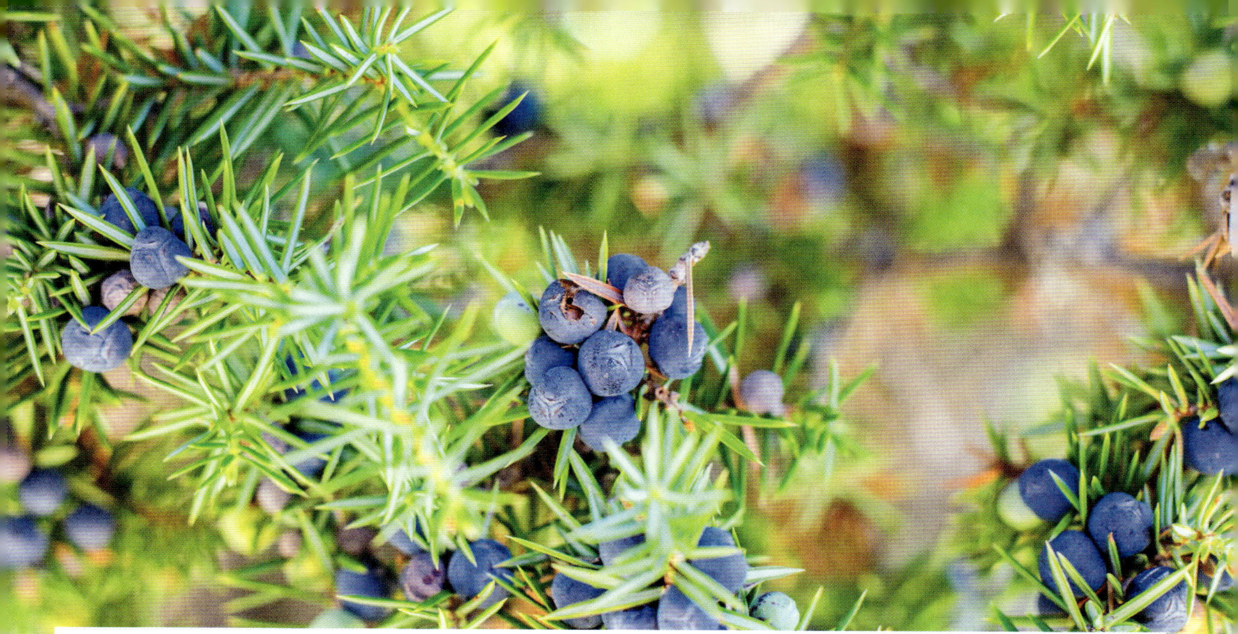

Nutzung

Das aromatische Holz des Wacholders ist beliebtes Holz zum Räuchern von Fleisch und Fisch, wird aber wie die Beerenzapfen auch an bestimmten Terminen im Jahr zum rituellen Ausräuchern von Haus und Stall verwendet, um Schädlinge, Krankheitskeime und, wie man glaubte, auch böse Geister zu vertreiben. Sogar die Pest wollte man auf diese Weise eindämmen – und erreichte das mit dem Vertreiben der Flöhe, die die Krankheit bringen, vielleicht sogar teilweise! Da das Holz extrem hart ist, eine schöne Maserung aufweist und sich gut polieren lässt, wird es sehr gern von Tischlern, Drechslern und Instrumentenbauern verwendet, mit ihm werden u. a. Pfeifen und Spazierstockknäufe hergestellt. Trotz der vielseitigen Verwendung der Beerenzapfen in der Küche ist ihre größte kulinarische Bedeutung wohl im Gin zu suchen, dem bekannten Wacholderbranntwein.

Küche und Heilkunde

Der Hauptwirkstoff des Wacholders ist das ätherische Öl, das vor allem wassertreibend wirkt, die Verdauung fördert und gegen Sodbrennen hilft. Pfarrer Kneipp empfahl unter anderem eine Kur mit Wacholderbeeren gegen Rheuma, die man aber heute vorher mit einem Arzt besprechen sollte.

Neben allen medizinischen Anwendungen erfüllt der Wacholder aber auch in der Küche seinen Zweck für Wohlbefinden und Gesundheit. Das ätherische Öl der Beeren wirkt appetitanregend und unterstützt Magen und Darm bei der Verarbeitung schwer verdaulicher Speisen.

Gesammelt werden die Beeren erst, wenn sie schwarz sind, da sie aber zwei bis drei Jahre reifen, finden sich am gleichen Strauch immer auch Blüten und Beeren im unreifen Stadium. **Das Sammeln von Wacholderbeeren ist erlaubt, das Schneiden von Zweigen oder deren Spitzen ist dagegen verboten, die Pflanze steht unter Schutz!** Da sich immer mindestens zwei Generationen von Beerenzapfen am Strauch befinden, muss man beim Ernten darauf achten, nur reife zu erwischen. Sie sollten bei milder Wärme getrocknet und dann trocken und dunkel (also nicht im Glas auf dem Küchenregal) aufbewahrt werden.

Entenbrust mit Wacholder-Brombeer-Senf in Blätterteig

↗ siehe Abb. S. 131

800 g Entenbrust
450 g Blätterteig (TK)

Für den Brombeersenf:
je 1 TL Korianderkörner und Wacholderbeeren
3 EL Walnusskerne
10–12 Brombeeren
1 TL milder Senf
Pfeffer, Salz
ggf. ein paar Blaufichtenzweige

Die Kunst bei diesem Rezept besteht darin, wirklich langsam genug zu braten und schnell genug zu backen, damit das Fleisch am Ende nicht durchgegart und trocken ist. Die Aromen der Marinade machen einen Leckerbissen aus Teig und Fleisch.

Korianderkörner und Wacholder in der Pfanne kurz ohne Fett anrösten, damit sich das Aroma entfaltet, dann im Mörser zerkleinern. Walnüsse mahlen. Brombeeren zerdrücken, mit dem Senf verrühren, Walnüsse, gemörserte Samen, Pfeffer und Salz zugeben und alles gut vermischen.
Entenbrust auf der Hautseite in die Pfanne legen und auf kleinster Stufe ohne zusätzliches Fett sehr langsam anbraten, bis das Fett ausgelassen ist, das Fleisch aber noch kaum Temperatur genommen hat. Das kann 20 Minuten dauern, dann ist nur die Haut kross, aber das Fleisch noch ziemlich roh. Etwas abkühlen lassen und dann komplett mit dem Wacholder-Brombeer-Senf bestreichen.
Blätterteig auslegen, Fleisch darin einpacken, auf ein mit Backpapier ausgelegtes Blech setzen. Ein Schnapsglas voll Wasser unter das Backpapier gießen, einige Blaufichtenzweiglein um die Teigpäckchen legen und bei 220 °C ca. 20 Minuten backen, bis der Blätterteig kross ist.

Vorsicht!

Auch der *Gewöhnliche Wacholder* sollte wegen seiner Inhaltsstoffe weder zu Heilzwecken noch in Speisen überdosiert und während der Schwangerschaft sowie bei bestehenden Nierenleiden komplett gemieden werden. Als maximale Tagesdosis werden 2 bis 10 Gramm der getrockneten Beeren angegeben, anderenfalls muss mit Nieren- und Leberreizungen gerechnet werden, bei äußerlicher Anwendung auch mit Hautreizungen.
Wirklich giftig ist aber der *Stinkwacholder* (*J. foetidissima*), besonders die Zweigspitzen. Das ätherische Öl des Sadebaumes führt schon bei recht geringer Dosierung zu Übelkeit, Erbrechen, Atemstillstand und schweren inneren Blutungen sowie Leber- und Nierenschäden. Diese dicht verzweigte Konifere war lange Zeit ein beliebtes Ziergehölz in unseren Gärten, wird aber nicht mehr häufig gepflanzt, seit bekannt ist, dass sie Wirtspflanze für den Birnengitterrost ist, eine Pilzerkrankung an Birnbäumen.

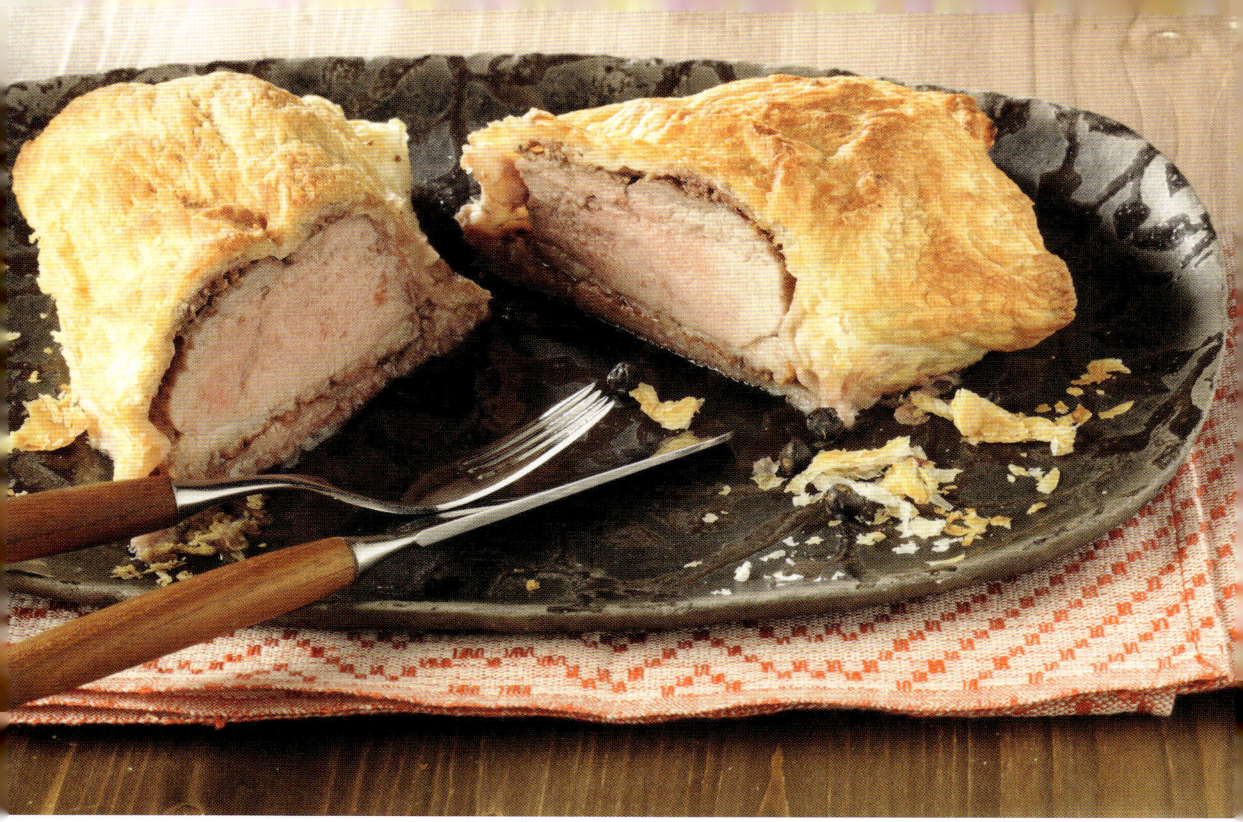

Marinierte Waldpilze in Öl

500 g feste Waldpilze (Steinpilze, kleine feste Maronen, Pfifferlinge)
300 ml Weinessig
200 ml Weißwein
1 Strauß Rosmarinzweige (zusammen etwa 40 cm)
1 Strauß Thymianzweige (genauso viel)
2 Lorbeerblätter
1 TL Pfefferkörner
10 Wacholderbeeren
1 TL Salz
½ TL Chili
2 Knoblauchzehen
ca. 300 ml Olivenöl oder Rapsöl

Wenn die Pilzfunde mal wieder viel zu üppig ausgefallen sind, um alles geschmort aufzuessen, dann sortiere ich alle festen kleinen Exemplare aus, um sie in Öl eingelegt in den Winter mitnehmen können.

Pilze putzen, nicht waschen, und grob schneiden. Einen Sud aus Essig, Wein und den Kräutern und Gewürzen herstellen und aufkochen. Die Pilze in den Sud geben, noch einmal kurz aufwallen lassen und vom Herd ziehen. Im Sud abkühlen und etwa 24 Stunden ziehen lassen. Dann durch ein Sieb abgießen, in Gläser füllen und mit Öl aufgießen. Dabei ist wichtig, dass keine Luftblasen eingeschlossen und die Pilze gut bedeckt werden. Kühl aufbewahrt sind sie bis ein Jahr lang haltbar.

Kräuteröl

↗ siehe Abb. S. 133

1 l gutes Olivenöl
1 EL Wacholderbeeren
1 Knoblauchzehe
2 Kapuzinerkresseblüten
1 Zweig Thymian
1 Zweig Estragon

Egal, wie hübsch es in der Flasche aussieht: Anders als Essig müssen Kräuteröle nach entsprechender Ziehzeit immer unbedingt abgeseiht und in dunklen Flaschen kühl gelagert werden. Bleiben die Kräuter zu lange im Öl, sinkt die Haltbarkeitszeit und die Gefahr steigt, dass es vorzeitig ranzig wird. Schauen die Kräuter hingegen während des Verbrauchs oben aus dem Öl, können sie zu schimmeln beginnen.

Alle Zutaten ganz trocken verwenden, in die Ansatzflasche schieben, übergießen und so darin fixieren, dass nichts aus dem Öl herausschaut. Etwa 4 Wochen ziehen lassen, dabei gelegentlich schütteln. Anschließend abseihen und in einer dunklen Flasche kühl lagern. Das Öl ist ungefähr ein Jahr haltbar.

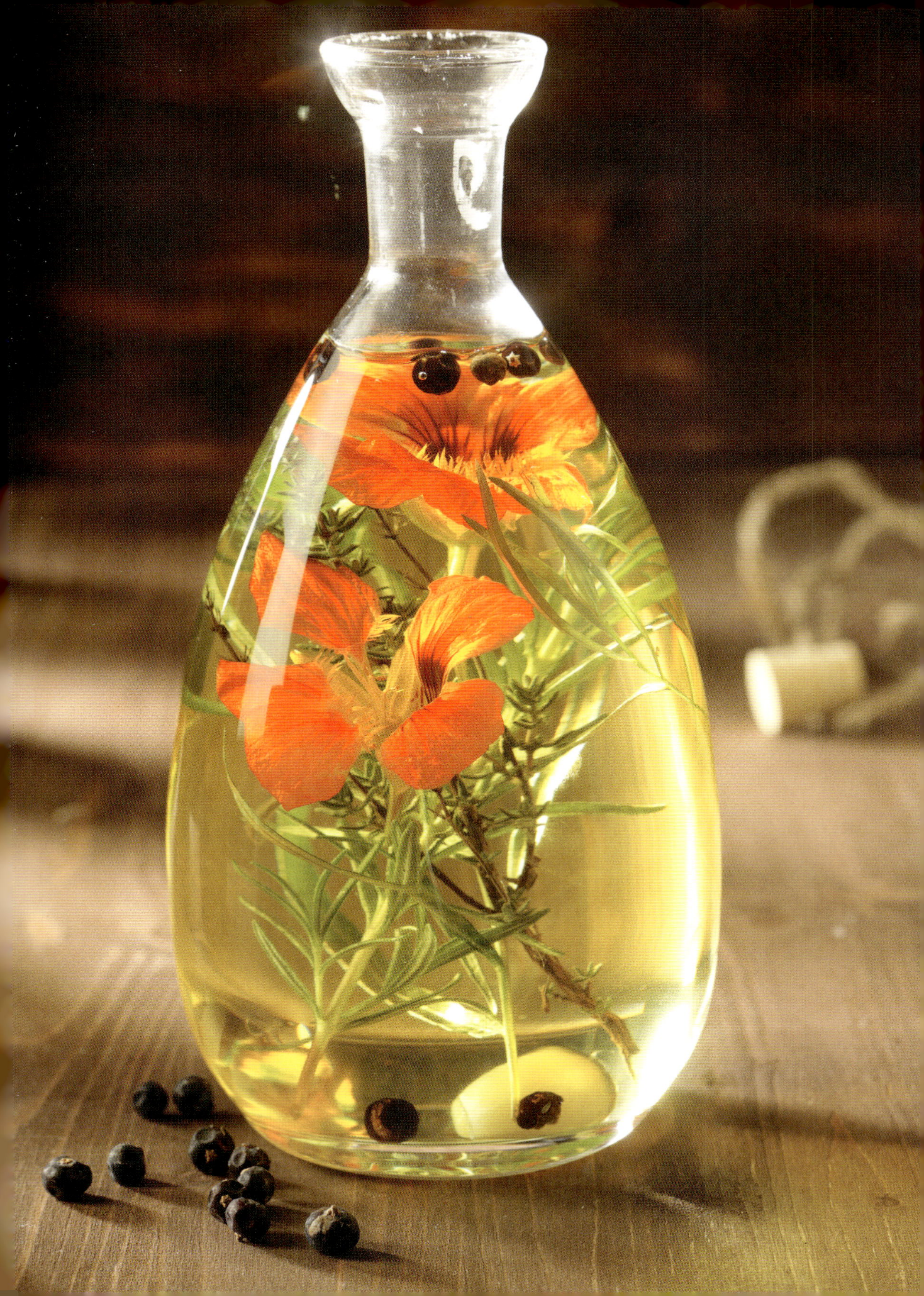

WALNUSS

[Juglans regia]

Kommen die Eisheiligen noch oder waren die letzten kalten Apriltage schon alles, was der Winter aufbieten konnte? Für eine Antwort schaut mein Mann immer danach, wie weit die Walnuss ausgetrieben hat. Sie und die Platane »wissen das«.

Beide lassen sich nämlich mit dem Entfalten der ersten Blätter so viel Zeit, bis keine Gefahr mehr besteht, diese in späten Frostnächten noch einzubüßen. Die Walnuss ist zwar hierzulande gut eingebürgert, aber nicht heimisch und ihre zarten Austriebe würden durch Nachtfrost zerstört. Dass der Baum sich dabei »irrt«, geschieht erfahrungsgemäß nur einmal in zwanzig Jahren.

Wie so viele »Nüsse« ist die Walnuss übrigens keine Nuss, sondern botanisch korrekt eine Steinfrucht wie z. B. Pfirsich oder Kirsche, nur haben wir es bei ihr wie bei der Mandel auf den Kern im Stein, nicht auf das Fruchtfleisch abgesehen. Mehrmals im Jahr wollen Besucher unseres Gartens übrigens wissen, welcher Baum diese wunderbare helle glatte Rinde hat – einen Walnussbaum hätten sie darin nicht erkannt.

Geschichtliches

Bereits in europäischen Siedlungen der Jungsteinzeit und Bronzezeit hat man kleine Walnüsse nachgewiesen, größere Sorten bezogen wohl die Griechen aus Vorderasien, nach Mitteleuropa kamen sie zur Römerzeit. Der Name *Walnuss*, früher auch *welsche Nuss*, geht auf diese Herkunft zurück. Sie kam von dort, wo man *Welsch* spricht, nämlich über Italien und Frankreich zu uns. Schon Karl der Große empfahl ihren Anbau in seiner *Landgüterordnung*, allerdings war seine Empfehlung wohl nötig, denn die antiken Ärzte hielten nicht viel von der Walnuss.

Nutzung und Garten

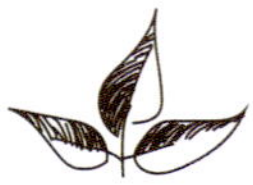

Nussbaumholz mit seiner besonderen Maserung gehört zu den schönsten und begehrtesten Möbelhölzern aus heimischen Wäldern. Aber es entstehen nicht nur Furniere und Möbel, sondern auch Uhrgehäuse, Musikinstrumente, Drechslerwaren, Schachfiguren und vieles mehr.

Die gerbstoffreichen aromatischen **Blätter** der Walnuss vertreiben Insekten und halten andere Schädlinge fern. So stand der Baum gern in der Nähe der Mistgrube, die Blätter kamen in Säckchen gegen Motten im Kleiderschrank und in der guten Stube zum Einsatz. Man sollte zudem den Boden von Obstlagern und Gemüsekisten damit auslegen, da Walnuss auch Schimmel und andere Mikroorganismen stoppt. Diese Eigenschaft half früher sogar in Soldatenstiefeln gegen wund gelaufene oder stinkende Füße. Dafür zersetzt sich das Laub im Garten aus dem gleichen Grund nur sehr schwer und gehört nicht auf den Kompost.

Der hohe Gehalt an Gerbstoffen in den grünen **Nussschalen** macht sie seit eh und je zum Gerb- und Färbemittel für verschiedene

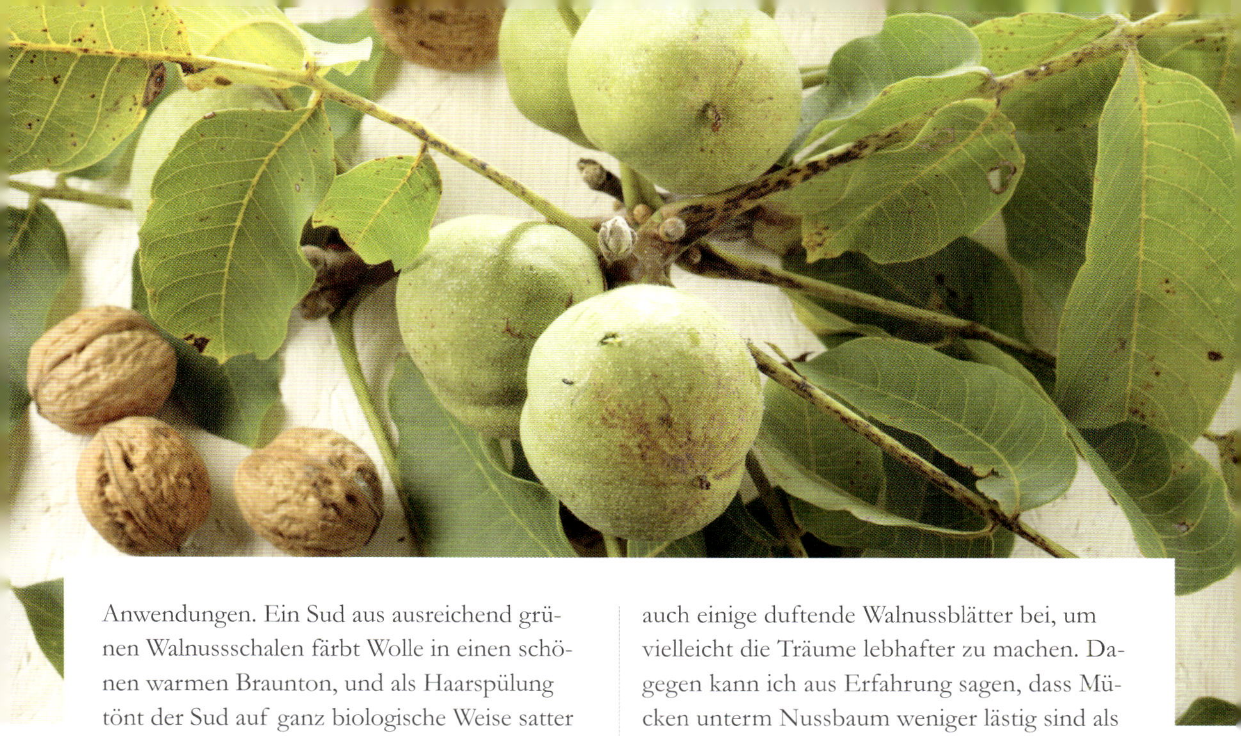

Anwendungen. Ein Sud aus ausreichend grünen Walnussschalen färbt Wolle in einen schönen warmen Braunton, und als Haarspülung tönt der Sud auf ganz biologische Weise satter brünett, bei mehrmaliger Anwendung auch über erstes Grau hinweg! Darüber hinaus stelle ich gelegentlich wunderbar dunkel tönende Möbelpolitur damit her: Nachdem ich in einem alten Haushaltsratgeber eine Rezeptur für eine einfach herzustellende Möbelpolitur aus Öl und Bienenwachs fand, die meinen Test bestand, musste noch eine dunkle Variante für unsere Tischplatte her – und das Experimentieren mit Walnuss hatte Erfolg.

Bis heute sind unter Gärtnern Vorbehalte verbreitet, denn tatsächlich gedeiht unter einer Walnuss nicht viel. Das liegt wohl weniger an ihrem Schatten als vielmehr an Stoffwechselprodukten, die seine Wurzeln ausscheiden, um das Wachstum von Nachbarpflanzen zu hemmen und sich damit einen Vorteil zu verschaffen. Trotzdem hält sich hartnäckig die Geschichte, dass der Schatten einer Walnuss sogar demjenigen schaden könne oder schlechte Träume beschert, der unter ihr einschläft. Davon habe ich bisher nichts bemerken können, füge aber meiner Schlafkissenmischung immer auch einige duftende Walnussblätter bei, um vielleicht die Träume lebhafter zu machen. Dagegen kann ich aus Erfahrung sagen, dass Mücken unterm Nussbaum weniger lästig sind als im Rest des Gartens.

Und wenn bei uns Nüsse auf den Tisch kommen und gute Geister oder Kochkursteilnehmer zu knacken beginnen, dann achte ich stets darauf, dass die Schalen nicht etwa in anderen Abfall geraten. Eine Hand voll davon in einer (leicht gewachsten) leeren Mehl- oder Zuckertüte ergibt einen prima Anzünder für unser Kaminfeuer!

Küche und Heilkunde

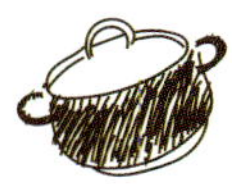

Die für die Herstellung von Likör und schwarzen Nüssen bereits im Juni geernteten unreifen Früchte müssen innen noch so weich sein, dass sie sich gut durchstechen lassen. Sie werden vor der Verwendung intensiv gewässert, um ihre Gerbstoffe auszuspülen (siehe Seite 139).

Von den hunderten Varietäten und Sorten der Walnuss, die man inzwischen unterscheidet, haben wir in unserem Garten leider eine, die ihre Nüsse sehr lange am Baum und in der grünen, später schwarzen Schale behält – die Nüsse wollen also leider vom Baum geschlagen und geputzt werden, um nicht zu schimmeln. Das Abschälen muss ich aber entweder mit Handschuhen machen oder dann tagelang meine braunen Finger erklären mit: »Ich bin Kräuterhexe …«. Immerhin sind die Schalen dann ja auch noch zu gebrauchen – für meine Möbelpolitur (siehe unten). Ältere Bäume und andere Sorten werfen die sauberen Nüsse ab, behalten aber die Schalen, bis sie an den unerreichbaren Zweigen brauner Matsch sind. Walnüsse sollte man schnell und gut trocknen und dann kühl und in der Schale lagern. Sind sie erstmal geknackt, werden sie innerhalb weniger Wochen ranzig. Um zu viel geknackte Nüsse dennoch aufbewahren zu können, müssen sie eingefroren werden.

Volksheilkundlich wurde die Walnuss schon immer intensiv genutzt. Das schließt einen Fruchtbarkeitskult um die Nüsse ein, sodass sie als Aphrodisiakum galten und Neuvermählten mitgegeben wurden. Ansonsten kommen vorwiegend die Blätter als typische Gerbstoffdroge medizinisch zum Einsatz. Der Tee aus den Blättern wird für Waschungen bei unreiner Haut und Akne, bei Frostbeulen und offenem Bein eingesetzt und tönt nicht nur das Haar dunkler, sondern mindert auch Schuppen und Haarausfall. Entzündungen von Zahnfleisch, Rachen, Magen- und Darmschleimhaut sowie Hämorrhoiden sind damit zu kurieren. Auch die oben schon erwähnten Walnussblätter in meinem Kräuter- Schlafkissen stehen in einer langen Tradition der Schlafförderung mithilfe der Walnuss.

Möbelpolitur für dunkles Holz

200 ml Leinöl
200 ml Bienenwachs
25 g grüne Walnussschalen von etwa 8 bis 10 Nüssen (wie sie während der Nussreife vom Baum fallen)

Die Nussschalen möglichst trocken etwas zerkleinern (eventuell Handschuhe verwenden) und in ein helles Glas füllen. Mit dem Leinöl übergießen und verschließen. An einem hellen Ort 3 Wochen ziehen lassen, bis sich das Öl braun verfärbt hat. Abseihen, in einem alten Topf das Öl leicht erwärmen und einen Teil vom Wachs darin schmelzen. Mit Hilfe eines kalten Tellers oder Löffels die Konsistenz prüfen. Dazu einige Tropfen aus dem Topf nehmen und vollständig abkühlen lassen, dann verreiben. Fühlt sich die Masse wie Lippenstift oder Schuhcreme in der Dose an, ist die Wachsmenge richtig. Ist sie noch ölig oder cremig, weiteres Wachs darin auflösen und wieder kontrollieren. Ist die Konsistenz richtig, abfüllen und abkühlen lassen. Mit einem weichen Lappen wird die Möbelpolitur auf dem Holz verteilt und gleichmäßig eingerieben. Das Möbelstück kann danach einige Tage bis maximal 4 Wochen nicht genutzt werden, damit die Gerbstoffe vollständig vom Holz aufgenommen werden und das Öl verharzen kann. Bitte mit Lösch- oder Küchenpapier probieren, dass nichts mehr schmiert oder färbt. Die Möbelpolitur eignet sich nur für offenporige, nicht lackierte Holzflächen.

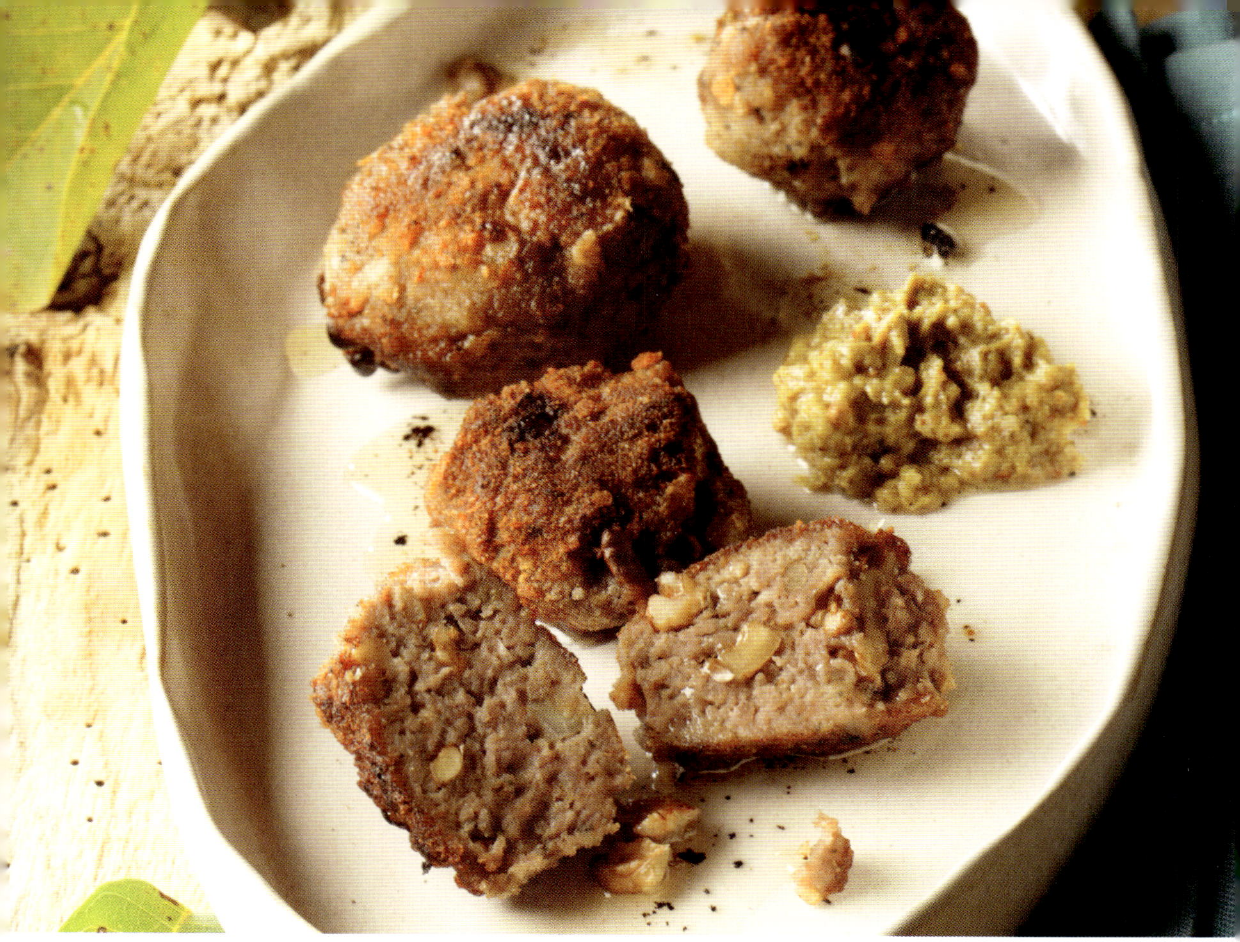

Walnussbuletten

80 g Walnusskerne
1 Zwiebel
2 Knoblauchzehen
1 Ei
500 g Kalbshack
Pfeffer, Salz
1 Msp. Waldpilzpulver
4–5 EL Semmelbrösel
Öl zum Braten

Oft ist unsere Walnussernte so reichlich, dass die nahrhaften Kerne auch anderen Rezepten einen besonderen Pfiff geben können – vorausgesetzt, ich finde jemanden, der sie knackt ... Das Auskernen übernehme ich dann freiwillig wieder. Zu diesen Klopsen passt ein selbst gemachter Vogelbeersenf übrigens ganz wunderbar!

Zwei Drittel der Walnusskerne mahlen, den Rest grob hacken. Die Zwiebel würfeln, den Knoblauch fein hacken. Beides zusammen mit dem Ei und den gehackten Nüssen zum Hackfleisch geben. Mit Pfeffer, Salz und Pilzpulver kräftig abschmecken, Semmelbrösel und gemahlene Nüsse separat mischen, zur Hälfte in die Hackmasse kneten. Daraus Klopse formen und in den restlichen Nuss-Semmelbröseln wenden. Öl in einer Pfanne erhitzen und die Klopse darin von allen Seiten knusprig braten.

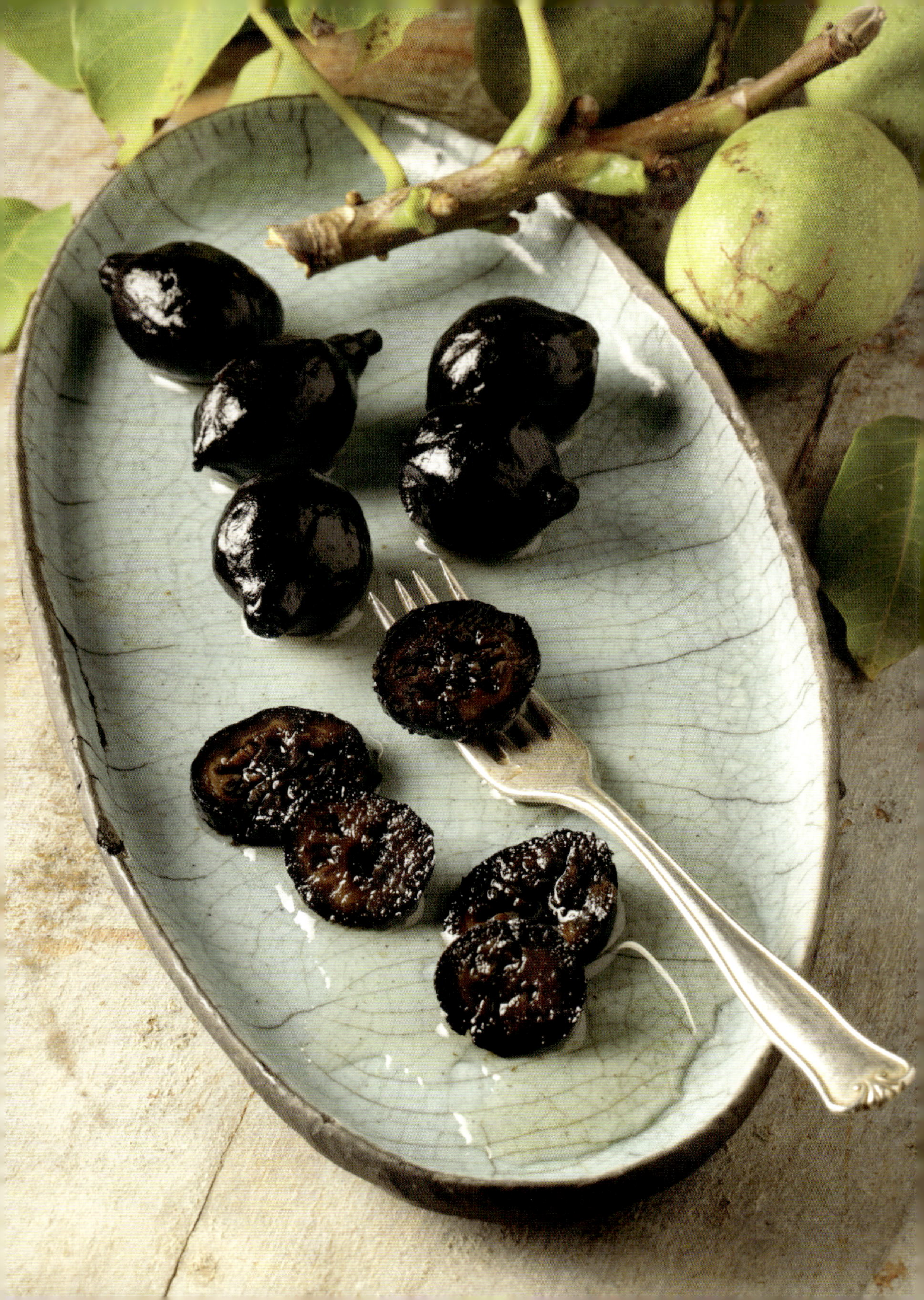

Schwarze Nüsse

↗ siehe Abb. S. 138

500 g grüne Walnüsse (gepflückt in der ersten Junihälfte, wenn sie noch hellgrün und innen ganz weich sind)
600 g Zucker
2 Gewürznelken
1 Zimtstange
3 cm Vanilleschote

Zwei Dinge sind schwierig an diesem Rezept: Saubere Finger zu behalten und genügend Geduld aufzubringen, bis die Nüsse verzehrt werden können. Doch es lohnt sich! Bevor ein halbes Jahr vergangen ist, braucht man nicht probieren, aber danach werden sie immer besser. Sie dürfen gern zwei bis drei Jahre stehen! Zum Verarbeiten müssen Sie unbedingt Handschuhe verwenden, braun »gegerbte« Finger lassen sich nicht wieder reinigen – da muss die Zeit die obere Hautschicht abtragen. Wir essen die Nüsse sehr gern zu Bergkäse, Bratenaufschnitt oder Quittendesserts.

Die Walnüsse in einer Schüssel mit Wasser bedecken und möglichst unter Wasser die Nüsse mit einer Stopfnadel mehrmals durchstechen (Handschuhe verwenden!). Dann die Nüsse in eine weitere Schüssel mit klarem Wasser geben. Diese Schüssel 10 Tage lang kühl stellen und zweimal täglich das Wasser wechseln. Nach dieser Zeit die Nüsse abgießen, noch einmal mit reichlich kochendem Wasser übergießen und wieder abseihen, damit die Gerbsäuren wirklich gründlich ausgespült sind.
Zucker und 350 ml Wasser in einem offenen Topf mit den Gewürzen aufkochen, bis ein klarer Sirup entstanden ist. Die Nüsse dazugeben und etwa 30 bis 40 Minuten auf kleiner Flamme zugedeckt weich kochen. Dann die Nüsse in vorbereitete saubere Gläser füllen, die Gewürze dazugeben (Vanilleschote und Zimtstange teilen). Den Sirup nochmals aufkochen und kochend heiß über die Nüsse geben. Gläser sofort verschließen und mindestens ein halbes Jahr beiseite stellen.

Energiebälle II – mit Walnüssen

20 g getrocknete Hagebuttenschalen ohne Kerne und Härchen
100 g Dörrpflaumen
120 g Walnusskerne
50 g Rosinen
1 Msp. Galgant
1 Msp. Zimt
2 EL gemahlene Walnusskerne

Hagebuttenschalen mit ganz wenig kochendem Wasser übergießen und 5 Minuten ziehen lassen, dann abseihen. Hagebutten, Dörrpflaumen, Walnüsse und Rosinen durch den Fleischwolf drücken, Gewürze zur Masse geben, verkneten und Bällchen daraus formen. Die Bällchen in die gemahlenen Nüsse legen und die Schüssel so bewegen, dass die Bällchen rundherum bepudert sind.

Giftige Doppelgänger

Aus Unwissenheit gibt es bei vielen Menschen heutzutage recht große Angst bzw. Vorbehalte gegen Giftpflanzen. Wird die Beschreibung *giftig* einer Pflanze zugewiesen, wird meist nicht mehr zwischen einzelnen Pflanzenteilen oder bestimmten Zubereitungsarten unterschieden. Für viele gilt: Gift ist Gift und wird nicht gegessen!

Dabei wird natürlich außer Acht gelassen, dass dann auch viele unserer täglichen Lebensmittel auf den Index gehören würden. Kaffee, Mohn, Holunder, … und wer allein eine Muskatnuss verzehren würde, könnte das schwerlich überleben – aber wer könnte schon eine ganze Muskatnuss essen?

Als ich neulich bei einer meiner Führungen erklärte, die Blüten einer Pflanze seien essbar – nur die Blüten, alle anderen Teile nicht, da verkündete eine Dame, dass sie es viel zu gefährlich fände, was ich da tue. Ich solle mein Wissen um die Essbarkeit der Blüten für mich behalten, damit nichts schiefgeht. Auf meinen Einwand, dass es ihrer Logik folgend viel gefährlicher sei, dass grüne Bohnen völlig ohne Erklärung in jeder Gemüseabteilung zu finden sind, da diese roh giftig sind, wusste sie nichts zu erwidern. Wenn ich dann noch sage, dass man nicht zu viel vom essbaren Pflanzenteil verzehren dürfe, da dies Reizungen hervorrufen könne, traut sich keiner mehr zu probieren, obwohl jeder weiß, dass das z. B. auch für Rhabarber oder Kaffee gilt. Schließlich stellte schon Paracelsus fest: »Alle Dinge sind Gift, nichts ist ohne Gift, allein die Dosis macht, dass ein Ding kein Gift ist.«

Ich überlasse es Ihnen, sich der einen oder anderen Auffassung anzuschließen, einfach nur zu wissen oder auch zu probieren. Aber ich weiß genau: In den meisten Fällen lohnt es sich, wenn die gut informierte Neugier siegt!

Außerdem wird *nicht essbar* oft gleichgesetzt mit *allgemein gefährlich* und meist *nutzlos*. Aber allein schon meine aufgeführten Warnungen bei einzelnen Bäumen zeigen, wie fließend die Grenzen sein können, und das Wort *Gift* ist keine Bezeichnung für eine Stoffgruppe oder bestimmte Wirkungsweise. Auch für Mensch und Tier sind die Gefahrenquellen sehr unterschiedlich und erlauben keinerlei Rückschlüsse. Gift ist eben nicht gleich Gift! Der Definition laut Duden zufolge ist Gift ein »in der Natur vorkommender oder künstlich hergestellter Stoff, der nach Eindringen in den Organismus eines Lebewesens eine schädliche, zerstörende, tödliche Wirkung hat (wenn er in einer bestimmten Menge, unter bestimmten Bedingungen einwirkt)«.

Für den Alltag unterscheide ich zwischen Pflanzen, die zum einen Allergien auslösen können und zu denen neben der Birke mit ihren Pollen für viele Menschen auch die Haselnuss und der Apfel gehören, und Pflanzen, die äußerlich (mehr oder weniger bei jedermann) Reizungen auslösen und zu denen neben dem berüchtigten Bärenklau durchaus auch die Brennnessel zu rechnen wäre. Und dann gibt es die Giftpflanzen, die bei Einnahme unangenehme bis lebensbedrohliche Reaktionen des Körpers hervorrufen. Wie gefährlich sie uns tatsächlich sind, mag eine Statistik zeigen, die besagt, dass nur 5 Prozent aller nachgewiesenen Vergiftungen auf Pflanzen zurückgehen und davon 80 Prozent auf Pilze entfallen. Diese Pflanzenvergiftungen wiederum sinnvoll **zu kategorisieren**, um sie besser zu verstehen, gelingt nicht mal Chemikern und Medizinern korrekt, denn die Bandbreite an enthaltenen Stoffen und Stoffgruppen sowie ihr Wirkungsspektrum sind riesig.

Da ich weder Chemikerin noch Ärztin bin, aber oft gefragt werde: *Was kann passieren, wenn …*, habe ich mir die Zuordnung von verschiedenen Angriffspunkten im Körper durch einzelne Pflanzen zurechtgelegt (auch um daraus laienhafte Rückschlüsse auf die Gefahr zu ziehen):

Pflanzengifte, die den Magen-Darm-Trakt angreifen.
Sie allein sind allgemein die harmlosesten, meist nicht lebensbedrohlich, sie verlassen den Körper schnell wieder. Oft aber begleiten diese Gifte die weitaus gefährlicheren, sie dienen sozusagen als Warnung.

Pflanzengifte, die das Nervensystem angreifen.
Sie zählen einerseits in vielen Fällen zu den »beliebten« Giften in verschiedenen Drogen, können in schlimmsten Fällen aber auch das vegetative System des Körpers beeinträchtigen, zu Lähmungen und zum Tod führen.

Pflanzengifte, die das Herz-Kreislauf-System angreifen.
Sie sind unmittelbar die gefährlichsten und oft schon in sehr geringer Dosis in der Lage, Herz-Rhythmus-Störungen und Atemlähmung auszulösen und zum Tod zu führen.

Pflanzengifte, die sich im Körper anreichern.
Sie sind die heimtückischsten, denn sie werden schwer abgebaut, reichern sich im Körper an und überfordern die Entgiftungsorgane, vor allem Nieren und Leber.

Allerdings ist diese Klassifizierung nicht fundiert und auch nicht eindeutig, denn eine ganze Reihe von Pflanzen enthalten Gifte auch aus mehreren dieser Wirkungsspektren.

Was passiert, wenn …?
Die meisten giftigen Pflanzen schmecken nicht, sodass auch Kinder nicht viel davon essen würden, das gilt aber nicht für alle! Meist beschränken sich die Vergiftungserscheinungen auf Übelkeit und leichtes Erbrechen, dann hilft oft schon die Gabe von in Wasser aufgeschwemmter Aktivkohle. Den Arzt sollten Sie trotzdem aufsuchen. In schweren Fällen rufen Sie sofort den Notarzt und die Giftnotrufzentrale an, halten Sie Teile der gegessenen Pflanze und des Erbrochenen bereit. Der Betroffene soll nicht viel trinken und auch nicht zum Erbrechen gezwungen werden, auch das kann bei Bewusstlosigkeit lebensbedrohlich werden.

All das schließt jedoch keineswegs den Nutzen dieser Pflanzen in der Natur und auch für uns Menschen aus, im Gegenteil!

Die folgenden giftigen Bäume, Kletter- und Zierpflanzen habe ich nach ihrer Häufigkeit in unseren Gärten und ihrer Ähnlichkeit zu den in diesem Buch vorgestellten essbaren Bäumen ausgewählt. Die Auswahl ist gewiss nicht vollständig, wenngleich es weit mehr für uns völlig harmlose Gehölze gibt als giftige.

Buchsbaum

[Buxus sempervirens]

Ob streng zur Kugel oder als niedrige Hecke geschnitten, in fast jedem Bauerngarten findet sich ein Buchsbäumchen, selten relativ frei wachsend wie bei uns, wo er mit 1,80 Meter gut einen Gartenteil vom andern abschirmt und mir genug immergrünes Bindematerial für sommerliche oder auch weihnachtliche Türkränze liefert.

Geschichtliches

Bei der heiligen Hildegard und nahezu allen anderen alten Kräuterbuchautoren nach ihr finden wir den Buchsbaum beschrieben. Als einer der immergrünen Sträucher symbolisierte er wie andere Gewächse auch das ewige Leben und wird in vielen Gegenden anstelle eines Palmzweiges am Palmsonntag gesegnet und in Haus und Hof aufgehängt. In Kloster-, Schloss- und Bauerngärten bildet das schnittwillige Gewächs seit Jahrhunderten lebende Beeteinfassungen und Formgehölze.

Das Gift

Die Wirkstoffe setzen sich aus verschiedenen Alkaloiden zusammen, die in allen Pflanzenteilen enthalten sind. Nach vermehrter Erregung stellt sich Lähmung ein, die Giftstoffe greifen den Magen-Darm-Trakt an, führen zu epilepsieartigen Anfällen und starkem Blutdruckabfall. Medizinisch angewendet, können sie jedoch schweißtreibend und fiebersenkend, entgiftend und abführend wirken.

Nutzung

Mit einer Renaissance der Bauerngartennostalgie ist in den letzten Jahrzehnten auch der Buchsbaum als Element der Gartengestaltung wieder in Mode gekommen. Zur medizinischen Anwendung bieten sich eine Reihe volksheilkundlicher Rezepte wie Räucherungen oder Teeaufgüsse an, die hier zur Sicherheit nur zur äußerlichen Anwendung empfohlen werden! Die schulmedizinische Phytotherapie verwendet den Buchsbaum derzeit nicht.

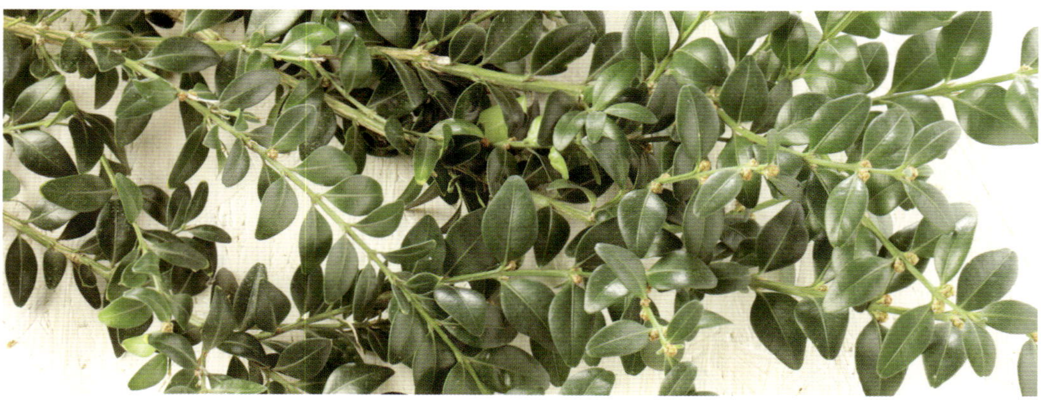

EFEU

[Hedera helix]

Die Zahl der Arten, Unterarten und Sortenzüchtungen von Efeu ist heutzutage wissenschaftlich ebenso umstritten wie ihre botanische Herkunft. Darf er in unseren Gärten gedeihen, sind es oft seine wintergrünen Kletterkünste, die wir schätzen, z.B. um Nachbars mürbe Mauern ungesehen zu machen. Auch das ist natürlich zwiespältig, denn was er mit seinem Korsett aus saugwurzelbesetzten Fangarmen umgarnt, verdeckt er einerseits und hält es beisammen. Er dringt andererseits aber auch in jede Spalte, sprengt losen Putz ab und weitet Mauerrisse auf. Trotzdem gilt es schon aus gärtnerischem Interesse, die eine oder andere großartige Sortenzüchtung neu zu entdecken!

Geschichtliches

Für den griechischen und römischen Weinkult spielte Efeu eine wichtige Rolle. Der damals verwendete, vermutlich leicht psychoaktiv wirkende *Efeu des Dionysos* verwirrte zwar die Sinne, bot aber gleichzeitig Schutz vor allzu heftigem Rausch, so Plinius. Deshalb trug man während der Festgelage Efeukränze und nahm auch efeuhaltige Getränke zu sich. Anderswo wird von Raserei und einem Rausch ganz ohne Wein durch den Efeu berichtet. Während des europäischen Mittelalters dagegen wurde sein Potenzial eher zwiespältig gesehen. Kräuterfrauen nannten die immergrüne Kletterpflanze *Eppich* und verwendeten sie angeblich in magischen Rezepturen und Flugsalben. Ihre immergrüne Wuchskraft machte sie aber auch zu einem Symbol von ewigem Leben, von Tod und Wiedererwachen, weshalb sie seit eh und je zum Schmücken um die Wintersonnenwende und in der Weihnachtszeit genutzt wurde. Und bis heute umrankt Efeu mit seinem ewigen und wuchsfreudigen Grün ganze Friedhöfe.

Das Gift

Efeu wird heute allgemein als *schwach giftig* eingestuft und enthält Saponine, Gerbstoffe, das Glykosid Hederin, organische Säuren und Jod. Damit ruft die Pflanze

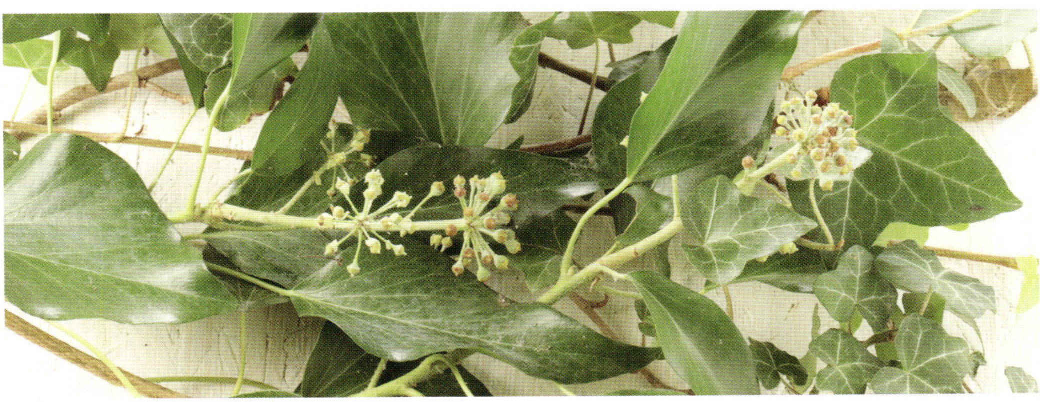

Magen-Darm-Störungen, Übelkeit und Erbrechen hervor, beeinflusst die Herztätigkeit und die Durchlässigkeit der Gefäße. Wegen dieser Giftwirkungen sollte man bei der Verwendung von Efeu zu medizinischen Zwecken ausschließlich auf Fertigpräparate zurückgreifen und in Schwangerschaft und Stillzeit ganz darauf verzichten. Gefährlich giftig könnte der Verzehr der Beeren für Kinder sein, die ganze Pflanze ist allerdings so bitter, dass das kaum vorkommt. Vereinzelt kann auch schon intensiver Hautkontakt mit den Blättern allergische Reaktionen hervorrufen. Dann sollte man auch von ihrer Verwendung als Seife absehen.

Nutzung

Efeu wird seit Langem als Medizinpflanze geschätzt. Als Zutat in Teemischungen ist er hilfreich bei Entzündungen der Atemwege und unterstützt die Arbeit von Leber und Galle. Homöopathische Mittel werden gegen Schilddrüsenüberfunktion und Asthma angewendet. Zur Behandlung von Herzproblemen mit Efeudrogen ist aber ärztlicher Rat unbedingt erforderlich! Heutzutage völlig überholt ist dagegen die Empfehlung von Efeu-Vaginalzäpfchen zur Fruchtbarkeitskontrolle und Empfängnisverhütung durch Dioskurides! Eine heute völlig in Vergessenheit geratene Verwendung betrifft das Harz aus den Luftwurzeln des Efeu, das noch bis zum Beginn des 20. Jahrhunderts für Zahnplomben eingesetzt wurde. Die oben erwähnte Verbindung zwischen Efeu und Wein stellt auch die Nutzung der biegsamen Efeutriebe zum Anbinden der Weinreben her.

Die Nutzung eines Suds aus den Blättern als Handwaschmittel dagegen funktioniert nach wie vor bestens und lässt sich vor allem für feine dunkle Wäsche empfehlen, um besonders schwarze Shirts oder Dessous nicht ergrauen zu lassen. Auch die Nutzung der Brühe als Haarwaschmittel hat einen leichten Dunkelfärbeeffekt.

EIBE

[Taxus baccata]

Eiben mit ihrem harten, zähen Holz können sehr alt werden und besitzen eine Erneuerungskraft wie nur wenige. So entwickeln sie auch aus mit Borke überzogenem Stammholz zarte junge Triebe.

Die Eibe meiner Kindheit stand auf dem Schulweg als riesiger Baum nur wenige Zentimeter von einer Hauswand entfernt. Als vor einigen Jahren das gesamte Gehöft abgerissen wurde, blieb dieser trutzige Riese schief und einseitig völlig kahl stehen – und steht da noch immer, rundherum wieder grün und langsam zu einer gleichmäßigen Krone findend. Was für eine trotzige Lebenskraft!

Geschichtliches

Überall, wo Eiben gedeihen, wurden sie als heiliger Baum verehrt und haben eine Nähe zum Tod. In der griechischen Mythologie flankieren sie den Weg zum Hades, und noch in Shakespeares *Macbeth* ist Eibe eine der Zutaten zum Gebräu im Hexenkessel von Hekate. Auch heute sind diese

Bäume oft auf Friedhöfen zu finden, die mit ihrem immerwährenden dunklen Grün, der beeindruckenden Regenerationskraft und der langen Lebensdauer ein Symbol für ewiges Leben, Tod und Wiedergeburt sind.

Das Gift

Alkaloide sind der Hauptwirkstoff, das hochwirksame Gift, das in allen Teilen der Pflanze außer dem roten Samenmantel enthalten ist, auch der Kern im Samenmantel ist stark giftig. Schon geringe Dosen wirken lähmend auf den Herzmuskel und zusammenziehend auf die Gebärmutter, größere Mengen sind tödlich giftig. An heißen Sommertagen sollen sogar die Ausdünstungen der Eibe Schaden anrichten. Glaubt man dem Kräuterbuch von Hieronymus Bock, kommt derjenige, der in ihrem Schatten einschläft, sogar zu Tode. Das ist natürlich übertrieben, aber auch für viele Tiere ist der Inhaltsstoff Taxin tödlich giftig.

Nutzung

Das sehr harte und gleichzeitig elastische Holz wurde bereits seit der Steinzeit zur Waffenherstellung genutzt, und als die Römer den Wert des Holzes erkannten, das im besetzten Germanien wuchs, begann man die dunklen Eibenwälder zu roden und setzte den Werkstoff überall im Reich für Handwerk und Waffenfertigung ein. Zum englischen Langbogen verarbeitet, sorgte Eibenholz im ausgehenden Mittelalter für erhebliche strategische Überlegenheit der Engländer, erst um 1600 stellte das englische Heer auf Musketen um. Gleiche Eigenschaften machten das Holz für Webschiffchen, Axtstiele u. Ä. interessant.

Von den roten Samenhüllen lässt sich gefahrlos naschen, wenn der Kern unzerkaut geschluckt oder besser ausgespuckt wird. Sie haben eine leicht schleimige Konsistenz und schmecken gut fruchtig. **Nur lassen Sie sich bitte nie von Kindern beim Naschen beobachten, das kann gefährlich enden!** Mich wollte sogar eine alte Dame, die mich beobachtet hatte, schon vorm Suizid bewahren … Aber auf die Frage eines Kräuterhofgastes, ob ich eine Idee hätte, die leckeren »Früchte« zu verarbeiten, kann ich nur entschieden verneinen. Mir wäre die Gefahr zu groß, dass die Kerne zerschnitten, zerdrückt oder sonst irgendwie doch im Gelee landen!

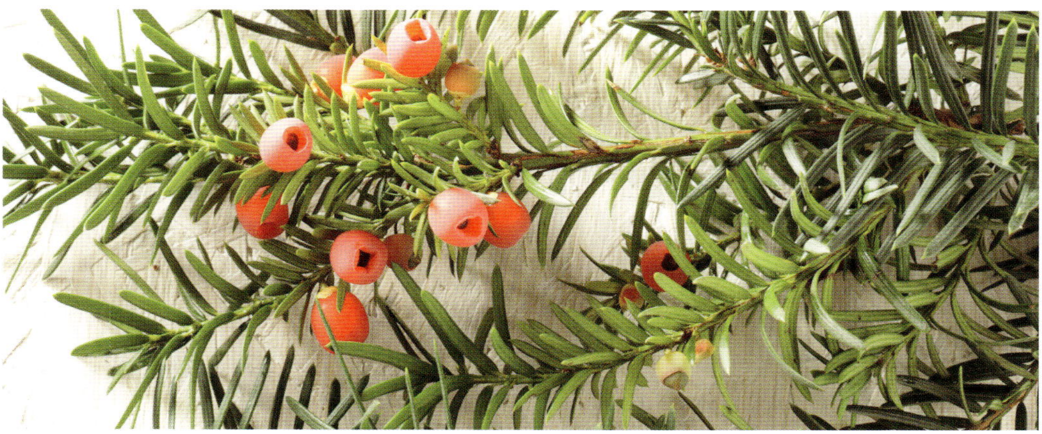

Goldregen

[Laburnum anagyroides]

Als der Goldregen abgesägt wurde, weil Nachbars Enkelin zu krabbeln begann, war ich traurig, schließlich gehört Goldregen zu den schönsten Ziersträuchern unserer Gärten. Aber die schweren Vergiftungen durch ihn zählen wohl auch zu den häufigsten.

Geschichtliches

Der Goldregen hat sein natürliches Verbreitungsgebiet von Südeuropa bis ins südliche Mitteleuropa. Als Holzlieferant spielt das Gewächs keine wirtschaftliche Rolle, wird aber gelegentlich kunsthandwerklich und im Musikinstrumentenbau genutzt; es schwindet zwar beim Trocknen sehr stark, ist dann aber sehr hart.

Das Gift

Alle Pflanzenteile, aber vor allem die Hülsen und Samen, enthalten das stark giftige Alkaloid Cytisin. Erbrechen, kalter Schweiß und Muskelzittern bis hin zum kompletten Versagen des Herz-Kreislauf-Systems und zum Tod treten auf.

Nutzung

Neben seinem Zierwert gibt es keine Nutzungen für das giftige Gewächs.

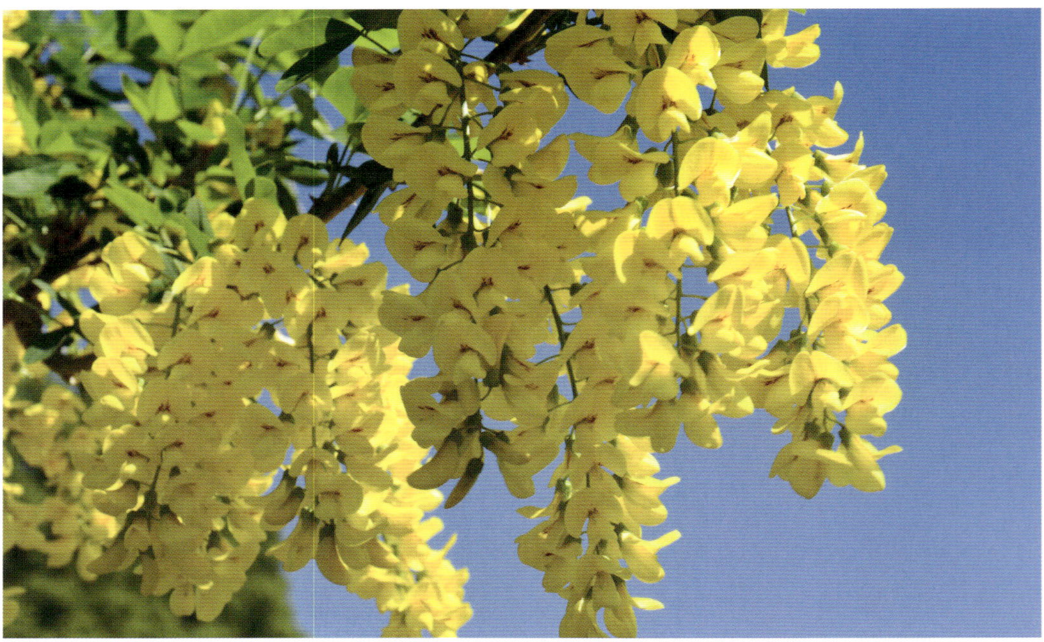

Lebensbaum

[Thuja occidentalis]

Thujahecken sind wie Wände, vollkommen dicht, zwar grün, aber irgendwie leblos. Es gibt kein Vogelgezwitscher, keinen Unterbewuchs – doch leider zu wenige Gärtner, die es stört, so eingemauert zu sein!

Geschichtliches

Ursprünglich ist der Lebensbaum an der nordamerikanischen Ostküste von Kanada bis etwa auf die Höhe von New York zu Hause und kam schon in der ersten Hälfte des 16. Jahrhunderts nach Europa. Der Name *Lebensbaum* ist allerdings missverständlich, er wird fälschlicherweise manchmal auch für Scheinzypressen (*Chamaecyparis*) verwendet, sodass sich die Bezeichnung *Thuja* auch im deutschen Sprachgebrauch verbreitet hat

Das Gift

Alle Pflanzenteile enthalten das Nervengift Thujon und sind giftig. Bei Verzehr kommt es zu Schleimhautreizungen, Übelkeit und Erbrechen, Magen-Darm-Beschwerden, Krämpfen und Herz-Kreislauf-Problemen sowie Leber- und Nierenschäden. Mehrmaliger oder großflächiger Hautkontakt kann zu Rötungen und Entzündungen führen. Auch für Haustiere ist Thuja sehr giftig, und sogar Mikroorganismen werden abgetötet, weshalb die Reste vom Thuja-Heckenschnitt keinesfalls auf den Kompost oder gar als Mulch auf Beete gehören!

Nutzung

Volksmedizinisch wurde Lebensbaum früher für Abtreibungen verwendet, was oft genug auch zum Tod der Mutter führte. Ätherische Öle des Lebensbaumes in Desinfektions- und Reinigungsmitteln sowie manchen Kosmetika sind teils allergieauslösend und darum nicht mehr in Gebrauch.

Vor allem aber ist Thuja als Ziergehölz extrem beliebt. Seine enorme Schnittverträglichkeit sorgt für absolut dichte und dauerhafte Gartenbegrenzungen.

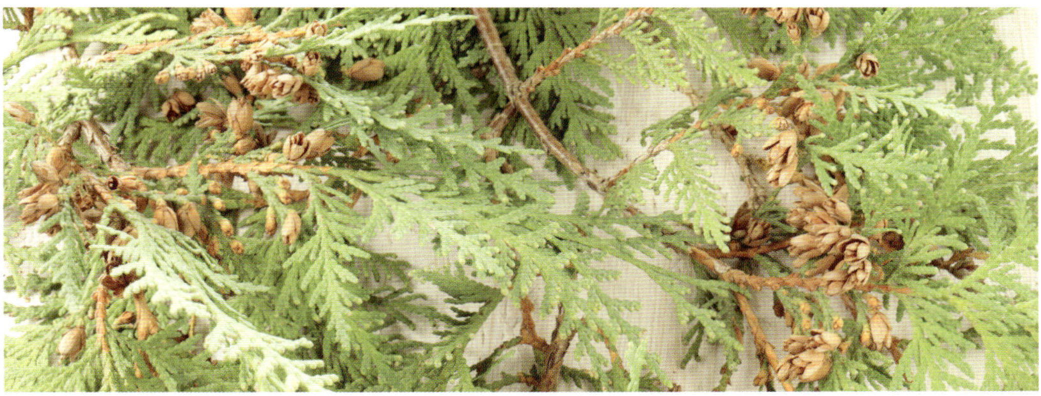

Rosskastanie

[Aesculus hippocastnum]

Was gibt es im Herbst Schöneres, als mit der Hand in der Tasche eine oder mehrere Kastanien zu drehen, mit einer Oberfläche, die aussieht und sich anfühlt wie Omas bestes Möbelstück: seidig, mahagonibraun und glatt poliert? Das mache ich heute noch gern, ob allein das allerdings schon gegen Rückenschmerzen und Gicht hilft, wie man früher glaubte, wage ich zu bezweifeln. Aber es kann beruhigen und irgendwie auch fröhlich machen, das weiß ich sicher. Als Kind hätte ich gern mehr dieser braunen Stacheligelinhalte gehabt, aber die waren so beliebt, dass kaum jemand erwarten konnte, bis die Schwerkraft und das Herbstwetter sie uns vor die Füße rollen ließen. Mit Knüppeln wurde nach ihnen geworfen, um sie zum frühzeitigen Loslassen zu bewegen. Ich kann aber nicht werfen!

Geschichtliches

Eigentlich stammt die Rosskastanie aus Südeuropa und Vorderasien und traf angeblich überhaupt erst vor 500 Jahren in Mitteleuropa ein und wurde dann durch Anpflanzungen am Hofe des Sonnenkönigs in Versailles richtig beliebt – auch an fast allen anderen Höfen Europas. Anders als ihr essbarer Namensvetter hat sie sich gut akklimatisiert und gedeiht inzwischen in ganz Europa. Leider gefällt – dem Klimawandel geschuldet – das mitteleuropäische Klima auch der Kastanien-Miniermotte, einem Schadinsekt. Befallene Bäume sehen immer so aus, als würde für sie im Juli schon der Kastanienherbst beginnen. Dieses Bild ist inzwischen vor allem nach milden Wintern überall da gegenwärtig, wo niemand Laub harkt, denn nur konsequentes Beseitigen der Puppen dieser Motte, die im dürren Laub überwintern (würden), kann den Befall minimieren.

Der Rosskastanie geht es wie der *Pferdemöhre*: für den menschlichen Verzehr nicht geeignet. Angeblich aber bringen einige der Früchte zerhackt und unters Futter gemischt müde Rösser wieder auf Trapp. Mindestens ebenso dankbar für dieses Futter sind aber auch Wildschweine. Die Indianer Nordamerikas haben sogar ein (recht aufwändiges) Verfahren entwickelt, die Früchte der dortigen Rosskastanienart für den Menschen ess- und genießbar zu machen, das vor der Verarbeitung zu Mehl unter anderem langes Wässern einschließt, um alle unerwünschten Stoffe auszuschwemmen.

Das Gift

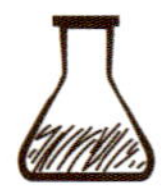

Die Inhaltsstoffe der Kastanie sind heute gut erforscht. In den sehr stärkereichen Kernen sind reichlich Gerb- und Bitterstoffe, die sie völlig ungenießbar machen. Dazu kommt ein Saponin, ein Seifstoff, der eine stark gewebeentwässernde Wirkung hat. Die junge Rinde enthält darüber hinaus eine Cumarinverbindung, die die Durchblutung fördert und ultraviolette Strahlung binden kann.

Nutzung

Saponinhaltige Pflanzen lassen sich zur Waschmittelherstellung verwenden. Wie Efeublätter werden auch die Früchte der Rosskastanie für dunkle Textilien eingesetzt. Die Rinde verwendete man zum Braun- und

Schwarzfärben von Wolle und Seide sowie zum Gerben.

In Notzeiten wurden die Früchte aufwändig genießbar gemacht und das aus ihnen gewonnene Mehl dem Brotmehl und dem Schnupftabak beigemischt. Herrschte keine so große Not, entstand aus dem Mehl Holzleim.

Medizinisch werden die Samen zur Schleimlösung bei Husten und Bronchitis eingesetzt. Aber vor allem wird ihre Wirkung auf das gesamte Gefäßsystem, vor allem auf unsere Venen, geschätzt und in verschiedensten Präparaten verfügbar gemacht. Von einer Selbstmedikation durch innerliche Anwendung ist aber unbedingt abzuraten!

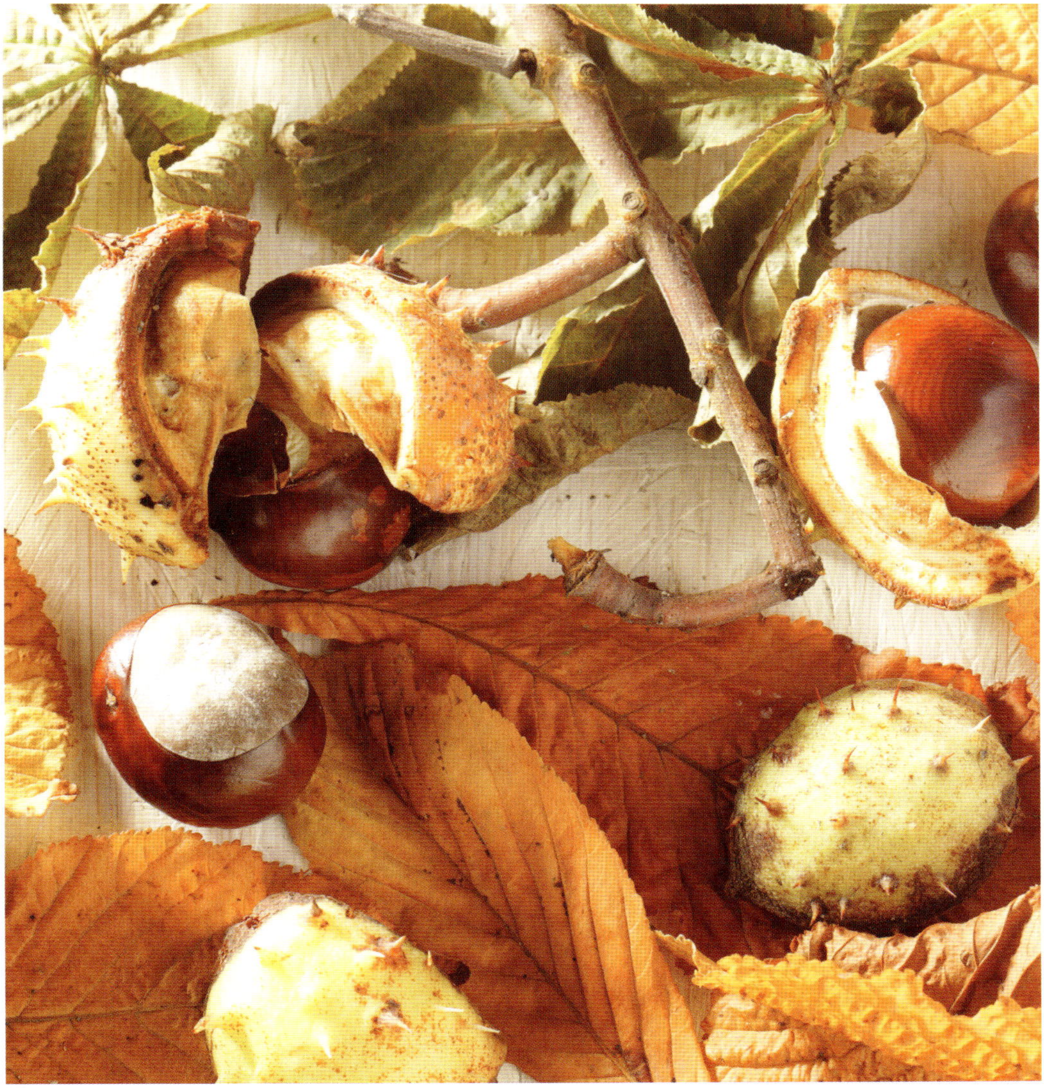

Rezeptverzeichnis

Salate und Suppen

Herzhaft Backen und Frittieren

Beilagen, Mehlspeisen

Gemüse

Deftiges

Süßes

Knabbern und Kleines

Zum Nach- und Weiterlesen

Susanne Fischer-Rizzi

Blätter von Bäumen. Heilkraft und Mythos einheimischer Bäume. Baden und München 2007

Elisabeth Lestrieux, Jelena de Belder

Der Geschmack von Blumen und Blüten. Köstliche Rezepte mit duftenden Zutaten. Köln 2000

Joachim Radkau

Holz. Wie ein Naturstoff Geschichte schreibt, München 2012

Wolf Dieter Storl:

Wandernde Pflanzen: Neophyten, die stillen Eroberer – Ethnobotanik, Heilkunde und Anwendungen. Aarau und München 2012

Markus Strauß

Köstliches von Waldbäumen: Bestimmen, Sammeln und Zubereiten. Weil der Stadt 2010

Renato Strassmann

Baumheilkunde Heilkraft, Mythos und Magie der Bäume. Linz 2015

Bernd Ullrich, Uwe Kühn, Stefan Kühn

Unsere 500 ältesten Bäume: Exklusiv aus dem Baumarchiv. 2. neubearbeitete Auflage, München 2012

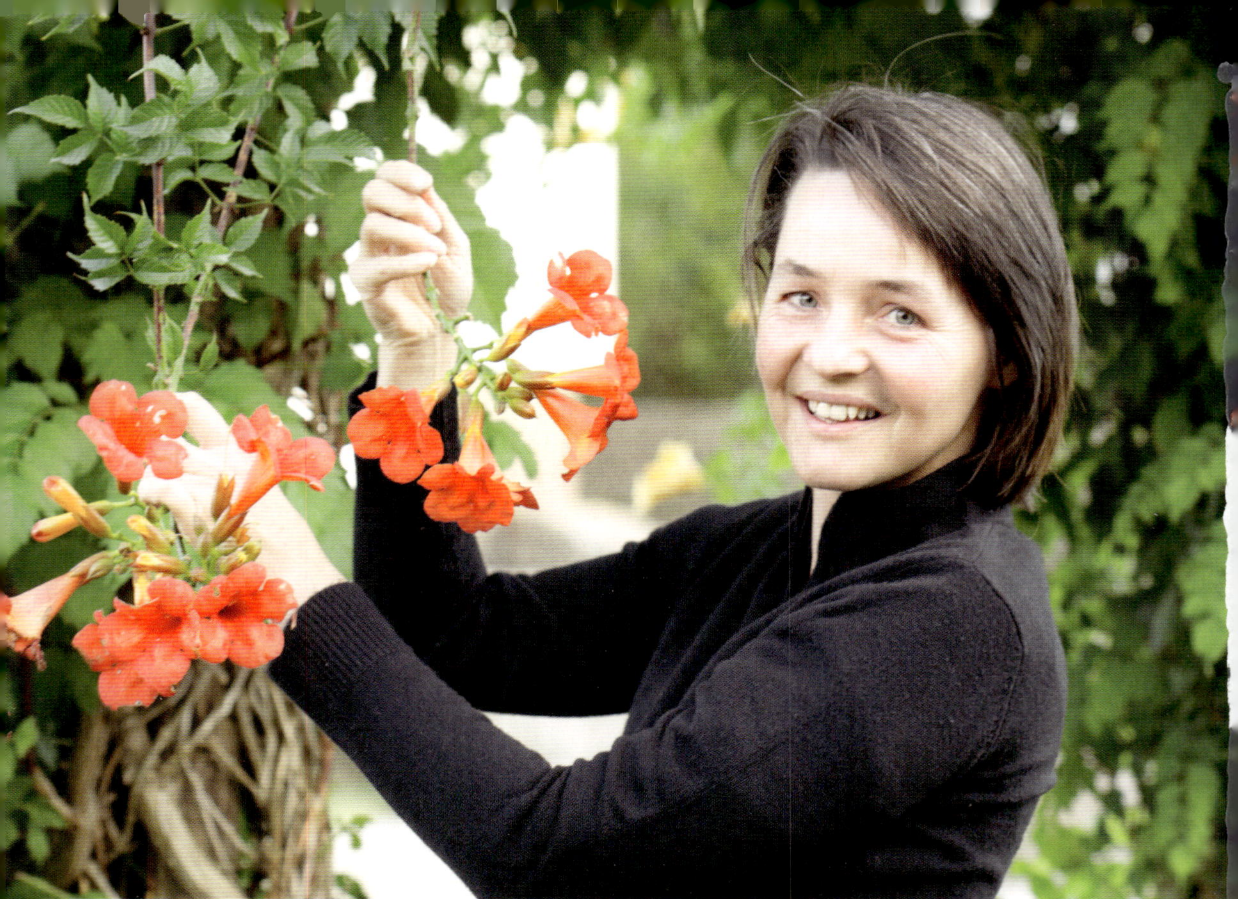

Zum Schluss

Auch dieses Buch wäre mir ohne die Unterstützung einiger lieber Menschen so nicht möglich gewesen, deshalb gilt ihnen nun noch mein herzlicher Dank.

Da ist zunächst **mein Mann Jörg**, der als Landschaftsgärtner einen ganz eigenen Blick auf Gehölze hat und mich daran teilhaben lässt. **Ellen Köhler**, Baumschulchefin aus Leipzig, verdanke ich den Anstoß, mich seit einigen Jahren intensiv mit diesem »hölzernen« Thema zu beschäftigen. **Meine Schwester Jana** steht mir seit Jahren mit gesammelten Beobachtungen, Fotos, Kritik und diskreter Promotion für meine Projekte zur Seite, und auch ohne die Arbeit der Damen vom **BuchVerlag für die Frau** wäre ein solches Buchprojekt nicht umzusetzen. Dafür möchte ich an dieser Stelle herzlich danke sagen, will dabei aber auch die vielen Kochkursteilnehmer nicht vergessen, die an anregenden Abenden Rezepte getestet, verkostet und ihnen zu dieser Schriftform verholfen haben.

Kommen Sie doch einfach vorbei und schauen Sie bei mir über den Gartenzaun – oder bei nächster Gelegenheit auf meine Website:
www.kraeuterhof-falkenhain.de

Bis bald!